中医内科
责任护士手册

主编 许凤秀 罗 惠 翟 义

天津出版传媒集团

天津科学技术出版社

图书在版编目（ＣＩＰ）数据

中医内科责任护士手册 / 许凤秀, 罗惠, 翟义主编
. -- 天津：天津科学技术出版社, 2021.4

ISBN 978-7-5576-9058-8

Ⅰ. ①中… Ⅱ. ①许… ②罗… ③翟… Ⅲ. ①中医内
科学－护理学－手册 Ⅳ. ①R248.1-62

中国版本图书馆CIP数据核字(2021)第071410号

中医内科责任护士手册
ZHONGYI NEIKE ZEREN HUSHI SHOUCE

责任编辑：李 彬

责任印制：兰 毅

出　　版：天津出版传媒集团
　　　　　天津科学技术出版社

地　　址：天津市和平区西康路35号

邮　　编：300051

电　　话：(022)23332377（编辑部）

网　　址：www.tjkjcbs.com.cn

发　　行：新华书店经销

印　　刷：山东联志智能印刷有限公司

开本 787×1092 1/16 印张 23 字数 515 000

2021年4月第1版第1次印刷

定价：98.00 元

主　编

许凤秀　山东中医药大学附属医院

罗　惠　山东中医药大学附属医院

翟　义　山东中医药大学附属医院

副主编（以姓氏笔画为序）

王　静　长清区平安街道办事处社区卫生服务中心

李卫敬　山东中医药大学附属医院

李春风　山东中医药大学附属医院

张　敏　山东中医药大学附属医院

陈旭梅　山东中医药大学附属医院

郗　倩　山东中医药大学附属医院

编　委（以姓氏笔画为序）

于千城　山东中医药大学附属医院

马万里　山东中医药大学附属医院

王卫卫　潍坊市寒亭区人民医院

王雪婷　山东中医药大学附属医院

田爱娟　山东中医药大学附属医院

冯艳群　临沂市人民医院

伊春燕　山东第一医科大学第一附属医院

何立环　山东大学第二医院

宋玉蕾　山东中医药大学附属医院

张树光　山东中医药大学附属医院

孟　焕　山东中医药大学附属医院

袁圆圆　山东中医药大学附属医院

徐　宁　山东中医药大学附属医院

徐梦格　山东中医药大学附属医院

郭焕云　山东省军区济南第一离职干部休养所门诊部

郭　琛　山东第一医科大学第一附属医院

曹晓菲　山东中医药大学附属医院

童丽丽　山东大学齐鲁医院

前　言

　　中医护理以整体护理观念、辨证施护为特色,在临床护理、保健、康复中发挥着重要作用。为指导中医护理人员更好地为患者提供优质的中医护理服务,我们组织了多年从事中医临床护理的工作者,根据国家中医药管理局 2008 年出版的《中医护理常规技术操作规程》及 2010 年印发的《中医医院中医护理工作指南(试行)》中的要求,结合临床实际情况、国内外医疗技术新进展及现代中医院发展的新要求,经认真讨论和总结,编写了本书。

　　本书分为两部分。上篇详细介绍了内科常见病中医护理常规,要求责任护士要遵循护理程序,从而掌握患者生理、心理、社会状况及辨证内容,对每个病症进行护理评估,强调专科护理要点,突出并发症的观察与护理,着重对疾病的分型与辨证施护加以论述,强调了对疾病的预防及保健知识的健康指导。下篇详细介绍了中医护理健康宣教流程。健康宣教流程是患者从入院到出院全过程所遵循的护理程序,整个流程分为入院、出院两个阶段,各阶段宣教内容具体客观。

　　本书简明实用,可操作性强,内容丰富翔实,且符合医疗法律法规要求,具有实际指导性、普遍性和可参考性。本书体现了中医护理的整体观及辨证施护的特点,对促进中医护理向标准化、规范化和制度化发展具有良好的现实意义。

　　由于编写时间紧迫,加之编者水平有限,书中内容难免有不足之处,恳请广大读者批评指正。

目 录

上 篇 中医内科护理方案

第一章 心病科中医护理方案 ························ 3

第一节 心衰(心力衰竭)中医护理方案 ················ 3

第二节 胸痹心痛(慢性稳定性心绞痛)中医护理方案 ·········· 11

第三节 促脉证(阵发性心房颤动)中医护理方案 ············ 17

第二章 肺病科中医护理方案 ························ 23

第一节 哮病(支气管哮喘)中医护理方案 ··············· 23

第二节 喘证(慢性阻塞性肺疾病急性发作期)中医护理方案 ······· 29

第三节 肺胀(慢性阻塞性肺疾病稳定期)中医护理方案 ········· 37

第四节 肺痿(肺间质纤维化)中医护理方案 ·············· 42

第三章 脑病科中医护理方案 ························ 49

第一节 中风(脑出血急性期)中医护理方案 ·············· 49

第二节 中风(脑梗死急性期)中医护理方案 ·············· 55

第三节 中风(脑梗死恢复期)中医护理方案 ·············· 63

第四节 痴呆(阿尔茨海默病)中医护理方案 ·············· 71

第五节 颤证(帕金森病)中医护理方案 ················ 76

第六节 面瘫(面神经炎)中医护理方案 ················ 80

第四章 肝病科中医护理方案 ························ 86

第一节 积聚(肝硬化)中医护理方案 ················· 86

第二节 酒癖(酒精性脂肪性肝病)中医护理方案 ············ 92

第三节 肝着(慢性乙型病毒性肝炎)中医护理方案 ··········· 97

第四节 胁痛(胆石症)中医护理方案 ················· 102

第五节 肝内胆管结石急性发作期中医护理方案 ············· 107

第五章　脾胃病科中医护理方案 ·············· 112

　　第一节　胃脘痛(慢性胃炎)中医护理方案 ·············· 112

　　第二节　胃疡(消化性溃疡)中医护理方案 ·············· 118

　　第三节　吐酸(胃食管反流病)中医护理方案 ·············· 123

　　第四节　久痢(溃疡性结肠炎)中医护理方案 ·············· 129

　　第五节　大肠息肉(结肠息肉)中医护理方案 ·············· 133

第六章　肾病科中医护理方案 ·············· 138

　　第一节　肾衰(慢性肾衰竭)中医护理方案 ·············· 138

　　第二节　水肿(肾病综合征)中医护理方案 ·············· 144

　　第三节　热淋(尿路感染)中医护理方案 ·············· 151

第七章　内分泌科中医护理方案 ·············· 157

　　第一节　消渴(2型糖尿病)中医护理方案 ·············· 157

　　第二节　消渴病肾病(糖尿病肾病)中医护理方案 ·············· 166

　　第三节　瘿病(甲状腺功能亢进症)中医护理方案 ·············· 171

　　第四节　虚劳(甲状腺功能减退症)中医护理方案 ·············· 177

第八章　风湿免疫科中医护理方案 ·············· 182

　　第一节　尪痹(类风湿关节炎)中医护理方案 ·············· 182

　　第二节　脊痹(强直性脊柱炎)中医护理方案 ·············· 188

　　第三节　阴阳毒(系统性红斑狼疮)中医护理方案 ·············· 193

第九章　血液科中医护理方案 ·············· 200

　　第一节　虚劳(慢性再生障碍性贫血)中医护理方案 ·············· 200

　　第二节　虚劳(急性白血病)中医护理方案 ·············· 205

　　第三节　紫癜(免疫性血小板减少症)中医护理方案 ·············· 210

第十章　肿瘤科中医护理方案 ·············· 216

　　第一节　肺积(肺癌)中医护理方案 ·············· 216

　　第二节　胃积(胃癌)中医护理方案 ·············· 224

　　第三节　肝积(肝癌)中医护理方案 ·············· 230

　　第四节　外感发热(上呼吸道感染)中医护理方案 ·············· 238

下 篇 中医内科健康教育流程

第十一章 心病科中医健康教育流程 ……………………………………………… 245

第一节 心衰(心力衰竭)患者健康宣教流程及内容 ……………………… 245

第二节 胸痹心痛(慢性稳定性心绞痛)患者健康宣教流程及内容 ……… 248

第三节 促脉证(阵发性心房颤动)患者健康宣教流程及内容 …………… 251

第四节 眩晕(原发性高血压)患者健康宣教流程及内容 ………………… 254

第十二章 肺病科中医健康教育流程 ……………………………………………… 258

第一节 哮病(支气管哮喘)患者健康宣教流程及内容 …………………… 258

第二节 喘证(慢性阻塞性肺疾病急性发作期)患者健康宣教流程及内容 …… 260

第三节 肺胀(慢性阻塞性肺疾病稳定期)患者健康宣教流程及内容 …… 264

第四节 肺痿(肺间质纤维化)患者健康宣教流程及内容 ………………… 266

第十三章 脑病科中医健康教育流程 ……………………………………………… 269

第一节 中风(脑出血急性期)患者健康宣教流程及内容 ………………… 269

第二节 痴呆(阿尔茨海默病)患者健康宣教流程及内容 ………………… 272

第三节 颤证(帕金森病)患者健康宣教流程及内容 ……………………… 274

第四节 面瘫(面神经炎)患者健康宣教流程及内容 ……………………… 277

第十四章 肝病科中医护理健康教育流程 ………………………………………… 279

第一节 积聚(肝硬化)患者健康宣教流程及内容 ………………………… 279

第二节 酒癖(酒精性脂肪性肝病)患者健康宣教流程及内容 …………… 282

第三节 肝着(慢性乙型病毒性肝炎)患者健康宣教流程及内容 ………… 284

第四节 胁痛(胆石症)患者健康宣教流程及内容 ………………………… 287

第五节 肝内胆管结石急性发作期患者健康宣教流程及内容 …………… 289

第十五章 脾胃病科中医健康教育流程 …………………………………………… 293

第一节 胃脘痛(慢性胃炎)患者健康宣教流程及内容 …………………… 293

第二节 胃疡(消化性溃疡)患者健康宣教流程及内容 …………………… 296

第三节 吐酸(胃食管反流病)患者健康宣教流程及内容 ………………… 298

第四节 久痢(溃疡性结肠炎)患者健康宣教流程及内容 ………………… 300

第五节 大肠息肉(结肠息肉)患者健康宣教流程及内容 ………………… 303

第十六章　肾病科中医健康教育流程 ·· 306

  第一节　肾衰(慢性肾衰竭)患者健康宣教流程及内容 ·········· 306

  第二节　水肿(肾病综合征)患者健康宣教流程及内容 ·········· 309

  第三节　热淋(尿路感染)患者健康宣教流程及内容 ············ 313

第十七章　内分泌科中医健康教育流程 ·· 317

  第一节　消渴(2型糖尿病)患者健康宣教流程及内容 ·········· 317

  第二节　消渴病肾病(糖尿病肾病)患者健康宣教流程及内容 ·· 321

  第三节　瘿病(甲状腺功能亢进症)患者健康宣教流程及内容 ·· 324

  第四节　虚劳(甲状腺功能减退症)患者健康宣教流程及内容 ·· 327

第十八章　风湿免疫科中医健康教育流程 ······································ 330

  第一节　虚劳(慢性再生障碍性贫血)患者健康宣教流程及内容 ·· 330

  第二节　虚劳(急性白血病)患者健康宣教流程及内容 ········ 333

  第三节　紫癜(免疫性血小板减少症)患者健康宣教流程及内容 ·· 335

第十九章　血液科中医健康教育流程 ·· 338

  第一节　尪痹(类风湿关节炎)患者健康宣教流程及内容 ······ 338

  第二节　脊痹(强直性脊柱炎)患者健康宣教流程及内容 ······ 341

  第三节　阴阳毒(系统性红斑狼疮)患者健康宣教流程及内容 ·· 343

第二十章　肿瘤科中医健康教育流程 ·· 347

  第一节　肺积(肺癌)患者健康宣教流程及内容 ················ 347

  第二节　胃积(胃癌)患者健康宣教流程及内容 ················ 351

  第三节　肝积(肝癌)患者健康宣教流程及内容 ················ 354

  第四节　外感发热(上呼吸道感染)患者健康宣教流程及内容 ·· 356

上　篇
中医内科护理方案

第一章 心病科中医护理方案

第一节 心衰（心力衰竭）中医护理方案

一、常见证候要点

（一）慢性稳定期

1.心肺气虚，心血瘀阻证 胸闷气喘，心悸，活动后诱发或加重，神疲乏力，咳嗽，咯白痰，面色苍白，或发绀。舌质淡或边有齿痕，或紫暗，有瘀点、瘀斑，脉沉细、虚数或涩、结代。

2.气阴两虚，心血瘀阻证 胸闷气喘，心悸，动则加重，乏力自汗，两颧泛红，口燥咽干，五心烦热，失眠多梦，或发绀。舌红少苔，或紫暗，有瘀点、瘀斑，脉沉细、虚数或涩、结代。

3.心阳方虚，心血瘀阻证 胸闷气喘、心悸、咳嗽、咯稀白痰，肢冷、畏寒，尿少浮肿，自汗，汗出湿冷。舌质暗淡或绛紫，苔白腻，脉沉细或涩、结代。

4.肾精亏损，阴阳两虚证 心悸，动辄气短，时尿少浮肿。腰膝酸软，头晕耳鸣，四肢不温，步履无力，或口干咽燥。舌淡红质胖，苔少，或舌红胖，苔薄白乏津，脉沉细无力或数，或结代。

（二）急性加重期

1.阳虚水泛证 喘促气急，痰涎上涌，咳嗽，咯吐粉红色泡沫样痰，口唇青紫，汗出肢冷，烦躁不安。舌质暗红，苔白腻，脉细促。

2.阳虚喘脱证 面色晦暗，喘悸不休，烦躁不安，或额汗如油，四肢厥冷，尿少肢肿，面色苍白。舌淡苔白，脉微细欲绝或疾数无力。

3.痰浊壅肺证 咳喘痰多，或发热形寒，倚息不得平卧；心悸气短，胸闷，动则尤甚，尿少肢肿，或颈脉显露。舌淡或略青，苔白腻，脉沉或弦滑。

二、常见症状/证候施护

（一）喘促

1.观察患者病情变化，如面色、血压、心率、心律、脉象及心电示波变化，慎防喘脱危象（张口抬肩、稍动则咳喘欲绝，烦躁不安，面色灰白或面青唇紫，汗出肢冷，咯吐粉红色泡沫样痰)。

2. 遵医嘱控制静脉滴注的速度及总量。

3. 遵医嘱准确使用解痉平喘、强心药物,注意观察用药反应,如有无出现血压下降、纳差、恶心、呕吐、头痛、乏力、黄视、绿视及各型心律失常等洋地黄中毒症状。

4. 遵医嘱穴位按摩风门、肺俞、合谷等穴以助宣肺定喘。

5. 喘脱的护理

(1)立即通知医师,配合抢救。

(2)给予端坐位或双下肢下垂坐位。

(3)遵医嘱予中高流量面罩吸氧,湿化瓶中加入20%~30%乙醇。

(4)遵医嘱准确使用镇静、强心药,如吗啡、洋地黄类药物等。

(5)安慰患者,稳定患者恐惧情绪。

(二)胸闷、心悸

1. 协助患者取舒适卧位减少气血耗损,保证充足的睡眠。

2. 给予间断低流量吸氧,记录用氧时间,观察吸氧后的效果。

3. 心理护理方面,嘱患者平淡情志,避免焦虑、紧张及过度兴奋等七情过极。必要时让亲属陪伴,给予亲情支持。

4. 加强生活护理,限制探视。

(三)神疲乏力

1. 卧床休息,限制活动量;减少交谈,限制探视。

2. 加强生活护理和巡视,将常用物品放置在患者随手可及的地方。

3. 加强安全护理,加设床档,外出检查时有人陪同,防跌倒、坠床等。

4. 加强口腔护理,以防发生由于药物治疗引起菌群失调而导致的口腔黏膜感染。

5. 大便秘结时,可鼓励患者多食蜂蜜、水果、粗纤维蔬菜,可予腹部按摩中脘、中极、关元等穴位,促进肠蠕动,帮助排便。必要时遵医嘱使用缓泻药。

(四)尿少肢肿

1. 准确记录24小时出入量,限制摄入量(入量比出量少200~300 mL),正确测量每日晨起体重(晨起排空大小便,穿轻薄衣服,空腹状态)。

2. 遵医嘱给予少盐、易消化、高维生素、高膳食纤维饮食,忌饱餐。选用有利尿作用的食品,如芹菜、海带、赤小豆、西瓜等,也可用玉米须煎水代茶饮。

3. 做好皮肤护理,保持床单位整洁干燥,定时翻身,协助患者正确变换体位,避免推、拉、扯等动作,预防压疮。可使用减压垫、气垫床、翻身枕等预防压疮的辅助工具。温水清洁皮肤,勤换内衣裤、勤剪指甲。对会阴部水肿患者做好会阴清洗,防止尿路感染。对男性患者可予吊带托起阴囊防止摩擦,减轻水肿。对下肢水肿者,可抬高双下肢,利于血液回流。

4. 应用利尿药后观察用药后效果,定期复查电解质,观察有无水、电解质紊乱。

5. 形寒肢冷者注意保温,可用艾叶煮水浴足,温阳通脉促进血液循环。

6. 中药汤剂宜浓煎,少量多次温服,攻下逐水药宜白天空腹服用。

7. 遵医嘱予以冰硝散封包治疗水肿部位,以渗湿利水消肿。

三、中医特色治疗护理

(一)药物治疗

1. 内服中药

(1)根据医师诊疗要求,辨证施护指导患者中药汤剂及中成药服用方法,汤剂宜浓煎,每剂 100 mL,分上下午服用。服药期间不宜进食辛辣刺激之品,以免影响药效。红参、西洋参宜另煎,宜上午服用。

(2)中成药适用于慢性稳定期患者,宜饭后半小时服用,以减少对胃黏膜的刺激,服药期间根据治疗药物服用注意事项、禁忌,做好饮食调整。

(3)内服中药。

2. 注射给药

(1)根据医嘱辨证选择适宜中药输注的静脉。用药前询问患者过敏史。

(2)加强巡视输液过程,严格遵医嘱控制液体的入量及输入速度。

(3)执行药物注射给药。

(二)特色技术

1. 中药泡洗(中药浴足)

(1)适宜心衰病稳定期。

(2)方药遵医嘱执行。

2. 耳穴贴压(耳穴埋豆)　遵医嘱耳穴贴压(耳穴埋豆),随症配穴。心悸:主穴为心、小肠、皮质下,配穴为心脏点、交感、胸、肺、肝,水肿:主穴为肾、肾俞、输尿管、膀胱,配穴为交感、肾上腺、神门、三焦、内分泌,便秘:主穴为大肠、三焦、脾、皮质下,配穴为肺、便秘点等。

3. 灸法　遵医嘱取穴,随症配穴。如心俞、足三里、肺俞、百会、内关、肾俞、三焦俞、关元等穴。

4. 穴位贴敷

(1)适宜心衰稳定期。

(2)遵医嘱准确选定穴位,按药方将药物研末并用食醋调成糊状,贴敷于选定穴位,每日 1 次,每次 6~8 小时。

(3)穴位和药物组方按医嘱执行。

5. 冰硝散外敷　适用于阳虚喘脱证患者。取芒硝 2 kg、冰片 10 g 置于外敷袋中,外敷于肢体肿胀部位,每 2~3 小时观察 1 次,必要时及时更换。

6.中医特色锻炼

(1)太极拳,每日 1 次,每次 20 分钟。可改善不良心理状态,疏通经络气血,具有保精、养气和存神的作用。

(2)根据患者个体差异,可按医嘱进行"三伏贴""三九贴"疗法,减少慢性心力衰竭复发率。贴敷后注意事项:①局部避免挤压。②贴药后皮肤产生的轻度灼热感为正常现象。③无特别治疗要求者,可在 3~4 小时后将药物自行除去,切忌贴药时间过长。④贴药当日禁食生冷寒凉辛辣之物,忌食海鲜、鹅、鸭等;并用温水洗澡。⑤此疗法对皮肤有较强烈的刺激,孕妇、年老体弱、皮肤过敏者慎用。

四、健康指导

(一)生活起居

1.作息规律　在保证夜间睡眠时间的基础上,尽量安排患者有规律的起床和入睡时间,最好在上午、下午各有 1 次卧床休息或短暂睡眠的时间,以 30 分钟为宜,不宜超过 1 小时。

2.动静结合,改善心功能　活动中若出现明显胸闷、气促、眩晕、面色苍白、发绀、汗出、极度疲乏时,应停止活动,就地休息。

(1)心功能Ⅳ级:绝对卧床休息。1~2 天病情稳定后从被动活动各关节每次 5~10 分钟,每天 1~2 次,以不产生疲劳感为度,到逐渐做床上主动活动,再到协助下床坐直背扶手椅,逐步增加活动时间。在日常生活活动方面,帮助患者在床上进食、洗漱、翻身、坐盆大小便等。

(2)心功能Ⅲ级:卧床休息,严格限制一般的体力活动。床边站立、移步、扶持步行练习到反复床边步行、室内步行。部分生活护理补偿。

(3)心功能Ⅱ级:多卧床休息,中度限制一般的体力活动,避免比较重的活动。室外步行,自行上 1 层楼梯,逐步过渡到通过步行测验,制订步行处方。在日常生活活动能力(ADL)方面,患者能自行站位沐浴、蹲厕大小便,进行轻松文娱活动如广播操、健身操、太极拳等。

(4)心功能Ⅰ级:不限制一般的体力活动,但必须避免重体力活动,增加午睡和晚睡时间,全天控制在 10 小时为宜。

3.恢复期护理

(1)静坐调息法:患者取坐位,双手伸开,平放于大腿上,双脚分开与肩等宽,膝关节、髋关节均成 90°沉肩坠肘,含胸收腹双眼微闭,全身放松。

(2)腹式呼吸法:患者盘坐于床上,有意识地调整呼吸,自然腹式呼吸,要求呼吸做到深、长、细、匀、稳、悠。呼气时轻轻用力,使腹肌收缩,膈肌上抬。呼气完毕后不要憋气,立即吸气,腹壁鼓起,膈肌下移,胸廓膨胀。呼气和吸气时间之比为3:2,每分钟呼气 10～

15 次,疗程视病情而定。

（二）饮食指导

1. 饮食调节原则　低盐、低脂、清淡、易消化、富含维生素和微量元素的食物。

（1）心肺气虚,心血瘀阻证:饮食宜甘温,忌生冷肥腻之品。宜食补益心肺、活血化瘀之品,如莲子、大枣、蜂蜜、花生等。可选食红糖银耳羹等。

（2）气阴两虚,心血瘀阻证:宜食甘凉,忌食辛辣、温燥、动火之食物。宜食益气养阴、活血化瘀之品,如山药、银耳、百合、莲子、枸杞子等。

（3）心阳方虚,心血瘀阻证:宜食温热,忌生冷、寒凉、黏腻食物。宜食益气温阳、化瘀利水之品,如海参、鸡肉、羊肉、桃仁、木耳、大枣、冬瓜、玉米须等。可选食莲子山药饭等。

（4）肾精亏虚,阴阳两虚证:宜食温,忌辛辣寒凉之物。宜食填精化气、益阴通阳之品,如芝麻、黑豆、枸杞子、鹌鹑、牡蛎、鸽肉、桑葚等。可选食山药鸡蛋羹等。

（5）阳虚水泛证:宜食温阳利水、泻肺平喘之品,如牛鞭、海参、羊肉、冬瓜等。

（6）阳虚喘脱证:避免进食产气食物,加重呼吸困难,如豆制品、萝卜等。

（7）痰浊壅肺证:宜食宣肺化痰之品,如橘皮薏苡仁粥等。

2. 控制液体摄入量　减轻心脏负荷,24 小时入量比出量少 200～300 mL 为宜。

3. 控制钠盐摄入量　限制量视心衰的程度而定。遵医嘱轻度者每日供给食盐不超过 5 g,中度者每日不超过 3 g,重度者每日不超过 1 g。

4. 进食的次数　宜少量多餐,每日进餐 4～6 次,每晚进食宜少,避免饱餐。

（三）情志调理

1. 指导患者注意调摄情志,避免七情过激和外界不良刺激,不宜用脑过度,避免情绪波动。

2. 劝慰患者正确对待因病程较长造成的体虚、易急躁的情绪变化,帮助患者保持心情愉快,消除因此产生的紧张心理,树立战胜疾病的信心和勇气,以利于疾病的好转或康复。

3. 告知患者诱发心力衰竭的各种因素,使患者对疾病有正确的认识,掌握相关的医学知识,积极主动加强自我保健,增强遵医行为。

五、护理难点

心衰为慢性疾病,患者在院期间对于治疗、护理的依从性较好,而出院后患者的依从性降低,病情易复发和加重。自身知识及行为的加强对患者再住院率、住院时间及病死率均有明显改善。护理难点在于如何加强和改善慢性心衰患者的知识及行为依从性。

解决思路如下。

1. 入院时评估患者及照顾者在知识及行为方面的欠缺程度,据此制订个性化的健康教育内容,出院时及出院后建立患者档案,电话及门诊追访患者,提高其依从性。

2.可通过完善社区护理的职能而起到监督工作,加强患者意识,增加患者在各个方面的依从性,减少疾病复发和加重。

六、护理效果评价

见:心衰(心力衰竭)中医护理效果评价表

见:心衰(心力衰竭)护理效果评价量表

附表1　心衰(心力衰竭)中医护理效果评价表

医院：　　科室：　　入院日期：　　出院日期：　　住院天数：

患者姓名：　性别：　年龄：　　ID：　　文化程度：

纳入中医临床路径:是□　否□

证候诊断:慢性稳定期　心肺气虚,心血瘀阻证□　　气阴两虚,心血瘀阻证□

心阳方虚,心血瘀阻证□　　肾精亏损,阴阳两虚证□

急性加重期　阳虚水泛证□　阳虚喘脱证□　痰浊壅肺证□　其他□

(一)护理效果评价

主要症状	主要辨证施护方法	中医护理技术	护理效果
喘促□	1.体位□ 2.活动□ 3.情志护理□ 4.强心药用药护理 5.其他护理措施	1.中药泡洗□ 应用次数:___次 应用时间:___天 2.耳穴贴压□ 应用次数:___次 应用时间:___天 3.灸　法□ 应用次数:___次 应用时间:___天 4.中药贴敷□ 应用次数:___次 应用时间:___天 5.穴位按摩□ 应用次数:___次 应用时间:___天 6.其他:___ 应用次数:___次 应用时间:___天 (请注明,下同)	好　□ 较好□ 一般□ 差　□
胸闷、心悸□	1.体位□ 2.活动□ 3.情志护理□ 4.其他护理措施	1.中药泡洗□ 应用次数:___次 应用时间:___天 2.耳穴贴压□ 应用次数:___次 应用时间:___天 3.灸　法□ 应用次数:___次 应用时间:___天 4.中药贴敷□ 应用次数:___次 应用时间:___天 5.其他:___ 应用次数:___次 应用时间:___天	好　□ 较好□ 一般□ 差　□
神疲乏力□	1.限制活动□ 2.生活照顾□ 3.排便护理□ 4.皮肤护理□ 5.情志护理□ 6.其他护理措施	1.穴位按摩□ 应用次数:___次 应用时间:___天 2.中药泡洗□ 应用次数:___次 应用时间:___天 3.耳穴贴压□ 应用次数:___次 应用时间:___天 4.灸　法□ 应用次数:___次 应用时间:___天 5.其他:___ 应用次数:___次 应用时间:___天	好　□ 较好□ 一般□ 差　□

（续表）

主要症状	主要辨证施护方法	中医护理技术	护理效果
尿少肢肿 □	1. 准确记录出入量□ 2. 正确测量体重□ 3. 合理体位□ 4. 饮食护理□ 5. 皮肤护理□ 6. 其他护理措施	1. 中药泡洗□ 应用次数：＿＿次 应用时间：＿＿天 2. 耳穴贴压□ 应用次数：＿＿次 应用时间：＿＿天 3. 灸 法□ 应用次数：＿＿次 应用时间：＿＿天 4. 其他：＿＿ 应用次数：＿＿次 应用时间：＿＿天	好 □ 较好 □ 一般 □ 差 □
其他□ （请注明）	1. 2. 3.		好 □ 较好 □ 一般□ 差 □

（二）护理依从性及满意度评价

评价项目		患者对护理的依从性			患者对护理的满意度		
		依从	部分依从	不依从	满意	一般	不满意
中医护理技术	耳穴贴压（耳穴埋豆）						
	灸 法						
	穴位按摩						
	中药外敷						
	中药泡洗						
健康指导							
签 名		责任护士签名：			上级护士或护士长签名：		

（三）对本病中医护理方案的评价

　　实用性强□　　实用性较强□　　实用性一般□　　不实用□

　　改进意见：

（四）评价人（责任护士）

　　姓名：＿＿＿＿＿＿＿　技术职称：＿＿＿＿＿＿＿　护士长签字：＿＿＿＿＿＿＿

附表2　心衰(心力衰竭)护理效果评价量表

分级\症状	无(0分)	轻(2分)	中(4分)	重(6分)	实施前评价		实施后评价	
					日期	分值	日期	分值
喘促	无	喘息偶发,程度轻,不影响休息或活动	喘息较频繁,但不影响睡眠	喘息明显,不能平卧,影响睡眠或活动				
胸闷、心悸	无	正常活动时稍感心悸或胸胁隐隐闷痛,不影响日常生活工作	正常活动时明显心悸,休息可缓解或胸胁闷痛时作时止,可勉强坚持日常活动	轻微活动即会引起心悸或胸胁闷痛明显,不能坚持日常活动				
神疲乏力	无	精神不振,气力较差,可坚持日常工作及活动	精神疲乏,全身无力,勉强坚持工作	精神气力严重贫乏,难以坚持日常活动				
尿少肢肿	无	双足及双踝部水肿,按压后指印可明视或用手抚摸有凹陷者,尿量稍减少,24小时尿量400~1000 mL	双下肢水肿,按压后有较深的指印,10秒后仍不能恢复,水肿可明视,皮肤紧张可不发亮,尿量减少,24小时尿量100~400 mL	双下肢明显水肿,甚至周身浮肿,短时间(3秒内)轻压却能在长时间(10秒以上)内不恢复,皮肤发亮,甚至裂口流水等,尿量明显减少,24小时尿量<100 mL				
睡眠	无	睡眠时常觉醒或睡而不稳,晨醒过早,但不影响工作	睡眠不足4小时,但尚能坚持工作	彻夜不眠,难以坚持工作				
便秘	无	不便干,每日一行	大便秘结,两日一行	大便艰难,数日一行				

第二节 胸痹心痛(慢性稳定性心绞痛)中医护理方案

一、常见证候要点

(一)心痛发作期

1.寒凝血瘀证 遇冷则疼痛发作,或闷痛。舌淡暗、苔白腻,脉滑涩。

2.气滞血瘀证 疼痛剧烈,多与情绪因素有关。舌暗或紫暗、苔白,脉弦滑。

(二)心痛缓解期

1.气虚血瘀证 胸闷、胸痛,动则尤甚,休息时减轻,乏力气短,心悸汗出,舌体胖有齿痕。舌质暗有瘀斑或瘀点,苔薄白,脉弦或有间歇。

2.气阴两虚,心血瘀阻证 胸闷隐痛,时作时止,心悸气短,倦怠懒言,面色少华,头晕目眩,遇劳则甚。舌暗红少津,脉细弱或结代。

3.痰阻血瘀证 胸脘痞闷如窒而痛,或痛引肩背,气短,肢体沉重,形体肥胖痰多,纳呆恶心。舌暗苔浊腻,脉弦滑。

4.气滞血瘀证 胸闷胸痛,时痛时止,窜行左右,疼痛多与情绪因素有关,伴有胁胀,喜叹息。舌暗或紫暗、苔白,脉弦。

5.热毒血瘀证 胸痛发作频繁、加重,口苦口干,口气浊臭,烦热,大便秘结。舌紫暗或暗红,苔黄厚腻,脉弦滑或滑数。

二、常见症状/证候施护

(一)胸闷、胸痛

1.密切观察胸痛的部位、性质、持续时间、诱发因素及伴随症状,遵医嘱监测心率、心律、脉搏、血压等变化。出现异常或胸痛加剧,汗出肢冷时,立即汇报医师。

2.保持病室环境安静,环境柔和,避免噪声刺激而加重病情。

3.发作时绝对卧床休息,必要时给予氧气吸入。

4.遵医嘱舌下含服麝香保心丸或速效救心丸,必要时舌下含服硝酸甘油,并观察疗效。

5.遵医嘱穴位贴敷,选取心俞、膈俞、脾俞、肾俞等穴位。

6.遵医嘱耳穴贴压(耳穴埋豆),取穴心、神门、交感、内分泌、肾心俞、内关等。

7.遵医嘱中药泡洗,常选用当归、红花等活血化瘀药物。

8.遵医嘱穴位按摩,取穴内关、神门、心俞等。

9.寒凝血瘀,气虚血瘀者取穴隔姜灸,选取心俞、膈俞、膻中、气海等穴位,每日交替施灸,也可选用艾条灸,取穴足三里、内关等。

(二)心悸、气短

1.观察心率、心律、血压、脉搏、呼吸频率、节律,面唇色泽及有无头晕、黑蒙等伴随症状。

2. 心悸发作时,应卧床休息,及时给予氧气吸入。

3. 遵医嘱穴位贴敷,选取关元、气海、膻中、足三里、太溪、复溜等穴位。

4. 遵医嘱耳穴贴压(耳穴埋豆),选取心、肺、肾、神门、皮质下等穴位,伴失眠者配伍交感、内分泌等穴位。

5. 遵医嘱穴位按摩,选取神门、心俞、肾俞、三阴交、内关等穴位,伴汗出者加合谷、复溜穴。

6. 遵医嘱中药泡洗,选用红花、当归、川芎、薄荷、艾叶等药物,伴失眠者配合按摩涌泉穴。

(三)便秘

1. 腹部按摩,顺时针按摩,每次15~20分钟,每日2~3次。

2. 遵医嘱穴位贴敷,可用醋调大黄粉、吴茱萸粉贴敷神阙穴。

3. 遵医嘱穴位按摩,虚寒性便秘,取穴天枢、上巨虚等;实热性便秘,取穴足三里、支沟、上髎、次髎等。

4. 晨起饮温水一杯200~300 mL(消渴患者除外),15分钟内分次频饮。

5. 虚秘者服用苁蓉通便口服液;热秘者口服黄连上清丸或麻子仁丸;虚实夹杂者口服灵菇合剂;热毒血瘀者遵医嘱用大黄煎剂200 mL灌肠。

三、中医特色治疗护理

(一)药物治疗

1. 内服中药

(1)中药汤剂一般饭后温服。寒凝血瘀者偏热服;热毒血瘀者偏凉服。

(2)速效救心丸舌下含服,麝香保心丸、丹参滴丸舌下含服或口服。须密闭保存,置于阴凉干燥处。

(3)三七粉用少量温水调服,或装胶囊服用。

(4)活血化瘀类中成药宜饭后服用,如人参健心胶囊、冠心丹参胶囊、通心络胶囊、血栓通胶囊、银杏叶片、血府逐瘀口服液等。

(5)宁心安神类药睡前半小时服用,如滋肾安神合剂、枣仁宁心胶囊、琥珀粉等。

(6)补益类药饭前服用,如滋心阴口服液、补心气口服液等。

2. 注射给药

(1)中药注射剂应单独输注,须使用一次性精密输液器;与西药注射剂合用时,建议用生理盐水间隔,注意观察有无不良反应。

(2)使用活血化瘀药注意有无出血倾向。常用药物有丹参、丹红、红景天、血栓通、参芎、银杏提取物(舒血宁)、红花、灯盏细辛、苦碟子等注射液。

（三）外用药

宽胸气雾剂。

（四）特色技术

1. 穴位贴敷。

2. 耳穴贴压（耳穴埋豆）。

3. 中药泡洗。

4. 穴位按摩。

5. 灸法。

6. 中药灌肠。

四、健康指导

（一）生活起居

1. 环境安静，空气新鲜，温湿度适宜。

2. 避免劳累、饱餐、情绪激动、寒冷、便秘、感染等诱发因素，戒烟限酒。

3. 起居有常，发作时休息，缓解期适当锻炼，如快步走、打太极拳、练八段锦等，以不感疲劳为度。

（二）饮食指导

1. 寒凝血瘀证，宜食温阳散寒、活血通络之品，如龙眼肉、羊肉、韭菜、荔枝、山楂、桃仁、薤白、干姜、大蒜等；少食苦瓜等生冷、寒凉之品。食疗方：薤白粥、当归生姜羊肉汤等。

2. 气滞血瘀证，宜食行气活血之品，如山药、山楂、桃仁、木耳、白萝卜等；少食红薯、豆浆等壅阻气机之品。食疗方：陈皮桃仁粥等。

3. 气虚血瘀证，宜食益气活血之品，如鸡肉、牛肉、蛇肉、山药、木耳、大枣、薏苡仁等。食疗方：海带煲猪蹄、归芪蒸鸡等。

4. 气阴两虚、心血瘀阻证，宜食益气养阴、活血通络之品，如甲鱼、鸭肉、海参、木耳、香菇、山药、荸荠、甘蔗、百合、莲子、藕汁等。食疗方：山药粥、百合莲子羹等。

5. 痰阻血瘀证，宜食通阳泄浊、活血化瘀之品，如海参、海蜇、薏苡仁、荸荠、冬瓜、海带、白萝卜、蘑菇、百合、扁豆、桃仁、柚子等。食疗方：薏苡仁桃仁粥等。

6. 热毒血瘀证，宜食清热解毒、活血化瘀之品，如百合、芹菜、菊叶、苦瓜、绿豆、莲子芯、黑木耳、荸荠、马齿苋等；忌食羊肉、荔枝、龙眼肉等温燥、动火之品。食疗方：绿豆汤、菊花决明子粥等。

（三）情志调理

1. 保持情绪稳定，避免不良刺激。

2. 鼓励患者表达内心感受，针对性给予心理支持。

3.指导患者掌握自我排解不良情绪的方法,如音乐疗法、谈心释放法、转移法、正念治疗。

五、护理难点

(一)服药依从性差

解决思路如下。

1.建立目标人群档案,利用多种形式进行健康教育干预。

2.对目标人群进行定期追踪、随访和效果评价。

(二)不良生活方式

解决思路如下。

1.利用多种形式进行健康教育并进行个体化指导,建立良好的生活方式。

2.定期门诊复查。

3.筛查危险因素(不良生活习惯、便秘等),进行针对性干预。

(三)中医特色疗法开展过程中患者依从性较差,影响疗效

解决思路如下。

1.利用多种形式进行中医特色疗法宣教。

2.及时评估疗效,提高依从性。

3.为患者建立病情档案,长期观察疗效,以便进行疗效评价。

六、护理效果评价

见:胸痹心痛(慢性稳定性心绞痛)中医护理效果评价表

见:胸痹心痛(慢性稳定性心绞痛)护理效果评价量表

附表1 胸痹心痛(慢性稳定性心绞痛)中医护理效果评价表

医院: 科室: 入院日期: 出院日期: 住院天数:

患者姓名: 性别: 年龄: ID: 文化程度:

纳入中医临床路径:是□ 否□

证候诊断:发作期 寒凝血瘀证□   气滞血瘀证□

　　　　　缓解期 气虚血瘀证□   气阴两虚,心血瘀阻证□   痰阻血瘀证□

　　　　　　　　　气滞血瘀证□   热毒血瘀证□   其他□

（一）护理效果评价

主要症状	主要辨证施护方法	中医护理技术		护理效果
胸闷、胸痛□	1.体　　位□ 2.活　　动□ 3.情志护理□ 4.其他护理措施	1.耳穴贴压□　应用次数：____次　应用时间：____天 2.灸　　法□　应用次数：____次　应用时间：____天 3.穴位按摩□　应用次数：____次　应用时间：____天 4.中药泡洗□　应用次数：____次　应用时间：____天 5.穴位贴敷□　应用次数：____次　应用时间：____天 6.中药离子导入□　应用次数：____次　应用时间：____天 7.其他：____　应用次数：____次　应用时间：____天 （请注明，下同）		好　□ 较好□ 一般□ 差　□
心悸、气短□	1.活　　动□ 2.情志护理□ 3.其他护理措施	1.耳穴贴压□　应用次数：____次　应用时间：____天 2.穴位按摩□　应用次数：____次　应用时间：____天 3.中药泡洗□　应用次数：____次　应用时间：____天 4.穴位贴敷□　应用次数：____次　应用时间：____天 5.其他：____　应用次数：____次　应用时间：____天		好　□ 较好□ 一般□ 差　□
便秘□	1.饮　　水□ 2.腹部按摩□ 3.排便指导□ 4.其他护理措施	1.耳穴贴压□　应用次数：____次　应用时间：____天 2.穴位按摩□　应用次数：____次　应用时间：____天 3.穴位贴敷□　应用次数：____次　应用时间：____天 4.中药灌肠□　应用次数：____次　应用时间：____天 5.其他：____　应用次数：____次　应用时间：____天		好　□ 较好□ 一般□ 差　□
其他□ （请注明）	1. 2. 3.			好　□ 较好□ 一般□ 差　□

（二）护理依从性及满意度评价

评价项目		患者对护理的依从性			患者对护理的满意度		
		依从	部分依从	不依从	满意	一般	不满意
中医护理技术	耳穴贴压						
	艾　灸						
	穴位按摩						
	穴位贴敷						
	中药足浴						

（续表）

评价项目		患者对护理的依从性			患者对护理的满意度		
		依从	部分依从	不依从	满意	一般	不满意
中医护理技术	中药灌肠						
健康指导		/	/	/			
签　　名		责任护士签名：			上级护士或护士长签名：		

（三）对本病中医护理方案的评价

实用性强□　　　实用性较强□　　　实用性一般□　　　不实用□

改进意见：

（四）评价人（责任护士）

姓名：_____　技术职称：_____　完成日期：_____　护士长签字：_____

附表2　胸痹心痛（慢性稳定性心绞痛）护理效果评价量表

分级 症状	无 (0分)	轻(2分)	中(4分)	重(6分)	实施前评价		实施后评价	
					日期	分值	日期	分值
胸痛	无	有较典型的心绞痛发作，每次持续时间数分钟，每次疼痛至少发作2~3次，或每日发作1~3次，但疼痛不重，有时需要含服硝酸甘油	每日有数次较典型的心绞痛发作，每次持续时间数分钟到10分钟左右，绞痛较重，一般都需要含服硝酸甘油	每次有多次典型的心绞痛发作，因而影响日常生活活动（如大便、穿衣等）每次发作持续时间较长，需多次含服硝酸甘油				
胸闷	无	轻微胸闷	胸闷明显，有时叹息样呼吸	胸闷如窒，叹息不止				
心悸	无	偶尔发生，不适感轻微	时有发生，持续时间较长，不适感较明显	经常发生，惕惕而动，难以平静，甚则影响生活				

（续表）

分级\n症状	无\n(0分)	轻(2分)	中(4分)	重(6分)	实施前评价		实施后评价	
					日期	分值	日期	分值
气短	无	一般活动后气短	稍活动后气短	平素不活动亦感气短喘促				
便秘	无	大便干,每日一行	大便秘结,两日一行	大便艰难,数日一行				
睡眠	无	睡不稳,晨醒过早,但不影响工作眠时常觉醒或睡而	睡眠不足4小时,但尚能坚持工作	彻夜不眠,难以坚持工作				

第三节 促脉证（阵发性心房颤动）中医护理方案

一、常见证候要点

（一）气阴两虚证

心中悸动,五心烦热,失眠多梦,短气,咽干,口干烦躁。舌红少苔。

（二）心虚胆怯证

心悸怔忡,善惊易恐,坐卧不安,恶闻声响,多梦易醒。舌质淡红,苔薄白。

（三）痰热内扰证

心悸,睡眠不安,心烦懊恼,胸闷脘痞,口苦痰多,头晕目眩,胸闷或胸痛。舌红苔黄腻。

（四）气虚血瘀证

心悸怔忡,气短乏力,胸闷心痛阵发,面色淡白,或面唇紫暗。舌质暗淡或有瘀斑。

二、常见症状/证候施护

（一）心悸

1.严密观察心率、心律、呼吸、面色、血压等变化。重症患者遵医嘱持续心电监护。患者出现呼吸不畅、面色苍白、大汗或自觉濒死感时,报告医师并留置静脉通路,遵医嘱予吸氧、药物治疗,配合做好急救工作。

2.心悸发作时,卧床休息,取舒适体位,尽量减少搬动患者;病室保持安静,避免噪声干扰,减少探视。

3.遵医嘱中药泡洗,泡洗时以微微出汗为宜,时间不宜过长,泡洗后可用温水清洗泡洗处,减少过敏可能。

4.遵医嘱穴位贴敷,取关元、气海、膻中、足三里、太溪、复溜、内关、三阴交等穴。

5.遵医嘱耳穴贴压(耳穴埋豆),取心、肺、肾、神门、皮质下等穴;伴失眠者可配交感、内分泌等穴。

6.遵医嘱穴位按摩,取神门、心俞、肾俞、三阴交、内关等穴;伴汗出者可加合谷穴。

(二)胸闷、胸痛

1.密切观察胸闷胸痛的部位、性质、持续时间、诱发因素及伴随症状,遵医嘱监测心率、心律、脉搏、血压等变化。绝对卧床休息,遵医嘱给予氧气吸入。出现异常或胸痛加剧、汗出肢冷时,报告医师,配合处理。遵医嘱用药,并观察服药后症状缓解程度。

2.遵医嘱穴位贴敷,取心俞、膈俞、脾俞、肾俞、内关、膻中等穴。

3.遵医嘱耳穴贴压(耳穴埋豆),取心、神门、交感、内分泌、肾等穴。

4.病情稳定时可遵医嘱中药泡洗。

5.遵医嘱穴位按摩,取内关、神门、心俞、膻中等穴。

6.遵医嘱艾灸治疗,取心俞、膈俞、膻中、足三里、内关、气海等穴;气虚血瘀者,给予隔姜灸,取心俞、膻中、关元、气海等穴;也可给予艾条灸,取足三里、内关等穴。气阴两虚、痰热内扰病证者慎用此方法。

(三)气短乏力

1.卧床休息,限制活动,减少探视。

2.加强巡视和生活护理,做好患者安全防护。

3.遵医嘱中药泡洗,泡洗时以微微出汗为宜,时间不宜过长,泡洗后可用温水清洗泡洗处,减少过敏可能。

4.遵医嘱穴位贴敷,取内关、神门、关元、气海等穴。

(四)夜寐不安

1.环境安静舒适,光线宜暗,床被褥松软适宜,避免噪声。

2.遵医嘱穴位按摩,睡前按摩神门、三阴交、中脘等穴。

3.遵医嘱耳穴贴压(耳穴埋豆),取心、脾、神门、三焦、皮质下、肝等穴。

4.遵医嘱中药泡洗,每晚睡前半小时遵医嘱予中药泡足。

三、中医特色治疗护理

(一)药物治疗

1.内服中药

(1)气阴两虚证、心虚胆怯证及气虚血瘀证宜热服中药汤剂;痰热内扰证宜温服中药汤剂;利水药需浓煎空腹或饭前服用;活血化瘀类中成药宜饭后服用(其他详见附录1)。

(2)辨证选择口服中药汤剂、中成药。气阴两虚证需益气养阴、复脉安神,可选用炙甘草汤加减或生脉饮、稳心颗粒等;心虚胆怯证需益气养心、安神定悸,可选用安神定志丸加减;痰热内扰证需清热化痰、宁心安神,可选用黄连温胆汤加减;气虚血瘀证需益气活血、养心安神,可选用补阳还五汤加减或复方丹参滴丸、通心络胶囊、复方血栓通胶囊等。

2. 注射给药

(1)严格按医嘱调节输注速度,可选用输液泵控制速度。

(2)严密观察药物反应,尤其抗心律失常药物的反应,如出现纳差、恶心、呕吐、头痛、乏力、黄绿视、心律失常等症状,及时报告医师,予以处理。

(二)特色技术

1. 耳穴贴压(耳穴埋豆)。

2. 中药泡洗。

3. 穴位贴敷。

4. 穴位按摩。

5. 灸法　应用华法林等抗凝药物的患者,慎用艾灸(其他详见附录2)。

四、健康指导

(一)生活起居

1. 合理安排休息与活动,协助患者制订合理作息时间,不宜晚睡,睡前不宜过度兴奋。最好在上午、下午各有一次卧床休息或短暂睡眠的时间,以30分钟为宜。

2. 气候变化大,季节交替温差变化大时,注意预防感冒。

3. 发作期静卧休息,缓解期适当锻炼,根据患者情况制订活动计划,活动量应按循序渐进的原则,以不引起胸闷、心悸等不适症状为度,活动中密切观察患者心率、呼吸、血压变化,如有头晕、气促、出汗、胸闷痛等症状要停止活动,休息缓解,严重不适及时报告医师处理。

4. 指导患者养成每日定时排便习惯,排便时勿过于用力屏气,保持排便通畅。

(二)饮食指导

1. 气阴两虚证,宜食补气、性平、味甘或甘温,营养丰富,容易消化的食品,如大枣、花生、山药等。忌食破气耗气、生冷性凉、油腻厚味、辛辣的食品,避免煎炸食物。

2. 心虚胆怯证,宜食安神定悸的食品,如柏子玉竹茶。忌食辛辣香燥食品。

3. 痰热内扰证,宜食清化痰热、补中益气、滋养心阴的食品,如荸荠、甘蔗等;也可选用薏苡仁、大枣、山药、莲子等熬粥食用。

4. 气虚血瘀证,宜食补气、化瘀通络,行气活血的食品,如山药、菱角、荔枝、葡萄、鲢鱼、鳝鱼等。忌食破气耗气、生冷酸涩、油腻厚味、辛辣等食品。

5. 注意饮食的相对稳定性,不能随意大幅度改变饮食。

（三）情志调理

1. 对心悸发作时自觉心慌恐惧的患者专人守护，稳定情绪。

2. 指导患者平淡静志，避免七情过激和外界不良刺激。消除患者的紧张心理，树立战胜疾病的信心和勇气，以利于疾病的好转或康复。

3. 告知患者诱发促脉证的各种因素，使患者对疾病有正确的认识，积极主动加强自我保健，提高患者的依从性。

五、护理难点

患者自我护理能力差，疾病复发率高。

解决思路如下。

1. 教会患者自测脉搏，甄别心房颤动的节律，一旦疾病发作时能够早就医，以免延误病情。

2. 建立促脉证患者自我疾病认知调查档案，对患者及家属的疾病认知进行评估。提出护理问题，协同患者及家属共同制订护理计划，逐步实施。

3. 针对出院后的患者进行定期电话随访监控，出院后 15 天、30 天、60 天。随访内容为用药依从性、生活起居规律性、自我疾病管理的自律性。提升患者自我护理能力。

六、护理效果评价

附：促脉证（阵发性心房颤动）中医护理效果评价表

附：促脉证（阵发性心房颤动）护理效果评价量表

附表 1　促脉证（阵发性心房颤动）中医护理效果评价表

医院：　　　　科室：　　　　入院日期：　　　出院日期：　　　住院天数：

患者姓名：　　性别：　　　年龄：　　　　ID：　　　　　文化程度：

纳入中医临床路径：是□　　否□

证候诊断：气阴两虚证□　　心虚胆怯证□　　痰热内扰证□　　气虚血瘀证□　　其他□

（一）护理效果评价

主要症状	主要辨证施护方法	中医护理技术			护理效果
心悸□	1. 病情观察□ 2. 体　　位□ 3. 氧　　疗□ 4. 用药护理□ 5. 其他护理措施	1. 中药泡洗□	应用次数：____次	应用时间：____天	好　□ 较好□ 一般□ 差　□
		2. 穴位贴敷□	应用次数：____次	应用时间：____天	
		3. 耳穴贴压□	应用次数：____次	应用时间：____天	
		4. 穴位按摩□	应用次数：____次	应用时间：____天	
		5. 其他：____	应用次数：____次	应用时间：____天	
		（请注明，下同）			

（续表）

主要症状	主要辨证施护方法	中医护理技术	护理效果
胸闷、胸痛□	1. 病情观察□ 2. 氧　疗□ 3. 生命体征监测□ 4. 用药护理□ 5. 其他护理措施	1. 耳穴贴压□ 应用次数：＿＿次 应用时间：＿＿天 2. 穴位贴敷□ 应用次数：＿＿次 应用时间：＿＿天 3. 穴位按摩□ 应用次数：＿＿次 应用时间：＿＿天 4. 中药泡洗□ 应用次数：＿＿次 应用时间：＿＿天 5. 艾　灸□ 应用次数：＿＿次 应用时间：＿＿天 6. 其他：＿＿ 应用次数：＿＿次 应用时间：＿＿天	好　□ 较好□ 一般□ 差　□
气短乏力□	1. 体　位□ 2. 安全防护□ 3. 其他护理措施	1. 中药泡洗□ 应用次数：＿＿次 应用时间：＿＿天 2. 穴位贴敷□ 应用次数：＿＿次 应用时间：＿＿天 3. 其他：＿＿ 应用次数：＿＿次 应用时间：＿＿天	好　□ 较好□ 一般□ 差　□
夜寐不安□	1. 生活护理□ 2. 其他护理措施	1. 中药泡洗□ 应用次数：＿＿次 应用时间：＿＿天 2. 穴位按摩□ 应用次数：＿＿次 应用时间：＿＿天 3. 耳穴贴压□ 应用次数：＿＿次 应用时间：＿＿天 4. 其他：＿＿ 应用次数：＿＿次 应用时间：＿＿天	好　□ 较好□ 一般□ 差　□
其他□ （请注明）	1. 2. 3.		好　□ 较好□ 一般□ 差　□

（二）护理依从性及满意度评价

评价项目		患者对护理的依从性			患者对护理的满意度		
		依从	部分依从	不依从	满意	一般	不满意
中医护理技术	艾　灸						
	穴位贴敷						
	耳穴贴压（耳穴埋豆）						
	穴位按摩						
	中药泡洗						
健康指导		／	／	／			
签　名		责任护士签名：			上级护士或护士长签名：		

（三）对本病中医护理方案的评价

实用性强□　　实用性较强□　　实用性一般□　　不实用□

改进意见：

（四）评价人（责任护士）

姓名：_____　技术职称：_____　完成日期：_____　护士长签字：_____

附表2　促脉证（阵发性心房颤动）护理效果评价量表

分级 症状	无 (0分)	轻(2分)	中(4分)	重(6分)	实施前评价		实施后评价	
					日期	分值	日期	分值
心悸	无	表面无鳞屑可见	大多数皮损表面完全或不完全覆有鳞屑,鳞屑呈片状	几乎全部皮损表面覆有鳞屑,鳞屑较厚呈层				
胸痛	无	偶有发作,隐作痛,不影响正常工作	发作频繁,疼痛重,影响工作	反复发作,疼痛剧烈难以忍受				
胸闷	无	轻度胸憋	胸闷明显,时见太息	胸闷如窒				
气短	无	活动后即气急,呼吸困难(轻度发作)	休息时亦感呼吸困难	静息时喘息明显,不能平卧,影响睡眠和生活				
乏力	无	偶有疲乏,可坚持轻体力劳动	活动后即感乏力,勉强支持日常活动	活动休息后仍感疲乏,不能坚持日常活动				
夜寐不安	无	睡眠时常觉醒或睡而不稳,晨醒过早,但不影响工作	睡眠不足4小时,尚能坚持工作	彻夜不眠,难以坚持工作				

第二章　肺病科中医护理方案

第一节　哮病(支气管哮喘)中医护理方案

一、常见证候要点

(一)发作期(病期诊断中属急性发作期和部分慢性持续期患者)

1.风哮证　时发时止,发作时喉中哮鸣有声,反复发作,休止时又如常人,发病前多有鼻痒、咽痒、喷嚏、咳嗽等症。舌淡苔白。

2.寒哮证　喉中哮鸣如水鸡声,呼吸急促,喘憋气逆,痰多、色白多泡沫,易咯,口不渴或渴喜热饮,恶寒,天冷或受寒易发;肢冷,面色青晦。舌苔白滑。

3.热哮证　喉中痰鸣如吼,咯痰黄稠,胸闷,气喘息粗,甚则鼻翼翕动,烦躁不安,发热口渴,或咳吐脓血腥臭痰,胸痛,大便秘结,小便短赤。舌红苔黄腻。

4.虚哮证　喉中哮鸣如鼾,声低,气短气促,动则喘甚,发作频繁,甚至持续喘哮,咳痰无力。舌质淡或偏红,或紫暗。

(二)缓解期(病期诊断中属缓解期和部分慢性持续期患者)

1.肺脾气虚证　气短声低,喉中时有轻度哮鸣,痰多质稀,色白,自汗,怕风,常易感冒,倦怠乏力,食少便溏,舌质淡,苔白。

2.肺肾两虚证　气短气促,动则为甚,吸气不利,咳痰质黏起沫,脑转耳鸣,腰膝酸软,心慌,不耐劳累,或五心烦热,颧红,口干,舌质红,少苔,脉细数;或畏寒肢冷,面色苍白,舌苔淡白,质胖。

二、常见症状/证候施护

(一)喘息哮鸣

1.观察呼吸频率、节律、深浅,发作持续时间,发现异常应及时报告医师。

2.取适宜体位,可高枕卧位、半卧位或端坐位。

3.遵医嘱耳穴贴压(耳穴埋豆),取平喘、肺、肾上腺、交感等穴。

4.遵医嘱穴位按摩,取中府、云门、孔最、膻中等穴。

5.遵医嘱拔火罐,取肺俞、膏肓、定喘等穴。

6.遵医嘱穴位贴敷,取肺俞、天突、天枢、定喘等穴,三伏贴效果尤甚。

7. 遵医嘱中药泡洗。

8. 遵医嘱中药离子导入。

9. 遵医嘱刮痧,取大椎、肺俞、膻中等穴。

(二)咳嗽、咳痰

1. 观察咳嗽的性质、程度、持续时间,以及咳痰的量、颜色、性状。

2. 咳嗽胸闷者取半坐卧位。

3. 持续性咳嗽时,可频饮温开水。

4. 做深呼吸训练,采用有效咳嗽、翻身拍背、胸背部叩击或机械排痰等方法。

5. 指导患者正确留取痰标本,以采集清晨的第一口痰为宜,先漱口,再从气管深处咳出痰液,吐入无菌容器内,留取的痰标本最好立即送检。

6. 遵医嘱耳穴贴压(耳穴埋豆),取肺、气管、神门、皮质下、大肠等穴。

7. 遵医嘱拔火罐,取肺俞、膏肓、定喘、脾俞、肾俞等穴。

8. 遵医嘱穴位贴敷,取肺俞、膏肓、定喘、天突等穴。

9. 遵医嘱穴位按摩,取肺俞、膻中、中府、云门、孔最等穴。

(三)胸闷、气短

1. 观察胸闷的性质、持续时间、诱发因素及伴随症状等。

2. 协助患者变换舒适体位。

3. 遵医嘱氧疗。

4. 遵医嘱拔火罐,取膻中、肺俞等穴。

5. 遵医嘱耳穴贴压(耳穴埋豆),取心、胸、神门、小肠、皮质下等穴。

三、中医特色治疗护理

(一)药物治疗

1. 内服中药　寒哮证服用中药汤剂宜热服,热哮证宜偏凉服。补虚汤药宜温服。服用含麻黄的中药时,注意观察患者汗出及生命体征变化情况。

2. 注射给药。

3. 外用中药。

4. 用药注意事项

(1)使用吸入剂的注意事项:①患者吸入药物时取坐位,指导其正确使用吸入装置,保证嘴唇包住吸入制剂的吸嘴。②指导患者正确的呼吸方法,用力呼气后再用口尽力吸入,屏气5秒,确保药物充分发挥药效。③使用含激素类药物后应及时漱口,避免激素残留在口腔引起真菌感染。④不得擅自停药。

(2)指导患者按时用药,遵医嘱适时调整药物,不可自行减药或停药。

(3)告知患者哮病难以速愈和根治。虽然在缓解期常自我感觉没有症状,但是气道的高反应性还持续存在,必须坚持长期用药。

(二)特色技术

1.耳穴贴压(耳穴埋豆)。

2.穴位按摩。

3.拔火罐。

4.穴位贴敷。

5.中药泡洗。

6.中药离子导入。

7.刮痧。

(三)物理治疗

1.胸部叩击　患者取侧卧位或坐位,叩击者手掌弯曲呈杯状,以手腕力量从肺底自下而上、由外向内迅速有节律地叩击胸壁,每侧肺叶叩击 1~3 分钟,每分钟叩击 120~180 次。

注意事项:①用单层薄布保护叩击部位。②叩击时避开心脏骨突部位及衣服拉链、纽扣处。③叩击力量适中,宜在餐后 2 小时或餐前 30 分钟完成。

2.有效咳嗽　指导患者采取坐位,咳嗽时同时收缩腹肌,或用手按压上腹部,帮助痰液咳出。

注意事项:①不宜在空腹或饱餐时进行,宜在饭后 1~2 小时进行。②有效咳嗽时可让患者怀抱枕头。

3.振动排痰　可采用振动排痰机每日治疗 2~4 次,每次 15~20 分钟。

注意事项:①不宜在饱餐时进行,宜在餐后 1~2 小时进行。②应避开胃肠、心脏和脊柱等部位。③建议使用一次性叩罩,避免交叉感染。

(四)呼吸功能锻炼

1.腹式呼吸。

2.缩唇呼吸。

3.呼吸吐纳功。

四、健康指导

(一)生活起居

1.寒哮患者病室宜阳光充足,温度宜偏暖,避风寒;热哮患者病室应凉爽通风。

2.在心肺康复锻炼基础上增加太极拳、八段锦,可做腹式呼吸、缩唇呼吸和呼吸吐纳功,以提高肺活量,改善呼吸功能。

3.注意加强过敏原识别与规避,及时检测过敏源的类别,在日常生活中规避防范过敏原。

4. 自我保健锻炼

（1）按摩保健穴位，取迎香、风池、三阴交、膻中等穴。

（2）足底按摩，取涌泉穴。

（3）叩齿保健。

（二）饮食指导

避免摄入易引起过敏的食品，如蛋白、海鲜类，忌食辛辣油腻等刺激之品。

1. 风哮证　宜食祛风涤痰、降气平喘的食品，如杏仁、萝卜等。食疗方：杏仁粥等。

2. 寒哮证　宜食温肺散寒、豁痰利窍的食品，如葱、姜、胡椒等。食疗方：椒目粉可配菜或制成胶囊。

3. 热哮证　宜食清热宣肺、化痰定喘的食品，如梨汁、杏仁等。食疗方：雪梨川贝冰糖饮等。

4. 虚哮证　宜食补肺纳肾、降气化痰的食品，如木耳、核桃、胡桃等。食疗方：核桃粥等。

5. 肺脾气虚证　宜食健脾补肺益气的食品，如南瓜、银耳、山药等。食疗方：莲子银耳汤等。

6. 肺肾两虚证　宜食补肺益肾的食品，如杏仁、黑豆、百合等。食疗方：白果核桃粥等。

（三）情志调理

1. 进行心理疏导，耐心倾听患者的倾诉，避免不良情绪刺激。

2. 鼓励家属多陪伴患者，给予患者心理支持。

3. 介绍疾病相关知识，积极配合治疗。

4. 告知患者情志因素对疾病的影响。

五、护理难点

患者对哮喘的规范治疗配合及依从性较差。指导患者预防过敏原的方法。

解决思路如下。

1. 向患者讲解规范用药的重要性和必要性，告知患者哮喘是可以预防和治疗的，良好的哮喘控制可以提高生活质量。

2. 保持病室空气新鲜和流通，温湿度适宜，防止粉尘、药物和花草等产生的刺激性气味，不养猫狗等宠物以及铺地毯，饮食忌辛辣和海鲜，春秋高发季节外出需戴口罩。

六、护理效果评价

见：哮病（支气管哮喘）中医护理效果评价表

见：哮病（支气管哮喘）护理效果评价量表

附表 1　哮病(支气管哮喘)中医护理效果评价表

医院：　　　科室：　　　入院日期：　　　出院日期：　　　住院天数：

患者姓名：　　性别：　　年龄：　　　　ID：　　　　文化程度：

纳入中医临床路径：是□　否□

证候诊断：发作期　　风哮证□　　寒哮证□　　热哮证□　　虚哮证□

　　　　　缓解期　　肺脾气虚证□　　肺肾两虚证□　　其他□

（一）护理效果评价

主要症状	主要辨证施护方法	中医护理技术	护理效果
喘息哮鸣□	1.口腔清洁□ 2.活动指导□ 3.饮食指导□ 4.其他护理措施	1.耳穴贴压□　应用次数：___次　应用时间：___天 2.穴位贴敷□　应用次数：___次　应用时间：___天 3.穴位按摩□　应用次数：___次　应用时间：___天 4.其他：___　应用次数：___次　应用时间：___天	好 □ 较好□ 一般□ 差 □
咳嗽、咳痰□	1.体　位□ 2.有效咳嗽□ 3.胸部叩击□ 4.振动排痰□ 5.其他护理措施	1.耳穴贴压□　应用次数：___次　应用时间：___天 2.拔火罐□　应用次数：___次　应用时间：___天 3.足部中药泡洗□　应用次数：___次　应用时间：___天 4.中药离子导入□　应用次数：___次　应用时间：___天 5.其他：___　应用次数：___次　应用时间：___天 （请注明，下同）	好 □ 较好□ 一般□ 差 □
胸闷、气短□	1.体　位□ 2.氧　疗□ 3.呼吸功能锻炼□ 4.放松术□ 5.其他护理措施	1.耳穴贴压□　应用次数：___次　应用时间：___天 2.穴位按摩□　应用次数：___次　应用时间：___天 3.穴位贴敷□　应用次数：___次　应用时间：___天 4.其他：___　应用次数：___次　应用时间：___天	好 □ 较好□ 一般□ 差 □
其他□ （请注明）	1. 2. 3.		好 □ 较好□ 一般□ 差 □

（二）护理依从性及满意度评价

评价项目		患者对护理的依从性			患者对护理的满意度		
		依从	部分依从	不依从	满意	一般	不满意
中医护理技术	耳穴贴压(耳穴埋豆)						
	拔火罐						
	穴位贴敷						
	穴位按摩						
	中药离子导入						
	中药雾化						
	中药泡洗						
	艾　灸						
健康指导		/	/	/			
签　名		责任护士签名：			上级护士或护士长签名：		

（三）对本病中医护理方案的评价

实用性强□　　实用性较强□　　实用性一般□　　不实用□

改进意见：

（四）评价人(责任护士)

姓名：＿＿＿＿＿　技术职称：＿＿＿＿＿　完成日期：＿＿＿＿＿　护士长签字：＿＿＿＿

附表2　哮病(支气管哮喘)护理效果评价量表

分级\n症状	无\n(0分)	轻(2分)	中(4分)	重(6分)	实施前评价		实施后评价	
					日期	分值	日期	分值
咳痰	无	昼夜咳嗽10～60 mL	昼夜咳痰60～100 mL	昼夜咳痰>100 mL				
喘息	无	活动后感气急，呼吸困难轻度发作	休息时易感呼吸困难	静息时喘息明显，不能平卧，影响睡眠和生活				

(续表)

分级 症状	无 (0分)	轻(2分)	中(4分)	重(6分)	实施前评价		实施后评价	
					日期	分值	日期	分值
气短	无	偶有发作,不影响正常工作	轻度疼痛,不影响工作	发作频繁				
咳嗽	无	间断咳嗽,不影响正常生活	介于轻度和中度之前	咳嗽频繁或阵咳,影响睡眠和工作				

第二节 喘证(慢性阻塞性肺疾病急性发作期)中医护理方案

一、常见证候要点

(一)外寒内饮证

受凉后出现头痛、身痛,发热畏寒,咳嗽,气急,喉中痰声辘辘,痰色白清稀,胸闷气憋。舌质淡,苔薄白,脉滑或弦紧。

(二)风热犯肺证

发热,头痛、肢体酸痛,咳嗽,憋喘,气急,痰黄质稠。舌质红,苔薄白或黄,脉滑或脉浮数。

(三)痰浊壅肺证

咳嗽喘息,咯唾痰涎,量多色灰白,心胸憋闷,气短,不得平卧,脘痞纳呆。苔白腻,脉弦滑。

(四)肺气郁闭证

常因情志刺激而诱发,发时突然呼吸短促,息粗气憋,胸闷,咽中如窒。平素多忧思抑郁,失眠,心悸。苔薄,脉弦。

二、常见症状/证候施护

(一)咳嗽咳痰

1.保持病室空气新鲜,温度保持在18~22℃,湿度控制在50%~60%。减少环境的不良刺激,避免寒冷或干燥空气、烟尘、花粉及刺激性气体等。

2.使患者保持舒适体位,咳嗽胸闷者取半卧位或半坐卧位,持续性咳嗽时,可频饮温开水,以减轻咽喉部的刺激。

3.每日清洁口腔2次,保持口腔卫生,有助于预防口腔感染、增进食欲。

4. 密切观察咳嗽的性质、程度、持续时间、规律以及咳痰的颜色、性状、量及气味, 有无喘促、发绀等伴随症状。

5. 加强气道湿化, 痰液黏稠时多饮水, 在心肾功能正常的情况下, 每日饮水 1 500 mL以上, 必要时遵医嘱行雾化吸入, 痰液黏稠无力咳出者可行机械吸痰。

6. 协助翻身拍背, 指导患者掌握有效咳嗽、咳痰、深呼吸的方法。

7. 指导患者正确留取痰标本, 及时送检。

8. 遵医嘱给予止咳、祛痰药物, 用药期间注意观察药物疗效及不良反应。

9. 遵医嘱耳穴贴压(耳穴埋豆), 根据病情需要, 可选择肺、气管、神门、皮质下等穴位。

10. 遵医嘱穴位贴敷, 三伏天时根据病情需要, 可选择肺俞、膏肓、定喘、天突等穴位。

11. 遵医嘱拔火罐疗法, 根据病情需要, 可选择肺俞、膏肓、定喘、脾俞、肾俞等穴位。

12. 饮食宜清淡、易消化、少食多餐, 避免油腻、辛辣刺激及海腥发物。可适当食用化痰止咳的食疗方, 如杏仁、梨、陈皮粥等。

(二)喘息气短

1. 保持病室安静、整洁、空气流通、温湿度适宜, 避免灰尘、刺激性气味。

2. 密切观察生命体征变化, 尤其是呼吸频率, 指导患者做缓慢深呼吸。

3. 遵医嘱给予吸氧, 一般给予鼻导管、低流量、低浓度持续给氧, 每分钟 1~2 L, 氧疗时间每日不少于 15 小时。观察用氧效果。

4. 取适宜体位, 如高枕卧位、半卧位或端坐位, 端坐呼吸者提供床旁桌支撑以减少体力消耗, 鼓励患者缓慢深呼吸, 以减缓呼吸困难。

5. 密切观察患者喘息气短的程度、持续时间及有无短期内突然加重的征象, 评价缺氧的程度。观察有无皮肤潮红、球结膜充血、搏动性头痛等二氧化碳潴留的表现。

6. 指导患者进行呼吸功能锻炼, 常用的锻炼方式有缩唇呼吸、腹式呼吸等。

7. 遵医嘱耳穴贴压(耳穴埋豆), 根据病情需要, 可选择交感、心、胸、肺、皮质下等穴位。

8. 遵医嘱穴位按摩, 根据病情需要, 可选择列缺、内关、气海、足三里等穴位。

9. 遵医嘱艾灸疗法, 根据病情需要, 可选择大椎、肺俞、命门、足三里、三阴交等穴位。

10. 指导患者进食低糖、高蛋白、高维生素饮食, 忌食辛辣、煎炸之品。

(三)发热

1. 保持病室整洁、安静, 空气清新流通, 温湿度适宜。

2. 卧床休息。

3. 监测体温并记录生命体征。

4. 降低体温

(1)物理降温, 用温水擦浴、冰袋等措施, 患者汗出时, 及时协助擦拭和更换衣服、被褥,避免汗出当风。

(2)药物降温,遵医嘱应用药物降温,发汗解表时,密切观察体温变化、汗出情况以及药物不良反应,以逐渐降温为宜,防止虚脱。

5.口腔护理,饭后刷牙,可用金银花液等漱口,每日饮水≥2 000 mL。

6.饮食护理,饮食以清淡、易消化、富营养为原则。多食新鲜水果和蔬菜,进食清热生津之品,如苦瓜、冬瓜、绿豆、荸荠等,忌煎炸、肥腻、辛辣之品。

7.感受外邪引起的发热,遵医嘱行刮痧疗法,可选择大椎、风池、肺俞、脾俞等穴位。

(四)腹胀纳呆

1.保持病室整洁、空气流通,避免刺激性气味,及时倾倒痰液,更换污染被褥、衣服,以利促进患者食欲。

2.保持口腔清洁,去除口腔异味。

3.与患者有效沟通,积极开导,帮助其保持情绪稳定,避免不良情志刺激。

4.鼓励患者多运动,病情较轻者鼓励下床活动,可每日散步20～30分钟,或打太极拳等。病情较重者,指导其在床上进行翻身、四肢活动等主动运动,或予四肢被动运动,以肚脐为中心,顺时针按摩腹部10～20分钟,每日2～3次。

5.遵医嘱耳穴贴压(耳穴埋豆),可选择脾、胃、三焦、胰、胆等穴位。

6.遵医嘱穴位按摩,可选择足三里、中脘、内关等穴位。

7.遵医嘱穴位贴敷,可选择中脘、气海、关元、神阙等穴位。

8.遵医嘱使用中药热罨包热熨,可选择粗盐加艾绒、吴茱萸、木香等行气消胀的中药,以温经通络、调和气血。

9.饮食宜清淡易消化,忌肥甘厚味、甜腻之品,少量多餐,避免在餐前和进餐时食入过多,摄入豆类、芋头、红薯等产气食物。

三、中医特色治疗护理

(一)药物治疗

1.内服中药(中药汤剂、中成药)　严格按医嘱用药,宜早晨和晚上睡前空腹温水调服,服药期间避免油腻、海鲜、辛辣之品。戒烟、限酒,忌饮浓茶。

2.中药静脉给药。

(二)特色技术

1.穴位贴敷。

2.耳穴贴压(耳穴埋豆)。

3.中药熏蒸。

4.穴位按摩。

5.灸法(葫芦灸)。

6. 中药泡洗。

7. 拔火罐。

8. 中药热罨包。

9. 雾化吸入,遵医嘱用药,给予超声雾化吸入治疗,每日 2 次,每次 15 ~ 20 分钟。

(三)物理治疗

1. 抹胸拍肺　两手交替由一侧肩部由上至下呈斜线抹至另侧肋下角部,各 10 次。两手自两侧肺尖部开始沿胸廓自上而下拍打,各 10 次。

2. 胸部叩击　患者侧卧位或在他人协助下取坐位,操作者从肺底自下而上、由外向内、迅速而有节律地叩击胸壁。每一肺叶叩击 1 ~ 3 分钟,每分钟叩击 120 ~ 180 次,

注意事项:①叩击前听诊评估;②用单层薄布覆盖叩击部位;③叩击时避开乳房、心脏、骨突部位及衣服拉链、纽扣等处;④叩击力量应适中,宜在餐后 2 小时至餐前 30 分钟完成。

3. 有效咳嗽　患者尽可能采用坐位,先进行深而慢的腹式呼吸 5 ~ 6 次,然后深吸气至膈肌完全下降,屏气 3 ~ 5 秒,继而缩唇,经口将肺内气体缓慢地呼出,再深吸一口气屏气 3 ~ 5 秒,身体前倾,从胸腔进行 2 ~ 3 次短促有力的咳嗽,咳嗽时同时收缩腹肌,或用手按压上腹部,帮助痰液咳出。

注意事项:①不宜在空腹、饱餐时进行,在饭后 1 ~ 2 小时进行为宜;②有效咳嗽时,可让患者怀抱枕头。

4. 振动排痰　可采用振动排痰机,每日治疗 2 ~ 4 次,每次 15 ~ 20 分钟。

注意事项:①不宜在饱餐时进行,在餐前或餐后 1 ~ 2 小时为宜;②叩击头应避开胃肠、心脏、脊柱等部位;③建议使用一次性纸制叩击头罩,避免交叉感染。

(四)呼吸功能锻炼

1. 腹式呼吸　患者取立位、坐位或平卧位,两膝半屈或膝下垫小枕,使腹肌放松。一手放于腹部,一手放于胸部,用鼻缓慢吸气时膈肌最大幅度下降,腹肌松弛,腹部手感向上抬起,胸部手在原位不动,抑制胸廓运动;呼气时腹肌收缩帮助膈肌松弛,膈肌随腹腔内压增加而上抬,增加呼气潮气量。

注意事项:腹式呼吸需要增加能量消耗,因此应指导患者只能在疾病恢复期进行锻炼,同时可配合缩唇呼气法,每日进行锻炼,时间由短到长,逐渐习惯于平稳而缓慢的腹式呼吸。

2. 缩唇呼吸　患者闭嘴经鼻吸气,然后通过缩唇(吹口哨样)缓慢呼气,同时收缩腹部,吸气和呼气时间比为 1:2 或 1:3,尽量深吸慢呼,每分钟呼吸 7 ~ 8 次,每次 10 ~ 20 分钟,每日锻炼 2 次。

3. 呼吸操(坐式呼吸操)　坐于椅上或床边,双手握拳,肘关节屈伸 4 ~ 8 次,屈吸伸呼;平静深呼吸 4 ~ 8 次;展臂吸气,抱胸呼气 4 ~ 8 次;双膝交替屈伸 4 ~ 8 次,伸吸屈呼;双手抱单膝时吸气,压胸时呼气,左右交替 4 ~ 8 次;双手分别搭同侧肩,上身左右旋转 4 ~ 8 次,旋吸复呼。

注意事项:①呼吸功能锻炼时,全身肌肉要放松,节奏要自然轻松,动作由慢而快;②不可操之过急,要长期坚持锻炼;③不宜空腹及饱餐时进行,在饭后 1~2 小时进行为宜;④呼吸操一般每日练习 2~3 次,每次 5~10 分钟,根据个人病情进行,以患者不感到疲劳为宜。

四、健康指导

(一)生活起居

1. 保持室内空气新鲜流通,温湿度适宜。指导患者戒烟,室内勿放鲜花等可能引起过敏的物品,避免花粉及刺激性气体的吸入。

2. 在寒冷季节或气候转变时,及时增减衣物,勿汗出当风。在呼吸道传染病流行期间,尽量避免去人群密集的公共场所,避免感受外邪诱发或加重病情。

3. 劳逸结合,起居有常。喘证患者易疲劳,应保证充分的休息和睡眠,病情加重时减少活动量。

4. 经常做深呼吸,腹式呼吸和缩唇呼吸联合应用,提高肺活量,改善呼吸功能。

5. 自我保健锻炼

(1)步行:每日步行 500~1 500 米,运动量由小到大。开始时,可用自己习惯的中速步行,以后可采用中速—快速—慢速的程序步行。

(2)按摩保健穴位:经常按摩睛明、迎香、颊车、合谷、内关、足三里、肾俞、三阴交等。

(3)足底按摩:取肾、输尿管、膀胱、肺、喉、气管、肾上腺等反射区,每个反射区按摩 3 分钟,每日 3 次。

(4)叩齿保健:指导患者叩齿,每日早晚各 1 次,每次 3 分钟左右。叩齿时可用双手指有节律地搓双侧耳孔,提拉双耳郭直到发热为止。

(5)传统养生操:可选择五禽戏、太极拳或八段锦,每周进行 3 次以上,每次 15 分钟。

(二)饮食指导

饮食调节原则:以高热量、高蛋白和高维生素为宜,并补充适量无机盐,同时避免摄入过多糖类及易产气食物。多吃绿叶蔬菜及水果,食物宜软烂,以利于消化吸收,同时忌辛辣、肥腻、过甜、过咸及煎炸之品,戒烟酒。

(1)外寒内饮证:宜进食疏风散寒、宣肺止咳的食物,如紫苏粥、白果煲鸡等。

(2)风热犯肺证:宜进食疏风清热、宣肺化痰的食物,如金银花茶。

(3)痰浊壅肺证:宜进食清肺化痰、理气止咳的食物,如雪梨银耳百合汤等。

(4)肺气郁闭证:宜进食开郁宣肺、降气平喘的食物,如杏仁粥、萝卜生姜汁等。

(三)情志调理

1. 责任护士多与患者沟通,了解其心理状态,及时予以心理疏导。

2. 责任护士应主动介绍疾病知识,使患者了解引起喘证的原因和转归,指导排痰和呼吸功能锻炼,鼓励患者积极防治,消除消极悲观态度及焦虑情绪,克服对疾病的恐惧心理,改善其治疗依从性。

3.鼓励病友间多沟通交流防治疾病的经验,指导患者学会自我排解烦恼及忧愁,通过适当运动、音乐欣赏、书法绘画等移情易性,保持乐观开朗情绪,避免忧思恼怒对人体的不利影响。

4.鼓励家属多陪伴患者,给予患者情感支持,增强其治疗疾病的信心。

五、护理难点

患者对呼吸功能锻炼的配合及依从性较差:患者年龄较大,对呼吸功能锻炼的方法较难掌握;同时对锻炼效果期望过高,但实际效果并非立竿见影,故容易失去坚持锻炼的信心。

解决思路如下。

1.向患者讲解疾病的发生、发展及转归,使患者了解呼吸功能锻炼的重要性和必要性。

2.建立良好的护患关系,制订切实可行的呼吸功能锻炼方案。

3.采用多种教育方法,理论与实践结合进行呼吸功能锻炼指导,使患者易于接受和理解。

4.鼓励病友间沟通、交流,争取亲友等社会支持,提高患者训练的信心。

六、护理效果评价

见:喘证(慢性阻塞性肺疾病急性发作期)中医护理效果评价表

见:喘证(慢性阻塞性肺疾病急性发作期)护理效果评价量表

附表1 喘证(慢性阻塞性肺疾病急性发作期)中医护理效果评价表

医院: 科室: 入院日期: 出院日期: 住院天数:

患者姓名: 性别: 年龄: ID: 文化程度:

纳入中医临床路径:是□ 否□

证候诊断:外寒内饮证□ 风热犯肺证□ 痰浊壅肺证□ 肺气郁闭证□
其他□

(一)护理效果评价

主要症状	主要辨证施护方法	中医护理技术	护理效果
咳嗽、咳痰□	1.体 位□ 2.有效咳痰/深呼吸□ 3.口腔护理□ 4.气道湿化□ 5.翻身拍背□ ____次/天 6.其他护理措施	1.耳穴贴压□ 应用次数:____次 应用时间:____天 2.穴位贴敷□ 应用次数:____次 应用时间:____天 3.拔 火 罐□ 应用次数:____次 应用时间:____天 4.其他:____ 应用次数:____次 应用时间:____天 (请注明,下同)	好 □ 较好□ 一般□ 差 □

（续表）

主要症状	主要辨证施护方法	中医护理技术	护理效果
喘息、气短□	1. 体位□ 2. 氧疗□（方案中无） 3. 缓慢深呼吸□ 4. 缩唇/腹式呼吸训练□ 5. 其他护理措施	1. 耳穴贴压□ 应用次数：＿＿次 应用时间：＿＿天 2. 穴位按摩□ 应用次数：＿＿次 应用时间：＿＿天 3. 灸 法□ 应用次数：＿＿次 应用时间：＿＿天 4. 其他：＿＿ 应用次数：＿＿次 应用时间：＿＿天	好 □ 较好□ 一般□ 差 □
发热□	1. 监测体温□ 2. 物理降温□ 3. 口腔护理□ 4. 皮肤护理□ 5. 其他护理措施	1. 刮痧□ 应用次数：＿＿次 应用时间：＿＿天 2. 其他：＿＿ 应用次数：＿＿次 应用时间：＿＿天	好 □ 较好□ 一般□ 差 □
腹胀、纳呆□	1. 口腔清洁□ 2. 情志护理□ 3. 运动指导□ 4. 饮食调护□ 5. 其他护理措施	1. 耳穴贴压□ 应用次数：＿＿次 应用时间：＿＿天 2. 穴位按摩□ 应用次数：＿＿次 应用时间：＿＿天 3. 穴位贴敷□ 应用次数：＿＿次 应用时间：＿＿天 4. 中药热罨包□ 应用次数：＿＿次 应用时间：＿＿天 5. 其他：＿＿ 应用次数：＿＿次 应用时间：＿＿天	好 □ 较好□ 一般□ 差 □
其他□ （请注明）	1. 2. 3.		好 □ 较好□ 一般□ 差 □

（二）护理依从性及满意度评价

评价项目		患者对护理的依从性			患者对护理的满意度		
		依从	部分依从	不依从	满意	一般	不满意
中医护理技术	耳穴贴压（耳穴埋豆）						
	灸 法						
	拔火罐						
	穴位贴敷						
	穴位按摩						
	药熨法						
	刮痧						
健康指导		/	/	/			
签 名		责任护士签名：			上级护士或护士长签名：		

（三）对本病中医护理方案的评价

实用性强□　　实用性较强□　　实用性一般□　　　不实用□

改进意见：

（四）评价人（责任护士）

姓名：＿＿＿＿＿＿＿　技术职称：＿＿＿＿＿＿＿　护士长签字：＿＿＿＿＿＿＿

附表 2　喘证（慢性阻塞性肺疾病急性发作期）护理效果评价量表

分级 症状	无 （0 分）	轻（2 分）	中（4 分）	重（6 分）	实施前评价		实施后评价	
					日期	分值	日期	分值
咳嗽	从不	白天间断咳嗽，程度轻微	频繁咳嗽，但不影响睡眠	昼夜频咳或阵咳，影响睡眠				
咳痰	无	昼夜咳痰 10 ~ 50 mL	昼夜咳痰 > 50 mL，< 100 mL	昼夜咳痰 > 100 mL				
喘息	无	偶发，不影响睡眠或活动	喘息日夜可见，不影响生活	喘息不能平卧，影响睡眠及活动				
气短	无	感气短	气短，活动后加剧	明显气短，影响工作及生活				
发热	36.0 ~ 37.4℃	37.5 ~ 37.9℃	38.0 ~ 38.9℃	39.0℃以上				
腹胀	无	偶腹胀	时有腹胀	持续腹胀				
纳呆	无	食欲减退，食量未少	不欲食，尚能进食，食欲稍减	无食欲，食量减少 1/3 以上				

第三节 肺胀(慢性阻塞性肺疾病稳定期)中医护理方案

一、常见证候要点

(一)肺脾气虚证

咳嗽,喘息,气短,动则加重;神疲、乏力或自汗;恶风,易感冒;纳呆或食少;胃脘胀满或腹胀或便溏。舌体胖大或有齿痕,舌苔薄白或腻。

(二)肺肾气虚证

喘息,气短,动则加重;乏力或自汗;易感冒,恶风;腰膝酸软,耳鸣,头昏或面目虚浮;小便频数、夜尿多,或咳而遗尿。舌质淡、舌苔白。

(三)肺肾气阴两虚证

喘息,气短,动则加重;自汗或乏力;易感冒;腰膝酸软;耳鸣,头昏或头晕;干咳或少痰、咳嗽不爽;盗汗;手足心热。舌质淡或红、舌苔薄少或花剥。

二、常见症状/证候施护

(一)咳嗽、咳痰

1. 取舒适体位,指导患者有效咳嗽、咳痰、深呼吸的方法。卧床患者定时翻身拍背,痰液无力咳出者,予胸部叩击或振动排痰。

2. 遵医嘱耳穴贴压(耳穴埋豆),取肺、气管、神门、皮质下等穴。

3. 遵医嘱拔火罐,取大椎、定喘、肺俞、风门、膏肓等穴。

4. 遵医嘱中药离子导入,离子导入的部位为背部湿啰音最明显处。

5. 遵医嘱足部中药泡洗。

(二)喘息、气短

1. 观察喘息气短的程度及有无发绀,遵医嘱给予氧疗,观察吸氧效果。

2. 取合适体位,如高枕卧位、半卧位或端坐位,指导患者采用放松术,如缓慢呼吸、全身肌肉放松、听音乐等。

3. 指导患者进行呼吸功能锻炼,常用的锻炼方式有缩唇呼吸、腹式呼吸等。

4. 遵医嘱穴位贴敷,取大椎、定喘、肺俞、脾俞、天突等穴。

5. 遵医嘱耳穴贴压(耳穴埋豆),取交感、心、胸、肺、皮质下等穴。

6. 遵医嘱穴位按摩,取列缺、内关、气海、关元、足三里等穴。

7. 遵医嘱艾灸,取大椎、肺俞、命门、足三里、三阴交、气海等穴,用补法。

(三)自汗、盗汗

1. 衣着柔软、透气,便于穿脱;汗出时及时擦干汗液、更衣,避免汗出当风。

2. 遵医嘱耳穴贴压(耳穴埋豆),取交感、肺、内分泌、肾上腺等穴。

3. 遵医嘱穴位贴敷,取神阙等穴。

(四)腹胀、便秘、纳呆

1. 病室整洁,避免刺激性气味,咳痰后及时用温水漱口。

2. 顺时针按摩腹部 10 ~ 20 分钟,鼓励患者适当运动,促进肠蠕动,减轻腹胀。

3. 多食富含纤维素高的蔬菜与水果,如菠菜、芹菜、丝瓜、葡萄、苹果等,促进肠蠕动。

4. 遵医嘱穴位贴敷,取中脘、气海、关元、神阙、天枢、足三里等穴。

5. 遵医嘱耳穴贴压(耳穴埋豆),取脾、胃、三焦、胰、交感、神门等穴。

6. 遵医嘱穴位按摩,取中脘、足三里等穴。

7. 遵医嘱艾灸,取中脘、足三里等穴。

8. 遵医嘱行药熨法,中药热罨包联合穴位贴敷治疗便秘。

三、中医特色治疗护理

(一)药物治疗

1. 内服中药(膏方) 宜早晨和晚上睡前空腹温水调服,服药期间避免油腻、海鲜、辛辣之品,戒烟、限酒,忌食萝卜、忌饮浓茶。感冒、咳嗽痰多或其他急性疾病时应暂停服用。膏方开启后应冷藏。

2. 注射给药。

(二)特色技术

1. 穴位贴敷。

2. 耳穴贴压(耳穴埋豆)。

3. 穴位按摩。

4. 拔火罐。

5. 中药离子导入。

6. 中药泡洗。

7. 艾灸(葫芦灸)。

8. 中药雾化。

(三)五音疗法

宜选用商调、羽调音乐,于 15 时至 19 时欣赏《阳春白雪》《黄河》《金蛇狂舞》等曲目可助长肺气,于 7 时至 11 时欣赏《梅花三弄》《船歌》《梁祝》等曲目可促使肾气隆盛。

(四)物理治疗

1. 胸部叩击(详见喘证中医护理方案)。

2. 有效咳嗽(详见喘证中医护理方案)。

3. 振动排痰。

4. 体位引流。

（五）呼吸功能锻炼

1. 缩唇呼吸及腹式呼吸（详见喘证中医护理方案）。

2. 全身呼吸操练习　以缩唇呼吸配合肢体动作为主，用鼻吸气，用嘴呼气。第一节：双手上举吸气，放下呼气，10～20 次。第二节：双手放于身体侧面，交替沿体侧上移下滑，10～20 次。第三节：双肘屈曲握拳，交替向斜前方击拳，出拳吸气，还原呼气，10～20 次。第四节：双腿交替抬起，屈曲 90°，抬起吸气，放下呼气。第五节：吹悬挂的小纸球训练。

四、健康指导

（一）生活起居

1. 保持室内空气清新，温湿度适宜，室内勿摆放鲜花。

2. 顺应四时，根据气温变化，及时增减衣物，勿汗出当风。呼吸道传染病流行期间，避免去公共场所，防止感受外邪诱发或加重病情。

（二）饮食指导

1. 肺脾气虚证，宜食健脾补肺的食品，如山药、百合、薏苡仁、核桃、胡萝卜、鸡肉等。

2. 肺肾气虚证，宜食补益肺气、肾气的食品，如枸杞子、黑芝麻、核桃、木耳、山药、杏仁、桂圆、牛肉、猪心、羊肉等。

3. 肺肾气阴两虚证，宜食益气养阴的食品，如莲子、牛乳、蛋类、百合、荸荠、鲜藕、雪梨、银耳、老鸭等。

4. 汗出较多者，可多饮淡盐水，进食含钾丰富的食物，如橘子、香蕉等；腹胀纳呆者可用山楂、炒麦芽少许代茶饮。

5. 饮食宜少量多餐，每餐不宜过饱，以高热量、高蛋白、高维生素、易消化的饮食为主，烹调方式以炖、蒸、煮为宜，忌食辛辣、煎炸或过甜、过咸之品。

（三）情志调理

1. 经常与患者沟通，了解其心理问题，及时予心理疏导。

2. 采取说理开导、顺情解郁、移情易性等方法对患者进行情志护理，并注意充分发挥患者社会支持系统的作用。

（四）康复指导

1. 呼吸功能锻炼，腹式呼吸、缩唇呼吸和全身呼吸操锻炼，提高肺活量，改善呼吸功能。

2. 病情较轻者鼓励下床活动，可每日散步 20～30 分钟或打太极拳等。病情较重者指导其在床上进行翻身、四肢活动等主动运动，或予四肢被动运动。

3. 自我按摩印堂、迎香、合谷、内关、足三里、三阴交、涌泉等穴位，以促进气血运行。

4. 进行耐寒训练，如入秋后开始用凉水洗脸等。

5. 劝告戒烟，吸烟是慢阻肺疾病的诱因。

6. 放松疗法，改善呼吸肌功能。

7. 遵医嘱家庭氧疗,以改善全身缺氧症状。

五、护理难点

患者呼吸功能锻炼依从性差。

解决思路如下。

1. 向患者讲解呼吸功能锻炼对改善肺功能,延缓疾病的进展,提高生活质量的重要意义。

2. 为患者制订切实可行的锻炼方案,采取多种指导和教育的方法,使患者易于接受和掌握。

3. 提供病友之间沟通交流的机会,分享锻炼体会,提高患者锻炼的信心。

4. 定期随访,鼓励坚持锻炼。

六、护理效果评价

见:肺胀(慢性阻塞性肺疾病稳定期)中医护理效果评价表

见:肺胀(慢性阻塞性肺疾病稳定期)护理效果评价量表

附表1 肺胀(慢性阻塞性肺疾病稳定期)中医护理效果评价表

医院: 科室: 入院日期: 出院日期: 住院天数:

患者姓名: 性别: 年龄: ID: 文化程度:

纳入中医临床路径:是□ 否□

证候诊断:肺肾气虚证□ 肺脾气虚证□ 肺肾气阴两虚证□ 其他□

(一)护理效果评价

主要症状	主要辨证施护方法	中医护理技术	护理效果
咳嗽、咳痰□	1. 体位引流□ 2. 有效咳嗽□ 3. 胸部叩击□ 4. 振动排痰□ 5. 其他护理措施	1. 耳穴贴压□ 应用次数:___次 应用时间:___天 2. 拔火罐□ 应用次数:___次 应用时间:___天 3. 足部中药泡洗□ 应用次数:___次 应用时间:___天 4. 中药离子导入□ 应用次数:___次 应用时间:___天 5. 其他:___ 应用次数:___次 应用时间:___天 (请注明,下同)	好 □ 较好□ 一般□ 差 □
喘息、气短□	1. 体 位□ 2. 氧 疗□ 3. 呼吸功能锻炼□ 4. 放松术□ 5. 其他护理措施	1. 耳穴贴压□ 应用次数:___次 应用时间:___天 2. 穴位按摩□ 应用次数:___次 应用时间:___天 3. 穴位贴敷□ 应用次数:___次 应用时间:___天 4. 葫芦灸□ 应用次数:___次 应用时间:___天 5. 其他:___ 应用次数:___次 应用时间:___天	好 □ 较好□ 一般□ 差 □

（续表）

主要症状	主要辨证施护方法	中医护理技术	护理效果
自汗、盗汗□	1. 皮肤护理□ 2. 其他护理措施	1. 耳穴贴压□ 应用次数：＿＿次 应用时间：＿＿天 2. 穴位贴敷□ 应用次数：＿＿次 应用时间：＿＿天 3. 其他：＿＿＿ 应用次数：＿＿次 应用时间：＿＿天	好 □ 较好 □ 一般□ 差 □
腹胀、便秘、纳呆□	1. 口腔清洁□ 2. 腹部按摩□ 3. 活动指导□ 4. 饮食指导□ 5. 其他护理措施	1. 耳穴贴压□ 应用次数：＿＿次 应用时间：＿＿天 2. 穴位贴敷□ 应用次数：＿＿次 应用时间：＿＿天 3. 穴位按摩□ 应用次数：＿＿次 应用时间：＿＿天 4. 艾 灸□ 应用次数：＿＿次 应用时间：＿＿天 5. 中药热罨包□ 应用次数：＿＿次 应用时间：＿＿天 6. 其他：＿＿＿ 应用次数：＿＿次 应用时间：＿＿天	好 □ 较好 □ 一般□ 差 □
其他□（请注明）	1. 2. 3.		好 □ 较好 □ 一般□ 差 □

（二）护理依从性及满意度评价

评价项目		患者对护理的依从性			患者对护理的满意度		
		依从	部分依从	不依从	满意	一般	不满意
中医护理技术	耳穴贴压（耳穴埋豆）						
	拔火罐						
	穴位贴敷						
	穴位按摩						
	中药离子导入						
	中药泡洗						
	葫芦灸						
	中药热罨包						
健康指导		/	/	/			
签 名		责任护士签名：			上级护士或护士长签名：		

（三）对本病中医护理方案的评价

实用性强□　　实用性较强□　　实用性一般□　　　不实用□

改进意见：

（四）评价人（责任护士）

姓名：_____　技术职称：_____　完成日期：_____　护士长签字：_____

附表2　肺胀（慢性阻塞性肺疾病稳定期）护理效果评价量表

分级 症状	无 （0分）	轻（2分）	中（4分）	重（6分）	实施前评价		实施后评价	
					日期	分值	日期	分值
咳嗽	无	仅早晨咳嗽	全天时有咳嗽加上早晨咳嗽	咳嗽频繁加上早晨咳嗽				
咳痰	无	昼夜咳痰 10～20 mL	昼夜咳痰 20～30 mL	昼夜咳痰 30 mL以上				
喘息	无	较重活动偶发，不影响正常活动	多数日常活动发生但休息时不发生	休息时亦发生				
胸闷	无	偶有胸闷,尚能耐受	胸闷时作,活动加重	胸闷较甚,休息时亦发生				
气短	无	较重活动时即感气短	稍事活动时即感气短	休息时即感气短				
乏力	无	精神稍疲乏	精神疲乏	精神极度疲乏				
发绀	无	口唇轻度发绀	口唇指甲中度青紫	口唇指甲严重发绀				

第四节　肺痿（肺间质纤维化）中医护理方案

一、常见证候要点

（一）气虚风热犯肺证

胸闷气急,咳痰黏稠,咽痛咽干,口干欲饮。舌红,苔薄白或薄黄,脉浮数。

（二）阴虚燥热伤肺证

胸闷胸痛，唇鼻干燥，口干，少痰或血丝痰，或五心烦热，夜不得寐。舌红，苔薄黄而干或无苔，或舌绛有裂纹，脉细或细数。

（三）痰热壅肺证

胸闷憋喘，发热，咳吐黄痰或黄脓痰，痰量较平常增多，喉中痰鸣，痰黏难咯，胸背胀满疼痛，口干欲饮。舌红，苔黄腻，脉滑数。

（四）痰瘀阻肺证

胸痛隐隐或胸脘痞闷，气短喘甚，动则加重，痰黏腻稠厚。面色晦暗，唇甲发绀，或趾（指）端杵状。舌暗淡，苔厚腻有瘀斑，脉沉弦或滑。

二、常见症状/证候施护

（一）咳嗽、咳痰

1. 保持病室空气清新，温湿度适宜，温度保持在 18 ~ 22℃，湿度控制在 50% ~ 60%，减少环境的不良刺激，避免寒冷或干燥空气、烟尘、花粉及刺激性气味等。

2. 使患者保持舒适体位，咳嗽胸闷者取半卧位或半坐卧位，持续咳嗽时，可频饮温开水，以减轻咽喉部的刺激，长期卧床者定时翻身叩背，保持呼吸道通畅，痰黏难咳时给予雾化吸入。

3. 密切观察咳嗽的性质、程度、持续时间、规律以及咳痰的颜色、性状、量及气味，有无喘促、发绀等伴随症状。

4. 遵医嘱给予耳穴贴压（耳穴埋豆），选择肺、神门、皮质下等穴位。

5. 遵医嘱给予穴位贴敷，选择定喘、肺俞、天突等穴位。

6. 遵医嘱给予拔火罐，选择定喘、肺俞、肾俞等穴位。

（二）喘息、气短

1. 保持病室空气清新，温湿度适宜，室内及时通风，空气流通，避免灰尘、烟雾及刺激性气味。

2. 密切观察患者生命体征，遵医嘱给予氧气吸入。

3. 根据胸闷憋喘的程度及伴随症状，取适宜体位，如高枕卧位，半卧位或端坐位必要时安置床上桌，以利于患者休息，鼓励患者深呼吸，以缓解呼吸困难。

4. 遵医嘱给予耳穴贴压（耳穴埋豆），可选择心、肺、皮质下等穴位。

5. 遵医嘱给予穴位按摩，可选择大椎、肺俞、足三里等穴位。

（三）腹胀、便秘、纳呆

1. 病室整洁，避免刺激性气味，咳痰后及时用温水漱口。

2. 顺时针按摩腹部 10 ~ 20 分钟，鼓励患者适当运动，促进肠蠕动，减轻腹胀。

3. 多食富含纤维素高的蔬菜与水果，如菠菜、芹菜、丝瓜、葡萄、苹果等。

4.遵医嘱穴位贴敷,取神阙、天枢、足三里、中脘等穴。

5.遵医嘱药熨法,用中药热罨包治疗,顺时针按摩腹部,放于神阙、中脘处。

6.遵医嘱穴位按摩,取中脘、天枢、足三里等穴。

7.遵医嘱耳穴贴压(耳穴埋豆),取脾、胃、大肠、小肠等穴。

三、中医特色治疗护理

(一)药物治疗

内服中药:严格按医嘱用药。宜早晨和晚上睡前空腹温水调服,服药期间避免油腻、海鲜、辛辣之品,戒烟、限酒,忌食萝卜、忌饮浓茶。

(二)特色技术

1.穴位贴敷。

2.耳穴贴压(耳穴埋豆)。

3.穴位按摩。

4.艾灸。

5.拔火罐。

6.中药雾化。

7.中药泡洗。

8.中药离子导入。

9.药熨法,中药热罨包联合穴位贴敷治疗便秘。

(三)物理治疗

胸部叩击:患者侧卧位或在他人协助下取坐位,叩击者两手手指弯曲并拢使掌侧呈杯状,以手腕力量,从肺底自下而上,由外向内,迅速而有节律地叩击胸壁。每一肺叶叩击1~3分钟,每分钟叩击120~180次,叩击时发出一种空而深的拍击音。

注意事项:①叩击前听诊评估;②用单层薄布覆盖叩击部位;③叩击时避开心脏骨突部位及衣服拉链、纽扣处;④叩击力量适中,宜在餐后2小时至餐前30分钟完成。

四、健康指导

(一)生活起居

1.保持室内空气清新,温湿度适宜,避免刺激性气体的吸入。

2.随气温变化及时增减衣物,避免出汗,呼吸道传染病流行期间,尽量避免去人群密集的公共场所。

3.保证充分的休息和睡眠,避免过劳,病情加重时卧床休息。

(二)饮食指导

饮食调节原则:饮食宜清淡,以高热量、高蛋白、高维生素为宜,并补充适量的无机盐,多食水果蔬菜,忌辛辣、肥腻、过甜、过咸及煎炸之品,鼓励患者多饮水,及时补充水分,纠正或防止失水。

（1）气虚风热犯肺证:宜进食疏风清热的食物,如菊花茶、桑果等。

（2）阴虚燥热伤肺证:宜进食疏风润肺的食物,如桑杏汤、西瓜、蜂蜜等。

（3）痰热壅肺证:宜进食清热化痰的食物,如梨、橘子等。

（4）痰瘀阻肺证:宜进食化痰止咳的食物,如枇杷、百合粥、柑橘等。

（三）情志调理

了解患者心理状态,及时予以心理疏导,鼓励患者积极防治,消除悲观态度及焦虑情绪,克服对疾病的恐慌。

（四）康复指导

1.呼吸功能锻炼,腹式呼吸、缩唇呼吸和全身呼吸操锻炼,提高肺活量,改善呼吸功能。

2.病情较轻者可以适当下床进行每日 10～20 分钟散步,病情较重者指导床上进行翻身,四肢活动。

3.自我按摩内关、足三里、三阴交等穴位,以促进血气运行,增强体质。

五、护理难点

患者对疾病存在恐惧心理,无法正规合理使用激素。

解决思路如下。

1.向患者讲解病情,树立勇气和信心。要持有乐观积极向上的心态,以抗病邪。不要寄托于特效药物,更不要谈激素色变,要遵医嘱正规治疗。

2.长期使用激素可能诱发溃疡病,可以使用激素时加用抑酸药,长期服用激素应注意补充钙剂,防止骨质疏松。不能擅自加量、减量或停药。

六、护理效果评价

见:肺痿(肺间质纤维化)中医护理效果评价表

见:肺痿(肺间质纤维化)护理效果评价量表

附表 1　肺痿(肺间质纤维化)中医护理效果评价表

医院:　　　　科室:　　　　入院日期:　　　出院日期:　　　住院天数:

患者姓名:　　性别:　　　年龄:　　　　ID:　　　　　文化程度:

纳入中医临床路径:是□　否□

证候诊断:气虚风热犯肺证□　　阴虚燥热伤肺证□　　痰热壅肺证□

　　　　　痰瘀阻肺证□　　　　其他□

（一）护理效果评价

主要症状	主要辨证施护方法	中医护理技术	护理效果
咳嗽、咳痰□	1.体 位□ 2.有效咳嗽□ 3.胸部叩击□ 4.振动排痰□ 5.其他护理措施	1.耳穴贴压□ 应用次数：___次 应用时间：___天 2.拔 火 罐□ 应用次数：___次 应用时间：___天 3.足部中药泡洗□ 应用次数：___次 应用时间：___天 4.中药离子导入□ 应用次数：___次 应用时间：___天 5.中药雾化□ 应用次数：___次 应用时间：___天 6.其他：___ 应用次数：___次 应用时间：___天 （请注明，下同）	好 □ 较好□ 一般□ 差 □
喘息、气短□	1.体 位□ 2.氧 疗□ 3.呼吸功能锻炼□ 4.放松术□ 5.其他护理措施	1.耳穴贴压□ 应用次数：___次 应用时间：___天 2.穴位按摩□ 应用次数：___次 应用时间：___天 3.穴位贴敷□ 应用次数：___次 应用时间：___天 4.艾 灸□ 应用次数：___次 应用时间：___天 5.其他：___ 应用次数：___次 应用时间：___天	好 □ 较好□ 一般□ 差 □
腹胀、便秘、纳呆□	1.口腔清洁□ 2.腹部按摩□ 3.活动指导□ 4.饮食指导□ 5.其他护理措施	1.耳穴贴压□ 应用次数：___次 应用时间：___天 2.穴位贴敷□ 应用次数：___次 应用时间：___天 3.穴位按摩□ 应用次数：___次 应用时间：___天 4.艾 灸□ 应用次数：___次 应用时间：___天 5.中药热罨包□ 应用次数：___次 应用时间：___天 6.其他：___ 应用次数：___次 应用时间：___天	好 □ 较好□ 一般□ 差 □
其他□ （请注明）	1. 2. 3.		好 □ 较好□ 一般□ 差 □

（二）护理依从性及满意度评价

评价项目		患者对护理的依从性			患者对护理的满意度		
		依从	部分依从	不依从	满意	一般	不满意
中医护理技术	耳穴贴压（耳穴埋豆）						
	拔火罐						
	穴位贴敷						
	穴位按摩						
	艾灸						
	健康指导	/	/	/			
签名		责任护士签名：			上级护士或护士长签名：		

（三）对本病中医护理方案的评价

实用性强□　　实用性较强□　　实用性一般□　　不实用□

改进意见：

（四）评价人（责任护士）

姓名：＿＿＿＿　技术职称：＿＿＿＿　完成日期：＿＿＿＿　护士长签字：＿＿＿＿

附表2　肺痿（肺间质纤维化）护理效果评价量表

分级 症状	无 （0分）	轻（2分）	中（4分）	重（6分）	实施前评价		实施后评价	
					日期	分值	日期	分值
喘息	无	活动后不觉喘息	明显活动后喘息	安静时喘息不著，稍事活动后即加重				
憋气	无	活动后不觉憋气	明显活动后轻度憋气	安静时憋气不著，稍事活动后即加重				
胸闷	无	活动后不觉胸闷	明显活动后轻度胸闷	安静时胸闷不著，稍事活动后即加重				
气短	无	活动后不觉气短	明显活动后轻度气短	安静时气短不著，稍事活动后即加重				

（续表）

分级 症状	无 (0分)	轻(2分)	中(4分)	重(6分)	实施前评价		实施后评价	
					日期	分值	日期	分值
VELC-ROS啰音	无	双肺未能闻及	一侧肺可闻及	双肺散在 VEL-CROS 啰音				
咳嗽	无	无咳嗽	间断咳嗽	阵咳,不影响睡眠				
咯痰	无	无痰	偶有痰,24 小时痰量20～50 mL	24 小时痰量50～100 mL				
发热	36.0～37.4℃	37.5～37.9℃	38.0～38.9℃	39.0℃以上				
乏力	无	劳则即乏	动则即乏	不动亦乏				
心慌	无	偶尔发生,不适感轻微	时有发生,持续时间较长,不适感较明显	经常发生,惕惕而动,难以平静,甚则影响生活				

第三章　脑病科中医护理方案

第一节　中风(脑出血急性期)中医护理方案

一、常见证候要点

(一)中脏腑

1.风阳上扰证　突发头痛,面红耳赤,口苦咽干,心烦易怒,尿赤便干,反复呕吐,时时抽搐,舌质红绛。舌苔黄腻而干,脉弦数。

2.痰热腑实证　意识障碍,半身不遂或瘫痪,言语謇涩,痰多气促,反复呕吐,烦躁不安或昏睡,大小便闭。舌红苔黄脉弦滑。

3.阳亢阴亏证　突然昏仆,意识障碍,呕吐咖啡样物,二便失禁。舌痿,脉细数。

4.脏气衰退证　突然昏仆,意识障碍,呕吐咖啡样物,鼻鼾息微,肢冷汗出,二便失禁。舌痿,脉微欲绝。

(二)中经络

1.风阳上扰证　突发偏侧、双侧或交叉性麻木,头痛头晕、呕吐,耳鸣目眩,舌质红绛,苔黄腻、脉弦数。

2.痰痹经络证　半身不遂或瘫痪,肢软无力,口眼㖞斜,言语謇涩,头痛头晕、耳鸣目眩,舌偏红苔黄、脉弦滑。

二、常见症状/证候施护

(一)意识障碍

1.密切观察神志、瞳孔、心率、血压、呼吸、汗出等生命体征等变化,及时报告医师,配合抢救。

2.保持病室空气流通,温湿度适宜,保持安静,避免人多惊扰。

3.绝对卧床休息,宜将床头摇高15°～30°,避免搬动,防止出血加重。防止头颈部过度扭曲、用力,保持呼吸道通畅,可根据病情将首次翻身时间延长到12小时后进行,预防压疮发生。床边加床档,专人陪护。

4.保持呼吸道通畅,及时清理呼吸道分泌物,防止脑缺氧。

5.眼睑不能闭合者,覆盖生理盐水纱布。

6. 大量脑出血昏迷患者,24～48 小时内禁食,以防呕吐物反流至气管造成窒息或吸入性肺炎。

7. 遵医嘱鼻饲流质饮食,留置胃管、尿管者,给予口腔护理、会阴护理;定时翻身,预防压疮。

8. 遵医嘱给予醒脑开窍药枕,借助中药辛散香窜的药性刺激头部腧穴,如风池、风府、哑门、大椎等。

(二)半身不遂

1. 观察患侧肢体的感觉、肌力、肌张力、关节活动度的变化。

2. 加强对患者的安全保护使用床档,防止坠床摔伤;每日用温水擦拭全身 1～2 次,促进血液循环预防压疮发生等。

3. 指导患者进行良肢位摆放,经常观察并及时予以纠正,指导并协助患者进行肢体功能锻炼,如伸屈、抬肢等主动被动运动,注意患肢保暖防寒。

4. 遵医嘱穴位按摩,患侧上肢取穴极泉、尺泽、肩髃、合谷等;患侧下肢取穴委中、阳陵泉、足三里等。

(三)痰多气促

1. 密切观察痰的色、质、量,注意有无喘促、发绀等伴随症状,保持呼吸道通畅,持续氧气吸入。

2. 定时翻身拍背,及时清除口腔内分泌物,每日用中药漱口液清洁口腔 2 次;痰液黏稠时多饮水,或遵医嘱予雾化吸入,促进痰液排出;神昏或痰多无力咳出者可给予吸痰。

3. 循经拍背法,排痰前沿脊柱两侧膀胱经,由下向上轻叩,每日 2～3 次,每次 20 分钟,根据痰液的多少,增加力度、时间、次数。

4. 遵医嘱穴位贴敷,取穴肺俞、膏肓、定喘、天突等。

(四)高热

1. 监测体温变化及汗出情况。

2. 遵医嘱予头部冷敷、冰毯、温水擦浴等物理降温方法。

3. 遵医嘱穴位按摩,取穴大椎、合谷、曲池等;或耳尖放血疗法。

4. 指导多饮温开水,漱口液漱口。进食清热生津之品,如西瓜、荸荠等。忌辛辣、香燥、助热动火之品。

(五)二便失禁

1. 观察二便色、质、量。必要时遵医嘱给予留置导尿。

2. 保持会阴及肛周皮肤清洁干燥,使用便器时动作轻缓,避免拖、拉。

3. 遵医嘱穴位按摩,适用于气虚及元气衰败所致的二便失禁,取穴肾俞、八髎、足三里、天枢等。

（六）便秘

1.指导患者定时排便,忌努挣。

2.鼓励患者多饮水,建议每日饮水量在1 500 mL以上。

3.饮食以粗纤维为主,多食用有利于通便的食物,如黑芝麻、蔬菜、瓜果等;禁食产气多、刺激性的食物,如甜食、豆制品、洋葱等。

4.遵医嘱穴位按摩,取穴胃俞、脾俞、内关、足三里、中脘、关元等,腹胀者加涌泉穴,用揉法。

5.腹部按摩,取平卧位,以肚脐为中心,顺时针方向按揉腹部。以腹内有热感为宜,每次20~30周,每日2~3次。

6.遵医嘱中药贴敷,大黄粉3 g加醋适量调制成糊状,敷于神厥穴。

（七）言语謇涩

1.评估患者语言功能,建立护患交流板,对家属进行健康宣教,共同参与语言康复训练,随时给予肯定以增强患者的信心。

2.配合康复治疗师进行语言康复训练。

3.遵医嘱穴位按摩,取廉泉、哑门、承浆、大椎等穴。

（八）吞咽困难

1.评估患者吞咽功能级别。制订吞咽康复训练计划。

2.必要时遵医嘱留置胃管,做好留置胃管的护理。

3.对轻度吞咽障碍以摄食训练和体位训练为主。一般先用糊状或胶状食物进行训练,少量多次,逐步过渡到普通食物。

4.中度、重度吞咽障碍患者以间接训练为主,主要包括增强口面部肌群运动、舌体运动和下颌骨的张合运动,咽部冷刺激,空吞咽训练,呼吸功能训练等。

三、中医特色治疗护理

（一）药物治疗

1.内服中药。

2.注射给药。

（二）特色技术

1.穴位按摩。

2.穴位贴敷。

3.中药擦浴。

4.循经拍背。

（三）康复护理

1.安全防护方面,防跌倒、坠床。

2.落实早期康复计划,鼓励患者坚持锻炼,如肢体运动、语言功能、吞咽功能训练等,增强自我照顾的能力。

四、健康指导

（一）生活起居

1.病室宜安静,整洁,光线柔和,避免噪声、强光等一切不良刺激。

2.指导患者起居有常,保持大便通畅,养成定时排便的习惯,勿努挣。

3.做好安全宣教,防呛咳窒息、防跌倒坠床、防烫伤等意外,增强患者及家属的防范意识。

（二）饮食指导

中脏腑昏迷或吞咽困难者,根据病情给予禁食或鼻饲喂服,提供足够的水分及富有营养的流食,如米汤、匀浆膳、混合奶等,忌肥甘厚味等生湿助火之品。

（三）情志调理

1.关心尊重患者,多与患者沟通,了解其心理状态,及时予以心理疏导。

2.鼓励家属多陪伴患者,多给予情感支持。

3.鼓励病友间相互交流治疗体会,提高认知,增强治疗信心。

五、护理难点

患者及家属对康复护理的依从性差。

解决思路如下。

1.向患者及家属讲解疾病的发生、发展及转归,使患者了解尽早开展康复锻炼的重要性和必要性。

2.加强与患者及家属的沟通和反复宣教。

3.制订可行的康复锻炼计划,积极指导患者进行康复训练。

六、护理效果评价

见:中风(脑出血急性期)中医护理效果评价表

见:中风(脑出血急性期)护理效果评价量表

附表1　中风(脑出血急性期)中医护理效果评价表

医院：　　　　科室：　　　　入院日期：　　　出院日期：　　　住院天数：

患者姓名：　　性别：　　年龄：　　　　ID：　　　　　文化程度：

纳入中医临床路径:是□　否□

证候诊断:中脏腑　风阳上扰证□　痰热腑实证□　阳亢阴亏证□　脏气衰退证□

　　　　　中经络　风阳上扰证□　瘀痹经络证□　其他□

（一）护理效果评价

主要症状	主要辨证施护方法	中医护理技术	护理效果
意识障碍□	1.体　　位□ 2.观　　察□ 3.皮肤口腔护理□ 4.饮　　食□ 5.其他护理措施	1.穴位按摩□　应用次数：＿＿次　应用时间：＿＿天 2.其他：＿＿＿　应用次数：＿＿次　应用时间：＿＿天 （请注明，下同）	好　□ 较好□ 一般□ 差　□
半身不遂□	1.观　　察□ 2.安全保护□ 3.功能锻炼□ 4.其他护理措施	1.穴位电刺激□　应用次数：＿＿次　应用时间： ＿＿天 2.艾　　灸□　应用次数：＿＿次　应用时间：＿＿天 3.循经按摩□　应用次数：＿＿次　应用时间：＿＿天 4.中药熏洗□　应用次数：＿＿次　应用时间：＿＿天 5.中药热熨□　应用次数：＿＿次　应用时间：＿＿天 6.其他：＿＿＿　应用次数：＿＿次　应用时间：＿＿天	好　□ 较好□ 一般□ 差　□
痰多气促□	1.观　　察□ 2.环　　境□ 3.排　　痰□ 4.其他护理措施	1.循经拍背□　应用次数：＿＿次　应用时间：＿＿天 2.穴位贴敷□　应用次数：＿＿次　应用时间：＿＿天 3.其他：＿＿＿　应用次数：＿＿次　应用时间：＿＿天	好　□ 较好□ 一般□ 差　□
高热□	1.监　　测□ 2.物理降温□ 3.饮　　食□ 4.其他护理措施	1.穴位按摩□　应用次数：＿＿次　应用时间：＿＿天 2.中药擦浴□　应用次数：＿＿次　应用时间：＿＿天 3.其他：＿＿＿　应用次数：＿＿次　应用时间：＿＿天	好　□ 较好□ 一般□ 差　□
二便失禁□	1.观　　察□ 2.皮肤护理□ 3.饮食护理□ 4.其他护理措施	1.艾　　灸□　应用次数：＿＿次　应用时间：＿＿天 2.穴位按摩□　应用次数：＿＿次　应用时间：＿＿天 3.耳穴贴压□　应用次数：＿＿次　应用时间：＿＿天 4.其他：＿＿＿　应用次数：＿＿次　应用时间：＿＿天	好　□ 较好□ 一般□ 差　□
便秘□	1.观　　察□ 2.饮食护理□ 3.其他护理措施	1.艾　　灸□　应用次数：＿＿次　应用时间：＿＿天 2.穴位按摩□　应用次数：＿＿次　应用时间：＿＿天 3.腹部按摩□　应用次数：＿＿次　应用时间：＿＿天 4.其他：＿＿＿　应用次数：＿＿次　应用时间：＿＿天	好　□ 较好□ 一般□ 差　□

(续表)

主要症状	主要辨证施护方法	中医护理技术	护理效果
言语謇涩□	1. 观　察□ 2. 语言功能训练□ 3. 其他护理措施	1. 穴位按摩□　应用次数：＿＿次　应用时间：＿＿天 2. 其他：＿＿＿　应用次数：＿＿次　应用时间：＿＿天	好　□ 较好□ 一般□ 差　□
吞咽困难□	1. 评　估□ 2. 鼻饲管□ 3. 吞咽功能训练□ 4. 其他护理措施	1. 穴位电刺激□　应用次数：＿＿次　应用时间：＿＿天 2. 其他：＿＿＿　应用次数：＿＿次　应用时间：＿＿天	好　□ 较好□ 一般□ 差　□
其他□ (请注明)	1. 2. 3.		好　□ 较好□ 一般□ 差　□

(二)护理依从性及满意度评价

评价项目		患者对护理的依从性			患者对护理的满意度		
		依从	部分依从	不依从	满意	一般	不满意
中医护理技术	腹部按摩						
	中药擦浴						
	循经拍背						
	中药热熨						
	穴位按摩						
	中药熏洗						
	穴位贴敷						
	艾　灸						
	耳穴贴压(耳穴埋豆)						
	循经按摩						
	穴位电刺激						
健康指导		/	/	/			
签　名		责任护士签名：			上级护士或护士长签名：		

（三）对本病中医护理方案的评价

实用性强□　　实用性较强□　　实用性一般□　　不实用□

改进意见：

（四）评价人（责任护士）

姓名：_____　技术职称：_____　完成日期：_____　护士长签字：_____

附表2　中风（脑出血急性期）护理效果评价量表

症状＼分级	无（0分）	轻（2分）	中（4分）	重（6分）	实施前评价		实施后评价	
					日期	分值	日期	分值
意识障碍	清醒	嗜睡	昏睡	昏迷				
半身不遂	5级	3~4级	1~2级	0级				
痰多	无	偶有咯痰	咯痰较多	痰涎壅盛或喉中痰鸣				
气促	无	偶有气促	动则气促	安静时即感气促				
高热	36.0~37.4℃	37.5~37.9℃	38.0~38.9℃	39.0℃以上				
二便失禁	无	熟睡时偶有失禁	排便偶有示意	完全失禁				
便秘	无	大便干，每日1次	大便干，2~3日1次	大便干硬，数日不行				
言语謇涩	无	4~5级	2~3级	0~1级				
吞咽困难	Ⅰ级	Ⅱ级	Ⅲ~Ⅳ级	Ⅴ级				

第二节　中风（脑梗死急性期）中医护理方案

一、常见证候要点

（一）中脏腑

1.痰蒙清窍证　意识障碍，半身不遂，口舌㖞斜，言语謇涩或不语，痰鸣辘辘。舌质紫暗,苔白腻。

2.痰热内闭证　意识障碍,半身不遂,口舌㖞斜,言语謇涩或不语,鼻鼾痰鸣,或肢体拘急,或躁扰不宁,或身热,或口臭,或抽搐。舌质红,舌苔黄腻。

3.元气败脱证　昏语不知,目合口开,四肢松懈瘫软,肢冷汗多,二便自遗。舌卷缩,舌质淡或紫暗,苔白腻。

（二）中经络

1.风火上扰证　肢体麻木或活动不利,言语謇涩,眩晕头痛,面红耳赤,口苦咽干,心烦易怒,尿赤便干。舌质红绛,舌苔黄腻而干,脉弦数。

2.风痰阻络证　肢体麻木或活动不利,言语謇涩,头晕目眩,痰多而黏。舌质暗淡,舌苔薄白或白腻,脉弦滑。

3.痰热腑实证　肢体麻木或活动不利,言语謇涩,腹胀便秘,头痛目眩,咯吐黄痰。舌质暗红,苔黄腻,脉弦滑或偏瘫侧弦滑而大。

4.气虚血瘀证　肢体麻木或活动不利,言语謇涩,面色㿠白,气短乏力,口角流涎,自汗出,心悸便溏,手足肿胀。舌质暗淡,舌苔白腻,有齿痕,脉沉细。

5.阴虚风动证　肢体麻木或活动不利,言语謇涩,眩晕耳鸣,手足心热,咽干口燥。舌质红而体瘦,少苔或无苔,脉弦细数。

二、常见症状/证候施护

（一）意识障碍

1.密切观察神志、瞳孔、心率、血压、呼吸、汗出等生命体征的变化,及时报告医师,配合抢救。

2.保持病室空气流通,温湿度适宜,保持安静,避免人多惊扰。

3.取适宜体位,避免引起颅内压增高的因素,如头颈部过度扭曲、用力,保持呼吸道通畅等。

4.定时变换体位,用温水擦身,保持局部气血运行,预防压疮发生。

5.眼睑不能闭合者,覆盖生理盐水纱布。

6.遵医嘱取藿香、佩兰、金银花、荷叶等煎煮后做口腔护理。

7.遵医嘱鼻饲流质饮食,如肠内营养液、匀浆膳、混合奶、米汤等。

8.遵医嘱留置导尿管,做好管道护理,保持会阴部洁净。

（二）半身不遂

1.观察患侧肢体的感觉、肌力、肌张力、关节活动度和肢体活动的变化。

2.安全保护,如安装床档,防止坠床摔伤,预防压疮等。

3.指导患者进行良肢位摆放及肢体的主动、被动运动,注意患肢保暖防寒。

4.遵医嘱施穴位按摩,患侧上肢取穴极泉、尺泽、肩髃、合谷等;患侧下肢取穴委中、阳陵泉、足三里等。

5.遵医嘱施艾条灸,患侧上肢取穴极泉、尺泽、肩髃、合谷等;患侧下肢取穴委中、阳陵泉、足三里等。

6.遵医嘱中药熏洗,中药局部熏洗患肢,每日1次或隔日1次。

(三)眩晕

1.观察眩晕发作的次数、程度、持续时间、伴随症状等。

2.监测血压,若出现血压持续上升或伴有眩晕加重、头痛剧烈、呕吐、视物模糊等变化,及时通知医师,做好抢救准备。

3.向患者宣教眩晕的病因、诱因,指导患者避免诱因的方法,如自我调适,保持心理平衡,避免急躁、发怒等不良情绪刺激,改变体位时动作缓慢,避免深低头、旋转等动作,防止摔倒坠床。

4.眩晕发作时应卧床休息,头部稍抬高,呕吐时取侧卧位,光线调暗,避免光刺激。

5.遵医嘱穴位按摩,取穴百会、太阳、风池、内关、曲池等,每日4~5次,每次30分钟。适用于风痰阻络、阴虚风动引起的眩晕头痛。

6.遵医嘱耳穴贴压(耳穴埋豆),取穴神门、肝、脾、肾、降压沟、心、交感等,每日按压3~5次,每次3分钟,隔日更换1次,双耳交替。

7.遵医嘱穴位贴敷,取双足涌泉穴,每日1次。

(四)痰多气促

1.密切观察痰的颜色、性状、量及气味,有无喘促、发绀等伴随症状,必要时给予氧气吸入。

2.保持室内空气流通、温湿度适宜,避免外感风寒。限制探视,避免交叉感染。

3.保持呼吸道通畅,定时翻身拍背,及时清除口腔内分泌物,每日用中药漱口液清洁口腔2次;痰液黏稠时多饮水,或遵医嘱予雾化吸入,促进痰液排出;神昏或痰多无力咳出者可行机械吸痰。

4.循经拍背法,排痰前,沿脊柱两侧膀胱经,由下向上轻叩,每日2~3次,每次20分钟。

5.遵医嘱穴位贴敷,取穴肺俞、膏肓、定喘、天突等。

(五)高热

1.遵医嘱定时观测体温,监测生命体征及汗出情况,及时擦干皮肤,更换汗湿的衣服、被褥等,保持皮肤和床单位清洁、干燥。

2.脱证之高热者应忌用汗药以防脱不可收,可采用亚低温治疗仪、中药擦浴、头部冷敷等物理降温方法;闭证之高热者可遵医嘱使用汗药。

3.遵医嘱穴位按摩,取穴大椎、合谷、曲池等以泄热开窍。

4.指导多饮温开水,漱口液漱口,使用中药时应遵医嘱。

5. 进食清热生津之品,忌辛辣、香燥、助热动火之品。

（六）二便失禁

1. 观察排便色、质、量,尿液的色、质、量,有无尿频、尿急、尿痛感。

2. 保持会阴及肛周皮肤清洁干燥,使用便器时动作轻缓,避免拖、拉,以免擦伤患者的皮肤。如留置导尿,做好留置导尿护理。

3. 遵医嘱艾条灸,适用于气虚及元气衰败所致的二便失禁,取穴神阙、气海、关元、百会、三阴交、足三里等。

4. 遵医嘱穴位按摩,适用于气虚及元气衰败所致的二便失禁,取穴肾俞、八髎、足三里、天枢等。

（七）便秘

1. 观察排便次数、性状、排便费力程度及伴随症状。

2. 养成良好生活习惯,适当运动,定时排便,忌努挣。

3. 鼓励患者多饮水,多食用有利于通便的食物,戒烟酒,禁食产气多、刺激性的食物,辨证施膳。

4. 遵医嘱穴位按摩,取穴胃俞、脾俞、内关、足三里、中脘、关元等,腹胀者加涌泉,用揉法。

5. 腹部按摩,取平卧位,以肚脐为中心,顺时针方向按揉腹部。以腹内有热感为宜,每次 20 ~ 30 周。每日 2 ~ 3 次。

6. 遵医嘱艾灸,取神阙、天枢、气海、关元等穴。

（八）言语謇涩

1. 观察患者语言功能情况,建立护患交流板,与患者达到良好沟通,对家属进行健康宣教,共同参与语言康复训练。

2. 鼓励患者开口说话,随时给予肯定,对遗忘性患者应有意识地反复进行,以强化记忆。

3. 语言康复训练过程中,遵循由易到难的原则,鼓励患者读书看报,适当听收音机。

4. 遵医嘱穴位按摩,取廉泉、哑门、承浆、大椎等穴。

（九）吞咽困难

1. 协助医师进行吞咽试验以观察有无呛水、呛食等情况。

2. 遵医嘱胃管鼻饲,做好留置胃管的护理。

3. 轻度吞咽障碍患者以摄食训练和体位训练为主。

4. 中度、重度吞咽障碍患者以间接训练为主,如增强口面部肌群运动、咽部冷刺激、空吞咽训练等,以促进患者的吞咽功能恢复。

5. 保持环境安静、舒适,减少进餐时分散注意力的干扰因素,指导患者进餐时不要讲话,防止误吸。

6. 在患者床旁准备负压吸引装置,以防误咽窒息。

三、中医特色治疗护理

（一）药物治疗

1. 内服中药。

2. 注射给药。

（二）特色技术

1. 穴位按摩时应避免对痉挛组肌肉群的强刺激。常用的按摩手法有揉法、捏法,亦可配合其他手法,如弹拨法、叩击法、擦法等。

2. 中药熏洗。

3. 穴位贴敷。

4. 艾灸。

5. 耳穴贴压(耳穴埋豆)。

6. 循经拍背。

7. 中药擦浴。

（三）康复护理

1. 安全防护方面,康复锻炼时必须有人陪同,防外伤,防跌倒,防坠床。

2. 落实早期康复计划,鼓励患者坚持锻炼,如肢体运动、语言功能、吞咽功能训练等,增强自我照顾的能力。

3. 康复过程中根据病情及时调整训练方案。

四、健康指导

（一）生活起居

1. 病室宜安静,整洁,光线柔和,避免噪声、强光等一切不良刺激。

2. 指导患者起居有常,慎避外邪,保持大便通畅,养成定时排便的习惯,勿努挣。

3. 实施防呛咳窒息、防跌倒坠床、防烫伤、防压疮及非计划拔管等安全护理。

（二）饮食指导

中脏腑昏迷或吞咽困难者,根据病情予禁食或鼻饲喂服,给予充足的水分及富有营养的流质,如米汤、匀浆膳、混合奶等,饮食忌肥甘厚味等生湿助火之品。

（三）情志调理

1. 关心尊重患者,多与患者沟通,了解其心理状态,及时予以心理疏导。

2. 解除患者因突然得病而产生的恐惧、焦虑、悲观情绪:可采用释放、宣泄法,使患者心中的焦躁、痛苦释放出来。

3. 鼓励家属多陪伴患者,多给予情感支持。

4. 鼓励病友间相互交流治疗体会,提高认知,增强治疗信心。

五、护理难点

患者及家属对治疗与护理依从性差。

解决思路如下。

1. 向患者及家属讲解疾病的发生发展及转归,使患者了解尽早开展康复锻炼的重要性和必要性。

2. 加强与患者及家属的沟通和反复宣教。

3. 制订可行的康复锻炼计划,积极指导患者进行康复训练。

六、护理效果评价

见:中风(脑梗死急性期)中医护理效果评价表

见:中风(脑梗死急性期)护理效果评价量表

附表 1　中风(脑梗死急性期)中医护理效果评价表

医院:　　　　科室:　　　　入院日期:　　　　出院日期:　　　　住院天数:

患者姓名:　　　性别:　　　年龄:　　　　ID:　　　　文化程度:

纳入中医临床路径:是□　否□

证候诊断:中脏腑　　痰蒙清窍证□　　痰热内闭证□　　元气败脱证□

　　　　　中经络　　风火上扰证□　　风痰阻络证□　　痰热腑实证□

　　　　　　　　　　气虚血瘀证□　　阴虚风动证□　　其他□

(一)护理效果评价

主要症状	主要辨证施护方法	中医护理技术	护理效果
意识障碍□	1. 体　　位□ 2. 观　　察□ 3. 皮肤口腔护理□ 4. 饮　　食□ 5. 其他护理措施	1. 穴位按摩□　应用次数:＿＿次　应用时间:＿＿天 2. 其他:＿＿＿　应用次数:＿＿次　应用时间:＿＿天 (请注明,下同)	好　□ 较好□ 一般□ 差　□
半身不遂□	1. 观　　察□ 2. 安全保护□ 3. 功能锻炼□ 4. 其他护理措施	1. 穴位电刺激□　应用次数:＿＿次　应用时间:＿＿天 2. 艾　　灸□　应用次数:＿＿次　应用时间:＿＿天 3. 循经按摩□　应用次数:＿＿次　应用时间:＿＿天 4. 中药熏洗□　应用次数:＿＿次　应用时间:＿＿天 5. 中药热熨□　应用次数:＿＿次　应用时间:＿＿天 6. 其他:＿＿＿　应用次数:＿＿次　应用时间:＿＿天	好　□ 较好□ 一般□ 差　□

（续表）

主要症状	主要辨证施护方法	中医护理技术		护理效果
眩晕□	1. 观　　察□ 2. 避免诱因□ 3. 卧床休息□ 4. 其他护理措施	1. 穴位按摩□　应用次数：＿＿次　应用时间：＿＿天 2. 耳穴贴压□　应用次数：＿＿次　应用时间：＿＿天 3. 穴位贴敷□　应用次数：＿＿次　应用时间：＿＿天 4. 其他：＿＿＿　应用次数：＿＿次　应用时间：＿＿天		好　　□ 较好□ 一般□ 差　　□
痰多气促□	1. 观　　察□ 2. 环　　境□ 3. 排　　痰□ 4. 其他护理措施	1. 循经拍背□　应用次数：＿＿次　应用时间：＿＿天 2. 穴位贴敷□　应用次数：＿＿次　应用时间：＿＿天 3. 其他：＿＿＿　应用次数：＿＿次　应用时间：＿＿天		好　　□ 较好□ 一般□ 差　　□
高热□	1. 监　　测□ 2. 物理降温□ 3. 饮　　食□ 4. 其他护理措施	1. 穴位按摩□　应用次数：＿＿次　应用时间：＿＿天 2. 中药擦浴□　应用次数：＿＿次　应用时间：＿＿天 3. 其他：＿＿＿　应用次数：＿＿次　应用时间：＿＿天		好　　□ 较好□ 一般□ 差　　□
二便失禁□	1. 观　　察□ 2. 皮肤护理□ 3. 饮食护理□ 4. 其他护理措施	1. 艾　　灸□　应用次数：＿＿次　应用时间：＿＿天 2. 穴位按摩□　应用次数：＿＿次　应用时间：＿＿天 3. 耳穴贴压□　应用次数：＿＿次　应用时间：＿＿天 4. 其他：＿＿＿　应用次数：＿＿次　应用时间：＿＿天		好　　□ 较好□ 一般□ 差　　□
腹胀便秘□	1. 观　　察□ 2. 饮食护理□ 3. 其他护理措施	1. 艾　　灸□　应用次数：＿＿次　应用时间：＿＿天 2. 穴位按摩□　应用次数：＿＿次　应用时间：＿＿天 3. 腹部按摩□　应用次数：＿＿次　应用时间：＿＿天 4. 其他：＿＿＿　应用次数：＿＿次　应用时间：＿＿天		好　　□ 较好□ 一般□ 差　　□
言语謇涩□	1. 观　　察□ 2. 语言功能训练□ 3. 其他护理措施	1. 穴位按摩□　应用次数：＿＿次　应用时间：＿＿天 2. 其他：＿＿＿　应用次数：＿＿次　应用时间：＿＿天		好　　□ 较好□ 一般□ 差　　□
吞咽困难□	1. 评　　估□ 2. 鼻饲管□ 3. 吞咽功能训练□ 4. 其他护理措施	1. 穴位电刺激□　应用次数：＿＿次　应用时间：＿＿天 2. 其他：＿＿＿　应用次数：＿＿次　应用时间：＿＿天		好　　□ 较好□ 一般□ 差　　□
其他□ （请注明）	1. 2. 3.			好　　□ 较好□ 一般□ 差　　□

（二）护理依从性及满意度评价

评价项目		患者对护理的依从性			患者对护理的满意度		
		依从	部分依从	不依从	满意	一般	不满意
中医护理技术	循经拍背						
	中药热熨						
	穴位按摩						
	中药熏洗						
	穴位贴敷						
	艾　灸						
中医护理技术	耳穴贴压(耳穴埋豆)						
	循经按摩						
	穴位电刺激						
	中药擦浴						
	腹部按摩						
健康指导		/	/	/			
签　名		责任护士签名：			上级护士或护士长签名：		

（三）对本病中医护理方案的评价

实用性强□　　　实用性较强□　　　实用性一般□　　　不实用□

改进意见：

（四）评价人(责任护士)

姓名：_____　技术职称：_____　完成日期：_____　护士长签字：_____

附表2　中风(脑梗死急性期)护理效果评价量表

症状　分级	无 (0分)	轻(2分)	中(4分)	重(6分)	实施前评价		实施后评价	
					日期	分值	日期	分值
意识障碍	清醒	嗜睡	昏睡	昏迷				
半身不遂	5级	3~4级	1~2级	0级				
眩晕	无	偶尔出现	经常出现,尚可忍受	频繁出现,难以忍受				

分级 症状	无 (0分)	轻(2分)	中(4分)	重(6分)	实施前评价		实施后评价	
					日期	分值	日期	分值
痰多	无	偶有咯痰	咯痰较多	痰涎壅盛或 喉中痰鸣				
气促	无	偶有气促	动则气促	安静时即感 气促				
高热	36.0～ 37.4℃	37.5～37.9℃	38.0～38.9℃	39.0℃以上				
二便失禁	无	熟睡时偶有 失禁	排便偶有 示意	完全失禁				
便秘	无	大便干,每日 1次	大便干,2～3 日1次	大便干硬,数 日不行				
言语謇涩	无	4～5级	2～3级	0～1级				
吞咽困难	Ⅰ级	Ⅱ级	Ⅲ～Ⅳ级	Ⅴ级				

第三节　中风(脑梗死恢复期)中医护理方案

本方案适用于中风(脑梗死)发病2周至6个月处于恢复期患者的护理。

一、常见证候要点

(一)风痰瘀阻证

口眼㖞斜,舌强语謇或失语,半身不遂,肢体麻木,舌暗紫,苔滑腻。

(二)气虚血瘀证

肢体偏枯不用,肢软无力,面色萎黄。舌质淡紫或有瘀斑,苔薄白。

(三)肝肾亏虚证

半身不遂,患肢僵硬,拘挛变形,舌强不语,或偏瘫,肢体肌肉萎缩,舌红脉细,或舌淡红。

二、常见症状/证候施护

(一)半身不遂

1.观察四肢肌力、肌张力、关节活动度和肢体活动的变化。

2. 根据疾病不同阶段,指导协助患者良肢位摆放、肌肉收缩及关节运动,减少或减轻肌肉挛缩及关节畸形。

3. 尽早指导患者进行床上的主动性活动训练,包括翻身、床上移动、床边坐起、桥式运动等。如患者不能做主动活动,则应尽早进行各关节被动活动训练。

4. 做好各项基础护理,满足患者生活所需。

5. 遵医嘱选用以下中医护理特色技术 1~2 项

(1)中药熏洗:活血止痛散熏蒸,先熏后洗,将患肢浸入药液中洗浴。

(2)中频、低频治疗仪:遵医嘱选取上肢肩井、曲池、合谷、外关等穴,下肢委中、昆仑、悬钟、阳陵泉等穴,进行经络穴位电刺激,每日 1~2 次,每次 30 分钟。适用于肢体萎软乏力、麻木,严禁直接刺激痉挛肌肉。

(3)拔罐疗法:遵医嘱选穴,每日 1 次,留罐 5~10 分钟。适用于肢体萎缩、关节疼痛。

(4)艾灸:遵医嘱取穴。中风(脑梗死急性期)痰热腑实证和痰火闭窍者不宜。

(5)穴位拍打:遵医嘱用穴位拍打棒循患肢手阳明大肠经(上肢段)、足阳明胃经(下肢段)轻轻拍打,每日 2 次,每次 30 分钟。有下肢静脉血栓者禁用,防止栓子脱落,造成其他组织器官血管栓塞。

(6)中药热罨包:遵医嘱取穴。中药籽装入药袋混合均匀,微波加热≥70℃或蒸锅蒸煮药袋 30 分钟,温度≥50℃,放于患处相应的穴位上适时来回或旋转药熨 15~30 分钟,每日 1~2 次,达到温经通络、消肿止痛的作用,以助于恢复肢体功能。

(二)舌强语謇

1. 与患者共同协商设定一种表达需求的方式,与患者达到良好沟通。

2. 训练有关发音肌肉,先做简单的张口、伸舌、露齿、鼓腮动作,再进行软腭提高训练,再做舌部训练,还有唇部训练,指导患者反复进行抿嘴、噘嘴、叩齿等动作。采用吞咽言语治疗仪电刺激发音肌群同时配合发音训练。

3. 采用"示教—模仿方法",即训练者先做好口形与发音示范,然后指导患者通过镜子观察自己发音的口形,来纠正发音错误。

4. 进行字、词、句训练,单音训练 1 周后逐步训练患者"单词—词组—短句"发音。阅读训练及书写训练,经过 1~2 周时间训练,掌握一般词组、短句后即能接受跟读或阅读短文的训练。

5. 对家属进行健康宣教,共同参与语言康复训练。

6. 遵医嘱穴位按摩,取廉泉、哑门、承浆、通里等穴,以促进语言功能恢复。

(三)吞咽困难

1. 对轻度吞咽障碍以摄食训练和体位训练为主。

2. 对中度、重度吞咽障碍患者采用间接训练为主,主要包括:增强口面部肌群运动、舌体运动和下颌骨的张合运动,咽部冷刺激,空吞咽训练,呼吸功能训练等。

3. 有误吸风险患者,给予鼻饲饮食。

(四)便秘

1. 鼓励患者多饮水,每日在 1 500 mL 左右;养成定时排便的习惯,克服长时间如厕、忌努挣。

2. 多吃增加胃肠蠕动的食物,如黑芝麻、蔬菜、瓜果等;多饮水,戒烟酒,禁食产气多、刺激性的食物,如甜食、豆制品、洋葱等。热秘患者以清热、润肠、通便饮食为佳,可食用白萝卜、蜂蜜汁;气虚便秘患者以补养气血、润肠通便饮食为佳,可食用核桃仁、松子仁、芝麻粥,适用于各种症状的便秘。

3. 气虚血瘀证患者大多为慢传输型便秘,可教会患者或家属用双手沿脐周顺时针按摩,每次 20 ~ 30 周,每日 2 ~ 3 次,促进肠蠕动。

4. 遵医嘱选用以下中医护理特色技术 1 ~ 2 项

(1)穴位按摩:取穴胃俞、脾俞、内关、足三里、中脘、关元等,腹胀者加涌泉,用揉法。

(2)耳穴贴压(耳穴埋豆):主穴取大肠、直肠、三焦、脾、皮质下,配穴小肠、肺。

(3)艾条温和灸:脾弱气虚者选穴脾俞、气海、太白、三阴交、足三里;肠道气秘者选穴太冲、大敦、大都、支沟、天枢;脾肾阳虚者选穴肾俞、大钟、关元、承山、太溪。于腹部施回旋灸,每次 20 分钟。

(4)葱白敷脐(行气通腑):取适量青葱洗净沥干,用葱白,加适量食盐,置于研钵内捣烂成糊状后敷贴于脐周,厚薄 0.2 ~ 0.3 cm,外用医用胶贴包裹,用纱布固定,每日 1 ~ 2 次,每次 1 ~ 2 小时。

(5)中药泡服:必要时遵医嘱番泻叶 10 ~ 15 g 泡水顿服,气虚血瘀、肝肾亏虚的患者不宜使用。

(6)神阙穴位贴敷:虚秘用吴茱萸,热秘用大黄粉。

(五)二便失禁

1. 观察排便次数、量、质;尿液的色、质、量,有无尿频、尿急、尿痛感。

2. 保持会阴皮肤清洁干燥,如留置导尿,预防非计划拔管,会阴护理。

3. 进食健脾养胃益肾食物,如山药、薏苡仁、小米、木瓜、南瓜、胡萝卜等。

4. 遵医嘱选用以下中医护理特色技术 1 ~ 2 项

(1)艾条灸:取穴神阙、气海、关元、百会、三阴交、足三里。适用于气虚及元气衰败所致的二便失禁。

(2)耳穴贴压(耳穴埋豆):主穴取大肠、小肠、胃、脾,配穴交感、神门。

(3)穴位按摩:取穴肾俞穴、八髎、足三里、天枢等。适用于气虚及元气衰败所致的二便失禁。

（4）中药贴敷加红外线灯照射：中药置于患者中脘或神阙穴，予红外线灯在距离相应穴位或病变部位30～50 cm处直接照射，治疗30分钟，注意防烫伤。

三、中医特色治疗护理

（一）药物治疗

1.内服中药　遵医嘱辨证服药，中药与西药间隔半小时服用。中药汤剂宜温服，观察服药后反应。

2.注射给药　根据不同药物调节适当滴速，加强巡视，观察用药反应。

3.外用中药　紫草油外涂（清热凉血、收敛止痛），适用于二便失禁或便溏所致的肛周潮红、湿疹。涂药次数视病情而定，涂药后观察局部皮肤情况，如有皮疹、奇痒或局部肿胀等过敏现象时，应立即停止用药，并将药物拭净或清洗，遵医嘱内服或外用抗过敏药物。

（二）特色技术

1.中药热罨包。

2.艾条灸法。

3.中药熏洗。

4.耳穴贴压（耳穴埋豆）。

5.脐灸疗法。

四、健康指导

（一）生活起居

1.调摄情志、建立信心，起居有常、不妄作劳，戒烟酒、慎避外邪。

2.注意安全，防呛咳窒息、防跌倒坠床、防压疮、防烫伤、防走失等意外。

（二）饮食指导

1.风痰瘀阻证，进食祛风化痰开窍的食品，如山药、荸荠、黄瓜。食疗方：鱼头汤。忌食羊肉、牛肉、狗肉等。

2.气虚血瘀证，进食益气活血的食物，如山药。食疗方：大枣滋补粥（大枣、枸杞子、瘦猪肉）。

3.肝肾亏虚证，进食滋养肝肾的食品，如芹菜黄瓜汁、清蒸鱼等。食疗方：百合莲子薏仁粥。

4.神智障碍或吞咽困难者，根据病情予禁食或鼻饲喂服，以补充足够的水分及富有营养的流质，如果汁、米汤、肉汤、菜汤、匀浆膳等，饮食忌肥甘厚味等生湿助火之品。

5.注意饮食宜忌,如糖尿病患者注意控制葡萄糖及糖类的摄入,高血脂患者注意控制总热量、脂肪、胆固醇的摄入等。

(三)情志调理

1.语言疏导法 运用语言,鼓励病友间多沟通、多交流。鼓励家属多陪伴患者,家庭温暖是疏导患者情志的重要方法。

2.移情易志法 培养患者某种兴趣、爱好,以分散患者注意力,调节其心境情志。

3.五行相胜法 在情志调护中,护士要善于运用五行制约法则,即"怒伤肝,悲胜怒;喜伤心,恐胜喜;思伤脾,怒胜思;忧伤肺,喜胜忧;恐伤肾,思胜恐"。同时,要注意掌握情绪刺激的程度,避免刺激过度带来新的身心问题。

(四)功能锻炼

1.良姿位的摆放

(1)仰卧位:①偏瘫侧肩放在枕头上,保持肩前伸,外旋;②偏瘫侧上肢放在枕头上,外展20°~40°,肘、腕、指关节尽量伸直,掌心向上;③偏瘫侧臀部固定于枕头上;④偏瘫侧膝部膝外应放在枕头上,防止屈膝位控制不住突然髋膝旋造成股内收肌拉伤,膝下垫一小枕保持患膝稍屈,足尖向上。

(2)患侧卧位:①躯干略后仰,背后放枕头固定;②偏瘫侧肩向前平伸外旋;③偏瘫侧上肢和躯干呈90°,肘关节尽量伸直,手掌向上;④偏瘫侧下肢膝关节略弯曲,髋关节伸直;⑤健侧上肢放在身上或枕头上;⑥健侧下肢保持踏步姿势,放枕头上,膝关节和踝关节略为屈曲。

(3)健侧卧位:①躯干略为前倾;②偏瘫侧肩关节向前平伸,患肩前屈90°~100°;③偏瘫侧上肢放在枕头上;④偏瘫侧下肢膝关节、髋关节略为弯曲,下肢放在枕头上,避免足外翻;⑤健侧上肢摆放以患者舒适为宜;⑥健侧下肢膝关节、髋关节伸直。

2.功能锻炼方法

(1)防止肩关节僵硬:平卧于床上,两手相握,肘部保持伸直,以健侧手牵拉患侧肢体向上伸展,越过头顶,直至双手能触及床面。

(2)防止前臂伸肌挛缩:仰卧,屈膝,两手互握,环抱双膝,臀部稍用力伸展,使双肘受牵拉而伸直,臂也受牵拉伸展,重复做这样的动作,也可以只屈患侧腿,另一腿平置于床上。

(3)保持前臂旋转:坐在桌旁,两手掌心相对,手指互握,手臂伸直,身体略向患侧倾斜,以健侧手推动患侧手外旋,直至大拇指能触及桌面。反复锻炼,逐渐过渡到两手手指伸直对合,健侧手指能使患侧大拇指接触桌面。

(4)保持手腕背屈:双肘支撑于桌面,双手互握,置于前方,健侧手用力按压患侧手,使患侧手腕充分背屈。

(5)防止腕、指、肘屈肌挛缩:站立于桌前,双手掌对合,手指交叉互握,将掌心向下支撑于桌面,然后伸直手臂,将体重施加于上,使手腕充分背屈,屈肌群收到牵拉伸展;或坐于椅上,用健侧手帮助患侧手腕背屈,掌心置于椅面,并将蜷曲的患指逐一伸直,然后以健侧手保持患肢伸直,稍倾斜身体,将体重施加于患肢。

(6)防止跟腱缩短和脚趾屈曲:将一条毛巾卷成一卷,放在患肢脚趾下,站立起来,用健侧手按压患肢膝盖,尽量使足跟触地。站稳后,抬起健侧腿,让患肢承受体重,并反复屈曲膝关节。

(7)保持患臂水平外展:患者平卧,两手相握,向上举过头顶,然后由助手抓住患臂,保持伸直并慢慢水平移动,直至手臂平置于床面上,掌心向上,患肢与身体成 90°;再将其大拇指拉直、外展,并将其余患指伸展。在锻炼时,患者背部垫枕头,可增强锻炼的效果,同时还可以使胸椎保持伸直。

五、护理难点

功能锻炼依从性差。患者多表现为近期记忆力明显减退、反应迟钝、呆滞等,对康复锻炼配合不主动。

解决思路如下。

1.向患者及家属讲解疾病知识,使其了解早期进行康复锻炼的重要性和必要性。

2.护士多与患者沟通交流,制订可行的康复训练计划和分阶段目标,积极指导康复锻炼。

3.鼓励病友间沟通、交流,争取亲友等社会支持。

六、护理效果评价

附:中风(脑梗死恢复期)中医护理效果评价表

附:中风(脑梗死恢复期)护理效果评价量表

附表1 中风(脑梗死恢复期)中医护理效果评价表

| 医院: | 科室: | 入院日期: | 出院日期: | 住院天数: |

| 患者姓名: | 性别: | 年龄: | ID: | 文化程度: |

纳入中医临床路径:是□ 否□

证候诊断:风痰瘀阻证□   气虚血瘀证□   肝肾亏虚证□   其他□

（一）护理效果评价

主要症状	主要辨证施护方法	中医护理技术	护理效果
半身不遂 □	1.体　　位□ 2.皮肤护理□ 3.功能锻炼□ 　　___次数/天 4.其他护理措施	1.拔罐疗法□　应用次数：___次　应用时间：___天 2.艾　　灸□　应用次数：___次　应用时间：___天 3.中药热熨□　应用次数：___次　应用时间：___天 4.循经按摩□　应用次数：___次　应用时间：___天 5.穴位电刺激□　应用次数：___次　应用时间：___天 6.中药熏洗□　应用次数：___次　应用时间：___天 7.其他：___　应用次数：___次　应用时间：___天 （请注明，下同）	好　□ 较好□ 一般□ 差　□
舌强语謇 □	1.体　　位□ 2.功能锻炼□ 　　___次数/天 3.口腔清洁□ 4.情志护理□ 5.其他护理措施	1.穴位按摩□　应用次数：___次　应用时间：___天 2.其他：___　应用次数：___次　应用时间：___天	好　□ 较好□ 一般□ 差　□
吞咽困难 □	1.体　　位□ 2.功能锻炼□ 　　___次数/天 3.口腔清洁□ 4.情志护理□ 5.其他护理措施	1.其他：___　应用次数：___次　应用时间：___天	好　□ 较好□ 一般□ 差　□
便秘□	1.饮　　食□ 2.腹部按摩□ 3.排便指导□ 4.其他护理措施	1.穴位按摩□　应用次数：___次　应用时间：___天 2.耳穴贴压□　应用次数：___次　应用时间：___天 3.艾　　灸□　应用次数：___次　应用时间：___天 4.敷脐疗法□　应用次数：___次　应用时间：___天 5.其他：___　应用次数：___次　应用时间：___天	好　□ 较好□ 一般□ 差　□
二便失禁 □	1.皮肤护理□ 2.饮食/水□ 3.其他护理措施	1.艾　　灸□　应用次数：___次　应用时间：___天 2.耳穴贴压□　应用次数：___次　应用时间：___天 3.穴位按摩□　应用次数：___次　应用时间：___天 4.中药贴敷□　应用次数：___次　应用时间：___天 5.其他：___　应用次数：___次　应用时间：___天	好　□ 较好□ 一般□ 差　□

（续表）

主要症状	主要辨证施护方法	中医护理技术	护理效果
其他□ （请注明）	1. 2. 3.		好　□ 较好□ 一般□ 差　□

（二）护理依从性及满意度评价

评价项目		患者对护理的依从性			患者对护理的满意度		
		依从	部分依从	不依从	满意	一般	不满意
中医护理技术	拔罐疗法						
	艾　灸						
	中药热熨						
	耳穴贴压（耳穴埋豆）						
	穴位按摩						
	敷脐疗法						
	循经按摩						
	穴位拍打						
	穴位电刺激						
	中药熏洗						
健康指导		/	/	/			
签　名		责任护士签名：			上级护士或护士长签名：		

（三）对本病中医护理方案的评价

实用性强□　　实用性较强□　　实用性一般□　　不实用□

改进意见：

（四）评价人（责任护士）

姓名：_____ 技术职称：_____ 完成日期：_____ 护士长签字：_____

附表2 中风（脑梗死恢复期）护理效果评价量表

分级 症状	无 （0分）	轻（2分）	中（4分）	重（6分）	实施前评价		实施后评价	
					日期	分值	日期	分值
半身不遂	5级	3～4级	1～2级	0级				
舌强语謇	无	4～5级	2～3级	0～1级				
吞咽困难	Ⅰ级	Ⅱ级	Ⅲ～Ⅳ级	Ⅴ级				
便秘	无	大便干，每日1次	大便干，2～3日1次	大便干结，数日不行				
二便失禁	无	熟睡时偶有失禁	排便时偶有示意	完全失禁				

第四节　痴呆（阿尔茨海默病）中医护理方案

一、常见证候要点

（一）肾精亏虚证

表情呆滞，沉默寡言，记忆力减退，口齿含糊，兼有大便久泄不止，形体消瘦，颧红盗汗，心烦失眠，或倦怠无力、骨骼痿软。舌淡苔白，脉沉迟。

（二）痰浊蒙窍证

表情呆滞，智力减退，或哭笑无常，喃喃自语，或终日无语，伴头重如裹，脘腹胀满，多痰，形体偏胖。舌体胖大，苔白腻，脉濡滑。

（三）瘀血阻络证

表情呆滞，言语不利，善忘，易惊恐，或思维异常，行为古怪，伴肌肤甲错，口干不欲饮。舌质暗或有瘀点瘀斑，脉细涩。

（四）脾气亏虚证

表情呆滞，智力减退，口齿含糊，肌肉萎缩，食少纳呆，口涎外溢，四肢倦怠，腹胀便溏，眠差。舌质淡白，苔薄，脉细无力。

二、常见症状/证候施护

（一）认知功能减退

1. 保持病室安静整洁，将患者安置于重点病房安全位置，以免受到伤害。

2.加强认知功能训练,包括记忆力、定向力、计算力、智能训练等,延缓衰退速度。

3.体能锻炼,适当以维持和保留原有的能力。

4.安全防护,注意防走失、防跌倒坠床等意外发生,认知障碍患者外出时可佩戴身份识别卡,并由家人陪同防走失,避免意外事件的发生。

5.遵医嘱选用以下中医护理特色技术1~2项

(1)脑电仿生电刺激仪刺激头部腧穴改善脑功能。

(2)穴位按摩:取穴百会、神庭、太冲、太溪等。

(3)耳穴贴压(耳穴埋豆):取穴心、神门、肾、脑等。

(4)灸法:取穴百会、足三里、风池、神阙等。

(二)行为改变

1.保持病室安静整洁,做好患者生活护理,使其生活舒适。

2.培养及训练患者维持正常生活的能力,保持患者个人卫生。

3.对有抑郁、幻觉、自杀倾向的患者,嘱患者家属专人看护,防止意外。

(三)情感改变

1.保持病室安静,避免人多惊扰。

2.护理人员态度和蔼,使患者心情舒畅,保证充足睡眠。

3.鼓励患者多与他人交流,保持良好的人际关系。

4.指导患者家属多给予患者情感支持。

三、中医特色治疗护理

(一)药物治疗

1.内服中药　遵医嘱用药,观察用药后反应,中药汤剂根据证型给予温服或温凉服,中西药之间间隔30分钟以上。

2.注射给药

(1)用药前询问患者药物过敏史。

(2)用药过程中注意调整用药速度,中西药分开使用。

(3)观察患者用药后反应,若有不适,及时通知医师配合处理。

(二)特色技术

1.穴位按摩。

2.耳穴贴压(耳穴埋豆)。

3.艾灸。

4.穴位电刺激。

四、健康指导

(一)生活起居

1.病室宜安静,整洁,空气流通,温湿度适宜。

2.指导患者起居有常,慎避外邪,勿劳累。

3.加强安全防护,防呛咳窒息、防跌倒坠床、防烫伤等意外。做好健康宣教,增强患者及家属的防范意识。

(二)饮食指导

1.病情较轻、生活能自理的患者,以营养丰富、易消化的食物为主,按时进食,温度适宜;餐具宜选用不易损坏的材料,以免发生意外。

2.病情较重、不能自理的患者,应协助进食,必要时给予喂食;吞咽困难者进食宜缓慢,防止呛咳。根据病情,必要时给予患者鼻饲饮食,并告知患者及家属鼻饲饮食的注意事项。

(三)情志调理

1.多与患者沟通,了解其心理状态,缓解患者的焦虑、恐惧等不良情绪。

2.鼓励患者多与他人交流,保持良好的人际关系。

3.创造和睦的家庭环境,取得家人及社会支持。

(四)综合能力训练

1.生活能力训练　选择与日常生活密切相关的内容,如进食、穿衣、洗漱、家务等训练,每日活动安排从简单到复杂。

2.智能训练

(1)回忆与生命回顾:帮助患者回忆并讲述往事,可借用图片、物品、音乐等激发远期记忆,可多次反复训练,强化记忆。

(2)定向力训练:包括时间、地点、人物等方面。通过放置醒目的标志、熟悉的物品,反复训练,使其逐步形成时间、空间等观念。

(3)分析、判断、推理能力训练:训练排列数字和简单的数字运算,训练推理能力,从物品、工具、食品中选取一样,让其说出与其同类的东西,并要求进行分类。

3.体能训练　根据身体情况,选择合适的体能训练,如老年体操、舞蹈等,要循序渐进,不可过劳。

五、护理难点

患者及家属对治疗与护理的依从性差。

解决思路如下。

1.向患者及家属讲解疾病的发生发展及转归,使患者了解尽早开展康复锻炼的重要性和必要性。

2.加强与患者及家属的沟通和反复宣教。

3.制订可行的康复锻炼计划,积极指导患者进行康复训练。

六、护理效果评价

见:痴呆(阿尔茨海默病)中医护理效果评价表

见:痴呆(阿尔茨海默病)护理效果评价量表

附表1 痴呆(阿尔茨海默病)中医护理效果评价表

医院:　　　　科室:　　　　入院日期:　　　　出院日期:　　　　住院天数:

患者姓名:　　　性别:　　　年龄:　　　　ID:　　　　　文化程度:

纳入中医临床路径:是□　否□

证候诊断:肾精亏虚证□　痰浊蒙窍证□　瘀血阻络证□　脾气亏虚证□　其他□

(一)护理效果评价

主要症状	主要辨证施护方法	中医护理技术	护理效果
认知功能减退□	1.观　察□ 2.安全防护□ 3.功能锻炼□ 4.其他护理措施	1.穴位电刺激□　应用次数:____次　应用时间:____天 2.艾　　灸□　应用次数:____次　应用时间:____天 3.耳穴贴压□　应用次数:____次　应用时间:____天 4.穴位按摩□　应用次数:____次　应用时间:____天 5.其他:____　应用次数:____次　应用时间:____天 (请注明,下同)	好　□ 较好□ 一般□ 差　□
行为改变□	1.观　察□ 2.安全保护□ 3.其他护理措施	1.其他:____　应用次数:____次　应用时间:____天	好　□ 较好□ 一般□ 差　□
情感改变□	1.观　察□ 2.心理护理□ 3.安全保护□ 4.其他护理措施	1.其他:____　应用次数:____次　应用时间:____天	好　□ 较好□ 一般□ 差　□
其他□ (请注明)	1. 2. 3.		好　□ 较好□ 一般□ 差　□

（二）护理依从性及满意度评价

评价项目		患者对护理的依从性			患者对护理的满意度		
		依从	部分依从	不依从	满意	一般	不满意
中医护理技术	穴位按摩						
	耳穴贴压（耳穴埋豆）						
	穴位电刺激						
	艾 灸						
	健康指导	/	/	/			
签 名		责任护士签名：			上级护士或护士长签名：		

（三）对本病中医护理方案的评价

实用性强□　　实用性较强□　　实用性一般□　　不实用□

改进意见：

（四）评价人（责任护士）

姓名：＿＿＿＿　技术职称：＿＿＿＿　完成日期：＿＿＿＿　护士长签字：＿＿＿＿

附表 2 痴呆（阿尔茨海默病）护理效果评价量表

分级 症状	无 (0分)	轻(2分)	中(4分)	重(6分)	实施前评价		实施后评价	
					日期	分值	日期	分值
记忆障碍	无	轻微减退	介于轻重度之间	严重减退				
定向障碍	无	轻微	介于轻重度之间	严重，不能写字和识别人物				
情绪	无	情绪不稳	介于轻重度之间	情绪不能自制				
人格改变	无	兴趣减少、主动性差、社会性退缩	介于轻重度之间	生活不能自理，运动功能逐渐丧失，甚至出现躁狂、幻觉等				

第五节　颤证(帕金森病)中医护理方案

一、常见证候要点

（一）肝风内动证

头部或肢体摇动、颤抖,不能自主,伴有眩晕耳鸣,头痛且胀,腰膝酸软,颜面潮红,尿黄。舌红苔黄,脉细数。

（二）痰浊阻滞证

头或肢体震颤尚能自制,神呆懒动,胸脘痞满,口干多汗,头晕头沉,痰多,大便黏滞或秘结。舌质红,舌苔黄腻,脉弦滑。

（三）瘀血阻滞证

头部或肢体颤抖,易激惹,善太息,胸胁满闷,不思饮食,舌质淡暗或有瘀点瘀斑,苔薄白,脉弦或细涩。

（四）气血两虚证

肢体震颤或摇头,项背僵直或肢体拘挛,步态不稳,神呆懒言,面色无华,气短乏力,头晕眼花,自汗,口角流涎。舌体胖,边有齿痕,舌质暗淡,舌苔薄白或白腻,脉象细无力或沉细。

（五）阴阳两虚证

头摇肢颤,筋脉拘挛,畏寒肢冷,四肢麻木,心悸懒言,动则气短,自汗,舌淡,苔薄白,脉沉迟无力。

二、常见症状/证候施护

（一）运动障碍

1. 观察患者运动障碍的程度,运动的幅度、速度。

2. 加强安全防护,防止坠床、跌倒,做好患者及家属的健康宣教,增强安全意识。

3. 行动不便、起坐困难者,呼叫器放于床边,生活物品放于易取处。

4. 卧床患者保持皮肤清洁、床单位整洁、干净。

5. 指导及鼓励患者自我护理,做力所能及的事情,必要时给以协助。

6. 指导患者尽早进行主动或被动功能锻炼,预防关节痉挛、肌肉萎缩。

7. 遵医嘱给予循经按摩,每次40~60分钟,每日1次。

8. 遵医嘱给予艾灸,取穴尺泽、合谷、委中、足三里等。

（二）震颤

1. 观察患者震颤发展的程度、节律、幅度及伴随症状。

2. 做好安全防护。

3. 保持病室安静、空气流通、温湿度适宜。

4. 做好生活护理,使患者身心舒畅。

5. 遵医嘱给予患者穴位按摩,取穴百会、风池、曲池、合谷等。

（三）强直

1. 观察患者肌肉强直的部位、程度、步态等。

2. 加强安全防护,防止坠床跌倒。

3. 指导及协助患者功能锻炼,四肢各关节做最大范围的屈伸旋转等活动,防止关节僵硬、肌肉萎缩。

4. 遵医嘱给予循经按摩,促进肢体血液循环、功能康复。

5. 遵医嘱给予艾灸。

三、中医特色治疗/护理

（一）药物治疗

1. 内服中药　遵医嘱用药,观察用药后反应,中药汤剂根据证型给予温服或温凉服,中西药之间间隔30分钟以上。

2. 注射给药

（1）用药前询问患者药物过敏史。

（2）用药过程中注意调整用药速度,中西药分开使用。

（3）观察患者用药后反应,若有不适,及时通知医师配合处理。

（二）特色技术

1. 穴位按摩。

2. 循经按摩。

3. 艾灸。

四、健康指导

（一）生活起居

1. 起居有常、勿劳累,保持病室安静整洁、空气流通。

2. 加强患者及家属的健康宣教,增强安全意识,防止跌倒、坠床,外出要有家属陪同。

（二）饮食指导

1. 多吃新鲜蔬菜、水果,多饮水、多食含酪胺酸的食物,如瓜子、杏仁、芝麻等,适当控制脂肪的摄入。

2. 食物宜选择软食,以便于咀嚼和吞咽。

3. 进餐时不宜过快,防止吸入性肺炎。

（三）情志调理

使患者心情舒畅,避免不良情绪的刺激,给予适当的鼓励、劝告和指导,积极面对疾病,主动配合治疗。

（四）功能锻炼

1.放松锻炼　放松和深呼吸锻炼有助于减轻帕金森病患者的紧张心理,缓解动作缓慢及肢体震颤等症状。

2.关节运动范围训练　力求每个关节的活动都要到位,避免过度牵拉及出现疼痛。

3.平衡训练　双足分开站立,向前后左右移动重心,跨步运动并保持平衡;躯干和骨盆左右旋转,并使上肢随之进行大的摆动;重复投扔和拣回物体;运动变换训练包括床上翻身、上下床、从坐到站、床到椅的转换等。

4.步态训练　关键在于抬高脚尖和跨大步距。患者两眼平视,身体站直,两上肢的协调摆动和下肢起步合拍,跨步要尽量慢而大,两足分开,两上肢在行走时做前后摆动,同时还要进行转弯和跨越障碍物训练。转弯时要有较大的弧度,避免两足交叉。

五、护理难点

患者功能锻炼依从性差。

解决思路如下。

1.向患者及家属讲解有关疾病的知识,使其了解进行功能锻炼的必要性。

2.增强护患沟通,制订切实可行的训练计划,指导患者进行康复功能训练。

3.鼓励病友间互相交流沟通,争取亲友支持。

六、护理效果评价

见:颤证(帕金森病)中医护理效果评价表

见:颤证(帕金森病)护理效果评价量

附表1　颤证(帕金森病)中医护理效果评价表

医院:　　　科室:　　　入院日期:　　　出院日期:　　　住院天数:

患者姓名:　　　性别:　　　年龄:　　　ID:　　　文化程度:

纳入中医临床路径:是□　　否□

证候诊断:肝风内动证□　　痰浊阻滞证□　　瘀血阻滞证□

　　　　　气血两虚证□　　阴阳两虚证□　　其他□

（一）护理效果评价

主要症状	主要辨证施护方法	中医护理技术	护理效果
运动障碍□	1.体　　位□ 2.观　　察□ 3.皮肤口腔护理□ 4.功能锻炼□ 5.其他护理措施	1.循经按摩□　应用次数：＿＿次　应用时间：＿＿天 2.艾　　灸□　应用次数：＿＿次　应用时间：＿＿天 3.其他：＿＿＿　应用次数：＿＿次　应用时间：＿＿天 （请注明，下同）	好　□ 较好□ 一般□ 差　□
震颤□	1.观　　察□ 2.安全保护□ 3.功能锻炼□ 4.其他护理措施	1.穴位按摩□　应用次数：＿＿次　应用时间：＿＿天 2.艾　　灸□　应用次数：＿＿次　应用时间：＿＿天 3.其他：＿＿＿　应用次数：＿＿次　应用时间：＿＿天	好　□ 较好□ 一般□ 差　□
强直□	1.观　　察□ 2.卧床休息□ 3.安全保护□ 4.功能锻炼□ 5.其他护理措施	1.循经按摩□　应用次数：＿＿次　应用时间：＿＿天 2.艾　　灸□　应用次数：＿＿次　应用时间：＿＿天 3.穴位敷贴□　应用次数：＿＿次　应用时间：＿＿天 4.其他：＿＿＿　应用次数：＿＿次　应用时间：＿＿天	好　□ 较好□ 一般□ 差　□
其他□ （请注明）	1. 2. 3.		好　□ 较好□ 一般□ 差　□

（二）护理依从性及满意度评价

评价项目		患者对护理的依从性			患者对护理的满意度		
		依从	部分依从	不依从	满意	一般	不满意
中医护理技术	穴位按摩						
	循经按摩						
	穴位敷贴						
	艾　灸						
健康指导		/	/	/			
签　　名		责任护士签名：			上级护士或护士长签名：		

（三）对本病中医护理方案的评价

实用性强□　　实用性较强□　　实用性一般□　　不实用□

改进意见：

（四）评价人（责任护士）

姓名：_____ 技术职称：_____ 完成日期：_____ 护士长签字：_____

附表2 颤证（帕金森病）护理效果评价量表

分级 症状	无 (0分)	轻(2分)	中(4分)	重(6分)	实施前评价		实施后评价	
					日期	分值	日期	分值
肢体震颤	无	轻微	介于轻重度之间	明显				
言语謇涩	无	4~5级	2~3级	0~1级				
不寐	无	睡眠时常觉醒或睡而不稳，晨醒过早，但不影响工作	睡眠不足4小时，尚能坚持工作	彻夜不眠，难以坚持工作				
肌肉僵直	无	轻微	介于轻重度之间	明显				

第六节　面瘫（面神经炎）中医护理方案

一、常见证候要点

（一）风寒袭络证

突然口眼㖞斜，眼睑闭合不全，兼见面部有受寒史。舌淡苔薄白，脉浮紧。

（二）风热袭络证

突然口眼㖞斜，眼睑闭合不全，继发于感冒发热，或咽部感染史。舌红苔黄腻，脉浮数。

（三）风痰阻络证

突然口眼㖞斜，眼睑闭合不全，或面部抽搐，颜面麻木发胀，伴头重如蒙、胸闷或呕吐痰涎。舌胖大，苔白腻，脉弦滑。

（四）气虚血瘀证

口眼㖞斜，眼睑闭合不全日久不愈，面肌时有抽搐。舌淡紫，苔薄白，脉细涩或细弱。

二、常见症状/证候施护

（一）口眼㖞斜

1. 观察患者口眼㖞斜的程度和方向。

2. 指导患者面肌运动,包括抬眉训练、闭眼训练、耸鼻训练、示齿训练、努嘴训练、鼓腮训练等。

3. 遵医嘱使用红外线照射患侧面部。

4. 遵医嘱面部中药湿敷。

5. 遵医嘱面部中药熏洗。

6. 遵医嘱穴位按摩,取患侧太阳、阳白、四白、地仓、颊车、印堂、迎香等穴。

（二）眼睑闭合不全

1. 观察患侧眼睑闭合的程度。

2. 眼部护理,注意眼部卫生,擦拭时尽量闭眼,由上眼睑内侧向外下侧轻轻擦拭。

3. 睡觉时应佩戴眼罩,外出时佩戴有色眼镜,避免强光刺激。遵医嘱给予营养、润滑、抗感染眼药水滴眼或眼膏涂眼。

4. 遵医嘱穴位按摩,取患侧太阳、阳白、颊车、印堂等穴。

5. 遵医嘱穴位注射,取足三里、曲池等穴。

（三）颜面麻木

1. 遵医嘱患侧面部中药湿敷。

2. 指导患者面肌运动,包括抬眉训练、闭眼训练、耸鼻训练、示齿训练、努嘴训练、鼓腮训练等。

3. 遵医嘱穴位按摩,取患侧太阳、地仓、颊车、印堂、迎香等穴。

4. 遵医嘱耳穴贴压(耳穴埋豆),取面颊、肝、口、眼、皮质下等穴。

5. 遵医嘱穴位贴敷,取患侧颊车、地仓、太阳、翳风等穴。

6. 遵医嘱面部中药熏洗。

（四）面部抽搐

1. 注意观察面肌痉挛患者抽搐发生的时间、性质、程度等情况。

2. 遵医嘱艾灸,风寒袭络证者取翳风、四白、颊车等穴。

3. 遵医嘱穴位按摩,取患侧颊车、地仓、迎香、四白等穴。

4. 遵医嘱面部中药熏洗。

三、中医特色治疗护理

（一）药物治疗

1. 内服中药。

2. 注射给药。

（二）特色技术

1. 穴位按摩。

2. 穴位注射。

3. 穴位贴敷。

4. 艾灸。

5. 中药熏洗。

6. 中药湿敷。

7. 耳穴贴压（耳穴埋豆）。

8. 红外线照射　照射面部时，应用纱布遮盖双眼，开启红外线后 3～5 分钟，询问患者的温热感是否适宜。照射过程中询问局部有无灼痛感，及时调整距离，防止灼伤，治疗结束时，将照射部位的汗液擦干，观察局部皮肤有无异常，于室内休息 15 分钟后方可外出。

9. 光电治疗　采用光电治疗仪照射患者翳风穴，每日 1 次，每次 30 分钟，10 次为 1个疗程。

四、健康指导

（一）生活起居

1. 病室避免对流风，慎避外邪，注意面部和耳后保暖，热水洗脸，外出佩戴口罩。

2. 保持口腔清洁，餐后漱口，遵医嘱予清热解毒类中药汤剂口腔护理，预防感染。

3. 眼部护理，急性期减少户外活动，保持眼部清洁；可用眼罩盖住患眼或涂抹眼药膏，预防结膜及角膜感染。

（二）饮食指导

1. 风寒袭络证　宜食辛温祛风散寒的食品，如大豆、葱白、生姜等。忌食凉性食物及生冷瓜果等食品。

2. 风热袭络证　宜食疏风清热的食品，如丝瓜、冬瓜、黄瓜、赤小豆等。忌辛辣燥热的食品。

3. 风痰阻络证　宜食通阳泄浊的食品，如海参、海蜇、荸荠、白萝卜、百合、桃仁、蘑菇、柚子等。忌食肥甘厚味的食品。

4. 气虚血瘀证　宜食益气活血的食品，如桃仁等。忌食辛香行窜、滋腻补血的食品。

（三）情志调理

1. 面瘫患者易产生紧张或悲观情绪。关心尊重患者，疏导其紧张情绪，鼓励家属多陪伴患者，建立良好的社会支持系统，共同帮助患者正视疾病。

2. 指导患者倾听舒心的音乐或喜悦的相声，抒发情感，排解悲观情绪，达到调理气血阴阳的作用。

3.鼓励病友间相互交流治疗体会,提高认知,增强信心。

(四)康复指导

1.抬眉训练 抬眉动作的完成主要依靠枕额肌额腹的运动。嘱患者上提健侧与患侧的眉目,有助于抬眉运动功能的恢复。每次抬眉10~20次,每日2~3次。

2.闭眼训练 闭眼功能主要依靠眼轮匝肌的运动收缩完成。训练闭眼时,嘱患者开始时轻轻地闭眼,两眼同时闭合10~20次,如不能完全闭合眼睑,露白时可用食指的指腹沿着眶下缘轻轻地按摩1次,然后再用力闭眼10次,有助于眼睑闭合功能的恢复。

3.耸鼻训练 耸鼻运动主要靠提上唇肌及压鼻肌的运动收缩来完成。耸鼻训练可促进压鼻肌、提上唇肌的运动功能恢复。

4.示齿训练 示齿动作主要靠颧大、小肌、提口角肌及笑肌的收缩来完成。嘱患者口角向两侧同时运动,避免只向一侧用力练成一种习惯性的口角偏斜运动。

5.努嘴训练 努嘴主要靠口轮匝肌收缩来完成。进行努嘴训练时,用力收缩口唇并向前努嘴,努嘴时要用力。口轮匝肌恢复后,患者能够鼓腮,刷牙漏水或进食流口水的症状随之消失。训练努嘴时同时训练了提上唇肌、下唇方肌及颏肌的运动功能。

6.鼓腮训练 鼓腮训练有助于口轮匝肌及颊肌运动功能的恢复。鼓腮漏气时,用手上下捏住患侧口轮匝肌进行鼓腮训练。患者能够进行鼓腮运动,说明口轮匝肌及颊肌的运动功能可恢复正常,刷牙漏水、流口水及食滞症状消失。此方法有助于防治上唇方肌挛缩。

五、护理难点

眼睑闭合不全导致暴露性结膜炎。

解决思路如下。

1.保护眼睛,闭眼、注意休息,保证充足睡眠,减少用眼。

2.外出时戴墨镜,睡觉时用眼罩或盖纱布块等保护措施。

3.遵医嘱给患者患侧眼睛滴眼药水或涂药膏,既可以起到润滑、消炎、营养眼睛的作用,又可以预防眼睛感染。

六、护理效果评价

见:面瘫(面神经炎)中医护理效果评价表

见:面瘫(面神经炎)护理效果评价量表

附表1 面瘫(面神经炎)中医护理效果评价表

医院:　　　　科室:　　　　入院日期:　　　　出院日期:　　　　住院天数:

患者姓名:　　　性别:　　　　年龄:　　　　ID:　　　　文化程度:

纳入中医临床路径:是□　　否□

证候诊断:风寒袭络证□　　风热袭络证□　　风痰阻络证□　　气虚血瘀证□　　其他□

（一）护理效果评价

主要症状	主要辨证施护方法	中医护理技术	护理效果
口眼㖞斜□	1.观察评估□ 2.面肌训练□ 3.其他护理措施	1.红外线照射□ 应用次数：____次 应用时间：____天 2.中药湿敷□ 应用次数：____次 应用时间：____天 3.中药熏洗□ 应用次数：____次 应用时间：____天 4.穴位按摩□ 应用次数：____次 应用时间：____天 5.其他：____ 应用次数：____次 应用时间：____天 （请注明，下同）	好 □ 较好□ 一般□ 差 □
眼睑闭合不全□	1.观察评估□ 2.眼部护理□ 3.其他护理措施	1.穴位按摩□ 应用次数：____次 应用时间：____天 2.穴位注射□ 应用次数：____次 应用时间：____天 3.其他：____ 应用次数：____次 应用时间：____天	好 □ 较好□ 一般□ 差 □
颜面麻木□	1.面部湿热敷□ 2.面肌训练□ 3.其他护理措施	1.中药湿敷□ 应用次数：____次 应用时间：____天 2.耳穴贴压□ 应用次数：____次 应用时间：____天 3.穴位贴敷□ 应用次数：____次 应用时间：____天 4.穴位按摩□ 应用次数：____次 应用时间：____天 5.中药熏洗□ 应用次数：____次 应用时间：____天 6.其他：____ 应用次数：____次 应用时间：____天	好 □ 较好□ 一般□ 差 □
面部抽搐□	1.观察评估□ 2.其他护理措施	1.艾 灸□ 应用次数：____次 应用时间：____天 2.穴位按摩□ 应用次数：____次 应用时间：____天 3.中药熏洗□ 应用次数：____次 应用时间：____天 4.其他：____ 应用次数：____次 应用时间：____天	好 □ 较好□ 一般□ 差 □
其他□ （请注明）	1. 2. 3.		好 □ 较好□ 一般□ 差 □

（二）护理依从性及满意度评价

评价项目		患者对护理的依从性			患者对护理的满意度		
		依从	部分依从	不依从	满意	一般	不满意
中医护理技术	穴位按摩						
	穴位注射						
	穴位贴敷						
	艾 灸						
	中药熏洗						
	耳穴贴压(耳穴埋豆)						
	中药湿敷						
	红外线照射						
健康指导		/	/	/			
签 名		责任护士签名：			上级护士或护士长签名：		

（三）对本病中医护理方案的评价

实用性强□　　实用性较强□　　实用性一般□　　不实用□

改进意见：

（四）评价人（责任护士）

姓名：＿＿＿＿　技术职称：＿＿＿＿　完成日期：＿＿＿＿　护士长签字：＿＿＿＿

附表2　面瘫(面神经炎)护理效果评价量表

分级\症状	无(0分)	轻(2分)	中(4分)	重(6分)	实施前评价		实施后评价	
					日期	分值	日期	分值
口眼㖞斜	无	口角轻度㖞向健侧	介于轻重度之间	口角明显㖞向健侧,吹口哨及鼓腮不能				
眼睑闭合不全	无	眼睑轻度闭合不全	介于轻重度之间	眼睑闭合不能				
颜面麻木	无	轻微麻木,时作时止	麻木可忍,时常发作	麻木难忍,持续不止				
面部抽搐	无	轻微抽搐,时作时止	抽搐可忍,时常发作	抽搐难忍,持续不止				

第四章 肝病科中医护理方案

第一节 积聚(肝硬化)中医护理方案

一、常见证候要点

(一)湿热内阻证

皮目黄染,黄色鲜明,恶心或呕吐,口干苦或口臭,胁肋灼痛,或纳呆,或腹胀,小便黄赤,大便秘结或黏滞不畅。舌苔黄腻。

(二)肝脾血瘀证

胁痛如刺,痛处不移,朱砂掌,或蜘蛛痣色暗,或毛细血管扩张,胁下积块,胁肋久痛,面色晦暗。舌质紫暗,或有瘀斑瘀点。

(三)肝郁脾虚证

胁肋胀痛或窜痛,急躁易怒,喜太息,口干口苦,或咽部有异物感,纳呆或食后胃脘胀满,腹胀,嗳气,乳房胀痛或结块,便溏。舌质淡红,苔薄黄或薄白。

(四)脾虚湿盛证

纳呆或食后胃脘胀满,便溏或黏滞不爽,腹胀,气短,乏力,恶心或呕吐,自汗,口淡不欲饮,面色萎黄。舌质淡或齿痕多,舌苔薄白或腻。

(五)肝肾阴虚证

腰痛或腰酸膝软,眼干涩,五心烦热或低热,耳鸣,耳聋,头晕,目眩,胁肋隐痛,劳累加重,口干咽燥,小便短赤,大便干结。舌红少苔。

(六)脾肾阳虚证

五更泄,腰痛或腰酸腿软,阳痿,早泄,耳鸣,耳聋,形寒肢冷,小便清长或夜尿频数。舌质淡胖,苔润。

二、常见症状/证候施护

(一)胁痛

1.观察疼痛的部位、性质、程度、发作的时间、伴随症状以及与气候、饮食、情志、劳倦的关系,避免疼痛的诱发因素,做好相关健康宣教。

2.病室宜安静,减少外界不良刺激,疼痛发作时卧床休息。

3.遵医嘱局部中药离子导入。

4.遵医嘱穴位贴敷,取肝俞、章门、阳陵泉等穴。

5.遵医嘱使用肝病治疗仪治疗。

(二)腹胀

1.观察腹胀的部位、性质、程度、时间、诱发因素及伴随症状,观察腹胀发作的规律,定期测量腹围及体重。避免腹胀发作的诱因,如饮食过饱、低钾等。

2.保持大便通畅,予腹部按摩,顺时针方向环形按摩,每次 15～20 分钟,每日 2～3 次,便秘者遵医嘱保留灌肠。

3.遵医嘱穴位贴敷,取神阙穴。

4.遵医嘱艾灸,取足三里、中脘、天枢等穴。湿热内阻、肝肾阴虚发热者忌用此法。

5.遵医嘱耳穴贴压(耳穴埋豆),取肝、胃、大肠等穴。

(三)黄疸

1.密切观察黄疸伴随症状,加强巡视。如果患者出现黄疸迅速加深,伴高热、腹水、神志恍惚、烦躁等急黄证,及时报告医师,积极配合抢救。

2.保持大便通畅,便秘者遵医嘱口服通便药物,禁止使用碱性液体灌肠。

3.并发皮肤瘙痒时,指导患者着棉质宽松透气衣裤,保持个人卫生,避免用力抓挠,防止皮肤破溃,洗澡时禁用肥皂或浴液等碱性用品。

4.遵医嘱中药保留灌肠。

5.遵医嘱中药全结肠灌洗。

6.遵医嘱中药熏洗。

(四)纳呆

1.观察患者饮食情况、口腔气味、口中感觉、伴随症状及舌质舌苔的变化。

2.保持病室空气新鲜,及时清除呕吐物、排泄物,避免不良气味刺激。

3.遵医嘱穴位按摩,取足三里、脾俞、中脘等穴。

4.遵医嘱艾灸,取脾俞、中脘、足三里等穴。

三、中医特色治疗护理

(一)药物治疗

1.内服中药

(1)合并食管静脉曲张者中药汤剂宜温服。

(2)脾虚湿盛者中药汤剂宜浓煎,少量频服;湿热内阻者中药宜温服。

2.注射给药。

(二)特色技术

1.穴位贴敷。

2. 中药保留灌肠。

3. 中药离子导入。

4. 耳穴贴压(耳穴埋豆)。

5. 艾灸。

6. 穴位按摩。

7. 中药全结肠灌洗。

8. 中药熏洗。

9. 脐灸。

四、健康指导

(一)生活起居

1. 保持病室整洁,空气清新,起居有常,避免劳累,保证充足的睡眠。

2. 积极治疗原发疾病,戒酒,纠正不良生活习惯。

3. 在医师指导下用药,避免加重肝脏负担和肝损伤。

(二)饮食指导

饮食调节原则:清淡、易消化低脂半流饮食,不食山芋、土豆等胀气食物,勿暴饮暴食,忌食生冷辛辣、煎炸油腻、粗硬之品,禁烟酒。并发肝性脑病者予低蛋白饮食,禁食动物蛋白;长期使用利尿药者,摄入含钾高的食物,如柑橘、橘汁、蘑菇等。

(1)湿热内阻证:饮食宜偏凉,宜食清热利湿类的食品,如西瓜、梨、番茄、藕、冬瓜、苦瓜、黄瓜、薏苡仁、绿豆、赤小豆、鲤鱼等。

(2)肝脾血瘀证:饮食宜稀软,宜食理气活血化瘀的食品,如金橘、柚子、橙子、扁豆、萝卜、山楂等。

(3)肝郁脾虚证:宜食疏肝健脾的食品,如山楂、山药、扁豆、黑鱼、黑豆、莲藕等。

(4)脾虚湿盛证:宜食健脾利湿的食品,如红枣、山药、莲子、薏苡仁、甘薯、鲤鱼、鲫鱼、赤小豆等。

(5)肝肾阴虚证:宜食滋补肝肾的食品,如百合、枸杞子、栗子、木耳、鸭肉、甲鱼、瘦肉等。

(6)脾肾阳虚证:宜食温补脾肾的食品,如韭菜、胡桃、山药、羊肉、牛肉、鸡肉等。

(三)情志调理

1. 对于焦虑的患者,加强健康教育,针对病情恰当解释,使患者和家属对疾病有正确的认识,不思少虑,防止思多伤脾。

2. 对于恐惧或急躁易怒的患者,加强与患者沟通,介绍成功病例,增强患者治疗的信心;向患者说明疾病和情志的关系,鼓励患者积极面对疾病,提高患者治疗的依从性;采用移情易性、澄心静志疗法,以疏导情志,稳定情绪。

3. 对于情绪低落或悲观失望的患者,鼓励患者积极参与社会活动,多与家人、同事、朋友沟通,建立良好的人际关系,争取社会支持,以利康复。

4. 病情稳定时,进行体育锻炼,如导引术、太极拳、八段锦、五禽戏等。

五、护理难点

(一)服药的依从性差

解决思路如下。

1. 向患者及家属讲解抗病毒等综合治疗的必要性,强调自行停药、减量后对身体的危害。

2. 定期门诊复查及追踪回访,督促患者坚持治疗。

3. 根据患者情况,选择合适的药物。

(二)不良生活习惯及饮食习惯难以纠正

解决思路如下。

1. 加强健康教育,宣传饮酒、熬夜等不良生活方式的危害,督促患者自觉戒除,逐步养成良好生活习惯。

2. 介绍饮食调护方法,鼓励患者养成良好的饮食习惯;专业营养师给予康复治疗与指导,帮助患者制订食谱,并督促执行。

3. 定期追踪回访,督促患者坚持健康的生活方式和饮食调护。

4. 必要时对嗜酒患者进行强制戒酒。

(三)脐灸艾炷燃烧可能存在安全隐患,且烟味较大,部分敏感患者难以接受

解决思路:加强中医特色治疗室的安全防范,安装排烟装置,规范临床操作。

六、护理效果评价

见:积聚(肝硬化)中医护理效果评价表

见:积聚(肝硬化)护理效果评价量表

附表1 积聚(肝硬化)中医护理效果评价表

医院: 科室: 入院日期: 出院日期: 住院天数:

患者姓名: 性别: 年龄: ID: 文化程度:

纳入中医临床路径:是□ 否□

证候诊断:湿热内阻证□ 肝脾血瘀证□ 肝郁脾虚证□ 脾虚湿盛证□

肝肾阴虚证□ 脾肾阳虚证□ 肝阳气虚证□ 其他□

（一）护理效果评价

主要症状	主要辨证施护方法	中医护理技术	护理效果
胁痛□	1. 评估疼痛□ 2. 避免诱因□ 3. 体　　位□ 4. 肝病治疗仪□ 5. 其他护理措施	1. 中药离子导入□　应用次数：____次　应用时间：____天 2. 肝病治疗仪□　应用次数：____次　应用时间：____天 3. 穴位贴敷□　应用次数：____次　应用时间：____天 4. 其他：____　应用次数：____次　应用时间：____天 （请注明，下同）	好　□ 较好□ 一般□ 差　□
腹胀□	1. 监测腹围、体重□ 2. 饮食护理□ 3. 排便护理□ 4. 其他护理措施	1. 腹部按摩□　应用次数：____次　应用时间：____天 2. 耳穴贴压□　应用次数：____次　应用时间：____天 3. 中药保留灌肠□　应用次数：____次　应用时间：____天 4. 穴位贴敷□　应用次数：____次　应用时间：____天 5. 艾 灸 法□　应用次数：____次　应用时间：____天 6. 其他：____　应用次数：____次　应用时间：____天	好　□ 较好□ 一般□ 差　□
黄疸□	1. 观察皮肤、尿色□ 2. 排便护理□ 3. 皮肤护理□ 4. 其他护理措施	1. 中药保留灌肠□　应用次数：____次　应用时间：____天 2. 中药全结肠灌洗□　应用次数：____次　应用时间：____天 3. 中药熏洗□　应用次数：____次　应用时间：____天 4. 其他：____　应用次数：____次　应用时间：____天	好　□ 较好□ 一般□ 差　□
纳呆□	1. 饮食护理□ 2. 口腔护理□ 3. 生活起居□ 4. 其他护理措施	1. 穴位按摩□　应用次数：____次　应用时间：____天 2. 艾　　灸□　应用次数：____次　应用时间：____天 3. 其他：____　应用次数：____次　应用时间：____天	好　□ 较好□ 一般□ 差　□
其他□ （请注明）	1. 2. 3.		好　□ 较好□ 一般□ 差　□

(二)护理依从性及满意度评价

评价项目		患者对护理的依从性			患者对护理的满意度		
		依从	部分依从	不依从	满意	一般	不满意
中医护理技术	穴位按摩						
	中药保留灌肠						
	中药离子导入						
	耳穴贴压(耳穴埋豆)						
	中药全结肠灌洗						
	肝病治疗仪						
	穴位贴敷						
	艾灸						
	中药熏蒸						
健康指导							
签 名		责任护士签名:			上级护士或护士长签名:		

(三)对本病中医护理方案的评价

实用性强□   实用性较强□   实用性一般□   不实用□

改进意见:

(四)评价人(责任护士)

姓名:＿＿＿＿   技术职称:＿＿＿＿   完成日期:＿＿＿＿   护士长签字:＿＿＿＿

附表2 积聚(肝硬化)护理效果评价量表

分级\症状	无(0分)	轻(2分)	中(4分)	重(6分)	实施前评价		实施后评价	
					日期	分值	日期	分值
胁痛	无疼痛(FPS-R评分:0分)	疼痛轻微(FPS-R评分:2~4分)	中度疼痛(FPS-R评分:6~8分)	重度疼痛(FPS-R评分:10分)				
腹胀	无	偶腹胀	时有腹胀	持续腹胀				
黄疸	无	胆红素<34 μmol/L	胆红素34~51 μmol/L	胆红素>51 μmol/L				
纳呆	无	食量减少1/4	食量减少1/3	食量减少1/2				

第二节　酒癖(酒精性脂肪性肝病)中医护理方案

一、常见证候要点

（一）肝郁脾虚证

胁肋胀痛,心情抑郁不舒,乏力,纳差,脘腹痞闷,便溏。舌淡红,苔薄,脉弦细或沉细。

（二）痰瘀互结证

胁肋刺痛,乏力,纳差口黏,脘腹痞闷,胁下痞块,便溏不爽。舌胖大瘀紫,苔白腻,脉细涩。

（三）痰湿内阻证

胁肋隐痛,脘腹痞闷,口黏纳差,困倦乏力,头晕恶心,便溏不爽,形体肥胖。舌淡红胖大,苔白腻,脉濡缓。

（四）湿热内蕴证

脘腹痞闷,胁肋胀痛,恶心呕吐,便秘或秽而不爽,困倦乏力,小便黄,口干,口苦。舌红,苔黄腻,脉弦滑。

（五）肝肾不足证

胁肋隐痛,腰膝酸软,足跟痛,头晕耳鸣,失眠,午后潮热,盗汗,男子遗精或女子月经不调。舌红少津,脉细或细数。

二、常见症状/证候施护

（一）胁胀或痛

1.观察疼痛的部位、性质、程度、发作的时间、伴随症状以及与气候、饮食、情志、劳倦的关系,避免疼痛的诱发因素,做好相关健康宣教。

2.病室宜安静,减少外界不良刺激,疼痛发作时卧床休息。

3.遵医嘱局部中药离子导入。

4.遵医嘱中药保留灌肠。

5.遵医嘱使用肝病治疗仪治疗。

（二）乏力

1.卧床休息,限制活动量;减少交谈,限制探视,减少气血耗损。

2.加强生活护理,勤巡视,将常用物品放置患者随手可及的地方。注意患者安全,如加设床档,外出检查时有人陪同,防跌倒、坠床等。

3.遵医嘱耳穴贴压(耳穴埋豆),取穴脾、胃等。

（三）纳呆

1. 观察患者饮食状况、口腔气味、口中感觉、伴随症状及舌质舌苔的变化,保持口腔清洁。

2. 定期测量体重,监测有关营养指标的变化,并做好记录。

3. 指导患者少食多餐,宜进清淡、易消化的饮食,忌肥甘厚味、煎炸之品。

4. 遵医嘱穴位按摩,取穴足三里、内关、丰隆、合谷、中脘、阳陵泉等。

5. 遵医嘱耳穴贴压(耳穴埋豆),根据病情需要,可选择脾、胃、肝、小肠、心、交感等穴位。

三、中医特色治疗护理

（一）药物治疗

1. 内服中药

(1)中药汤剂宜温服,以助药力。服药后注意观察药物的反应及病情变化。

(2)脾虚湿盛者中药汤剂宜浓煎,少量频服;湿热内阻者中药宜温服。

2. 注射给药(详见附录1)。

（二）特色技术

1. 遵医嘱给予肝病治疗仪照射期门穴治疗。方法:肝病治疗仪照射期门穴,每次30分钟,每日1次,20天为1个疗程,一般需2个疗程。

2. 遵医嘱中药保留灌肠,护肠清毒汤,水煎浓缩至100 mL,保留灌肠,每日1次。

3. 遵医嘱中药离子导入。

4. 遵医嘱耳穴贴压(耳穴埋豆),取穴皮质下、心、肝、肾、神门。

四、健康指导

（一）生活起居

1. 保持病室整洁,空气清新,起居有常,避免劳累,保证充足的睡眠。

2. 积极治疗原发疾病,戒酒,纠正不良生活习惯。

3. 在医师指导下用药,避免加重肝脏负担和肝损伤。

（二）饮食指导

1. 饮食原则 节制饮食,饥饱适宜。宜食清淡之品,忌寒凉、油腻、发物及不易消化的食物,如鱼、肉、蛋、牛奶、花生及含胆固醇高的食物。恶心呕吐剧烈者,应暂禁食,待病情好转后,逐渐进食易消化的流食或软食。

(1)肝郁脾虚证:饮食宜疏肝解郁、行气止痛之品,如丝瓜、菠菜、茄子等。

(2)痰瘀互结证:饮食以清淡、松软易消化、稀软温热为宜,禁食辛辣油腻之品,忌烟酒。

（3）痰湿内阻证：饮食宜忌尤为重要，避免饮食过量，禁食辛辣肥甘厚味，以防助湿化痰。

（4）湿热内蕴证：饮食宜偏凉滑利渗湿之品，如西瓜、藕、赤小豆，便秘者多食蔬菜水果。

（5）肝肾不足证：饮食可食瘦肉、大枣、紫河车等补养气血之物。

2. 辨证施膳

（1）消脂调肝饮：荷叶、茯苓、薏苡仁、冬瓜仁、生山楂按1∶1∶1∶1∶1进行配伍，沸水冲泡10分钟后，频服，以茶代饮。

（2）解酒养肝饮：枳椇子、茯苓、薏苡仁、冬瓜仁、生山楂按1∶1∶1∶1∶1进行配伍，沸水冲泡10分钟后，频服，以茶代饮。

（三）情志调理

1. 对于焦虑的患者，加强健康教育，针对病情恰当解释，使患者和家属对疾病有正确的认识，不思少虑，防止思多伤脾。

2. 对于恐惧或急躁易怒的患者，加强与患者沟通，介绍成功病例，增强患者治疗的信心；向患者说明疾病和情志的关系，鼓励患者积极面对疾病，提高患者治疗的依从性；采用移情易性、澄心静志疗法，以疏导情志，稳定情绪。

3. 对于情绪低落或悲观失望的患者，鼓励患者积极参与社会活动，多与家人、同事、朋友沟通，建立良好的人际关系，争取社会支持，以利康复。

4. 病情稳定时，进行体育锻炼，如导引术、太极拳、八段锦、五禽戏等。

五、护理难点

（一）不良生活习惯及饮食习惯难以纠正

解决思路如下。

1. 加强健康教育，宣传饮酒、熬夜等不良生活方式的危害，督促患者自觉戒除，逐步养成良好生活习惯。

2. 介绍饮食调护方法，鼓励患者养成良好的饮食习惯；专业营养师给予康复治疗与指导，帮助患者制订食谱，并督促执行。

3. 定期追踪回访，督促患者坚持健康的生活方式和饮食调护。

4. 必要时对嗜酒患者进行强制戒酒。

（二）脐灸艾炷燃烧可能存在安全隐患，且烟味较大，部分敏感患者难以接受

解决思路：加强中医特色治疗室的安全防范，安装排烟装置，规范临床操作。

六、护理效果评价

见：酒癖（酒精性脂肪性肝病）中医护理效果评价表

见：酒癖（酒精性脂肪性肝病）护理效果评价量表

附表1 酒癖(酒精性脂肪性肝病)中医护理效果评价表

医院： 科室： 入院日期： 出院日期： 住院天数：

患者姓名： 性别： 年龄： ID： 文化程度：

纳入中医临床路径：是□ 否□

证候诊断：肝郁脾虚证□ 痰瘀互结证□ 痰湿内阻证□ 湿热内蕴证□

　　　　　肝肾不足证□ 其他□

（一）护理效果评价

主要症状	主要辨证施护方法	中医护理技术	护理效果
胁胀或痛□	1.评估疼痛□ 2.避免诱因□ 3.体　位□ 4.其他护理措施	1.中药离子导入□ 应用次数：___次 应用时间：___天 2.肝病治疗仪□ 应用次数：___次 应用时间：___天 3.中药保留灌肠□ 应用次数：___次 应用时间：___天 4.其他：___ 应用次数：___次 应用时间：___天 （请注明，下同）	好 □ 较好□ 一般□ 差 □
乏力□	1.评估诱发因素□ 2.饮食护理□ 3.其他护理措施	1.耳穴贴压□ 应用次数：___次 应用时间：___天 2.其他：___ 应用次数：___次 应用时间：___天	好 □ 较好□ 一般□ 差 □
纳呆□	1.饮食护理□ 2.口腔护理□ 3.生活起居□ 4.其他护理措施	1.穴位按摩□ 应用次数：___次 应用时间：___天 2.耳穴贴压□ 应用次数：___次 应用时间：___天 3.其他：___ 应用次数：___次 应用时间：___天	好 □ 较好□ 一般□ 差 □
其他□ (请注明)	1. 2. 3.		好 □ 较好□ 一般□ 差 □

（二）护理依从性及满意度评价

评价项目		患者对护理的依从性			患者对护理的满意度		
		依从	部分依从	不依从	满意	一般	不满意
中医护理技术	中药保留灌肠						
	中药离子导入						
	耳穴贴压(耳穴埋豆)						
	肝病治疗仪						
	穴位按摩						
健康指导		/		/		/	
签 名		责任护士签名：			上级护士或护士长签名：		

（三）对本病中医护理方案的评价

实用性强□   实用性较强□   实用性一般□   不实用□

改进意见：

（四）评价人（责任护士）

姓名：_____ 技术职称：_____ 完成日期：_____ 护士长签字：_____

附表2 酒癖(酒精性脂肪性肝病)护理效果评价量表

分级 症状	无 (0分)	轻(2分)	中(4分)	重(6分)	实施前评价		实施后评价	
					日期	分值	日期	分值
腹痛	无疼痛 (FPS–R 评分： 0分)	疼痛轻微 (FPS–R 评分： 2~4分)	中度疼痛 (FPS–R 评分： 6~8分)	重度疼痛 (FPS–R 评分： 10分)				
腹胀	无	偶腹胀	时有腹胀	持续腹胀				
纳呆	无	食量减少1/4	食量减少1/3	食量减少1/2				
恶心、呕吐	无	偶有恶心、呕吐	常有恶心,每日呕吐1~2次	每日呕吐3次以上				
疲倦乏力	无	偶有疲乏,可坚持轻体力劳动	活动后即感乏力,勉强支持日常活动	活动休息后仍感疲乏,不能坚持日常活动				

第三节 肝着(慢性乙型病毒性肝炎)中医护理方案

一、常见证候要点

（一）湿热蕴结证

身目黄染,黄色鲜明;小便黄赤;口干苦或口臭;舌苔黄腻,脉弦滑或滑数。

（二）肝郁气滞证

两胁胀痛;善太息,得嗳气稍舒;苔薄白或薄黄,舌质淡红,脉沉弦。

（三）肝郁脾虚证

胁肋胀痛或窜痛;急躁易怒,喜太息;纳差或食后胃脘胀满。舌质淡红,苔薄白或薄黄,脉弦滑。

（四）肝肾阴虚证

腰痛或腰酸腿软;眼干涩;五心烦热或低热;舌红少苔,脉细或细数。

（五）脾肾阳虚证

食少便溏或五更泻;腰痛、腰酸腿软、阳痿早泄或耳鸣耳聋等;形寒肢冷。舌质淡胖,苔润,脉沉细或迟。

（六）瘀血阻络证

胁痛如刺,痛处不移;朱砂掌,或蜘蛛痣色暗,或毛细血管扩张;胁下积块;舌质紫暗,或有瘀斑瘀点,脉细涩。

二、常见症状/证候施护

（一）胁痛

1. 观察疼痛的部位、性质、程度、发作的时间、伴随症状以及与气候、饮食、情志、劳倦的关系,避免疼痛的诱发因素,做好相关健康宣教。

2. 病室宜安静,减少外界不良刺激,疼痛发作时卧床休息。

3. 遵医嘱局部中药离子导入。

4. 遵医嘱耳穴贴压(耳穴埋豆),取穴肝、神门、交感等。

5. 遵医嘱使用肝病治疗仪治疗。

（二）腹胀

1. 观察腹胀的部位、性质、程度、时间、诱发因素及伴随症状,观察腹胀发作的规律,定期测量腹围及体重。避免腹胀发作的诱因,如饮食过饱、低钾等。

2. 保持大便通畅,予腹部按摩,顺时针方向环形按摩,每次 15～20 分钟,每日 2～3 次,便秘者遵医嘱保留灌肠。

3.遵医嘱耳穴贴压(耳穴埋豆),取肝、胃、大肠等穴。

（三）黄疸

1.密切观察黄疸伴随症状,加强巡视。如果患者出现黄疸迅速加深,伴高热、腹水、神志恍惚、烦躁等急黄证,及时报告医师,积极配合抢救。

2.保持大便通畅,便秘者遵医嘱口服通便药物,禁止使用碱性液体灌肠。

3.并发皮肤瘙痒时,指导患者着棉质宽松透气衣裤,保持个人卫生,避免用力抓挠,防止皮肤破溃,洗澡时禁用肥皂或浴液等碱性用品。

4.遵医嘱中药保留灌肠。

5.遵医嘱中药全结肠灌洗。

（四）纳呆

1.观察患者饮食情况、口腔气味、口中感觉、伴随症状及舌质舌苔的变化。

2.保持病室空气新鲜,及时清除呕吐物、排泄物,避免不良气味刺激。

3.遵医嘱穴位按摩,取足三里、脾俞、中脘等穴。

三、中医特色治疗护理

（一）药物治疗

1.内服中药　中药汤剂宜温服,以助药力。服药后注意观察药物的反应及病情变化。

2.注射给药。

（二）特色技术

1.中药保留灌肠　中药护肠清毒汤(大黄、黄芩、赤芍、紫草、白及、茯苓等),水煎浓缩至 100 mL,保留灌肠,每日 1 次。

2.肝病治疗仪　适用于慢性肝炎、肝纤维化和肝硬化,迅速改善肝脏微循环(活血化瘀,疏通肝络),减轻肝病症状,调节免疫状态,缩短康复周期。协同药物治疗,促进吸收利用。

3.遵医嘱中药离子导入。

4.遵医嘱耳穴贴压(耳穴埋豆),取肝、胆、交感、神门等穴。

5.遵医嘱中药全结肠灌洗。

6.遵医嘱穴位按摩。

四、健康指导

（一）生活起居

1.保持病室整洁,空气清新,起居有常,避免劳累,保证充足的睡眠。

2.积极治疗原发疾病,戒酒,纠正不良生活习惯。

3.在医师指导下用药,避免加重肝脏负担和肝损伤。

（二）饮食指导

1.湿热蕴结证　饮食以偏凉为宜,可选用有滑利渗湿清热之品,如黄瓜、西瓜、冬瓜、黄花菜、鲫鱼、赤小豆、慈菇、芹菜等,保持大便通畅。

2.肝郁气滞证　饮食宜疏肝解郁、行气止痛之品。常食丝瓜、菠菜、茄子等。

3.肝郁脾虚证　给予软食,宜进薏苡仁、萝卜、山药、扁豆等健脾食物,适当服用黄芪粥、党参粥、核桃粥等健脾之品,以及柑橘、佛手、萝卜等理气食物。少食甜食、糖类。忌辛热、酒及油腻之品。中药汤剂温服。

4.肝肾阴虚证　饮食宜偏凉,可食番茄、梨、藕、百合、银耳、花生等有凉润生津作用的食物。

5.脾肾阳虚证　饮食以温热为宜,忌生冷、瓜果,若脾虚食后腹胀,应少食牛奶、豆类等产气食品和硬固粗糙食物。

6.瘀血阻络证　饮食不宜过冷、过热、过硬之物,吞咽缓慢,防止络破血出。

（三）情志调理

1.多与患者沟通,了解其心理状态,指导其保持乐观情绪。

2.指导患者采用移情相制疗法,转移其注意力。针对患者焦虑或抑郁的情绪变化,可采用暗示疗法或顺情从欲法。

3.鼓励家属多陪伴患者,给予患者心理支持。指导患者和家属了解本病的相关知识,掌握控制疼痛的简单方法,如深呼吸、全身肌肉放松、听音乐等。

4.鼓励病友间多沟通,交流疾病防治经验,提高认识,增强治疗信心。

五、护理难点

（一）服药的依从性差

解决思路如下。

1.向患者及家属讲解抗病毒等综合治疗的必要性,强调自行停药、减量后对身体的危害。

2.定期门诊复查及追踪回访,督促患者坚持治疗。

3.根据患者情况,选择合适的药物。

（二）患者建立正确的饮食习惯较困难

解决思路如下。

1.利用多种形式向患者及家属介绍食疗及养生方法。

2.利用图表等形式向患者演示饮食不当诱发胆囊炎的机制,使患者了解疾病与饮食的相关性,并嘱家属协同做好督促工作。

3.定期进行电话回访,鼓励患者坚持正确的饮食习惯。定期门诊复查,筛查危险因素,进行针对性干预。

（三）脐灸艾炷燃烧可能存在安全隐患,且烟味较大,部分敏感患者难以接受

解决思路:加强中医特色治疗室的安全防范,安装排烟装置,规范临床操作。

六、护理效果评价

见:肝着(慢性乙型病毒性肝炎)中医护理效果评价表

见:肝着(慢性乙型病毒性肝炎)护理效果评价量表

附表1　肝着(慢性乙型病毒性肝炎)中医护理效果评价表

医院:　　　　科室:　　　　入院日期:　　　出院日期:　　　住院天数:

患者姓名:　　性别:　　年龄:　　　ID:　　　　文化程度:

纳入中医临床路径:是□　否□

证候诊断:湿热蕴结证□　肝郁气滞证□　肝郁脾虚证□　肝肾阴虚证□

　　　　脾肾阳虚证□　瘀血阻络证□　肝阳气虚证□　其他□

（一）护理效果评价

主要症状	主要辨证施护方法	中医护理技术	护理效果
胁痛□	1. 评估疼痛□ 2. 避免诱因□ 3. 体　　位□ 4. 其他护理措施	1.中药离子导入□　应用次数:____次　应用时间: 　　　____天 2.耳穴贴压□　应用次数:____次　应用时间:____天 3.肝病治疗仪□　应用次数:____次　应用时间:____天 4.其他:____　应用次数:____次　应用时间:____天 （请注明,下同）	好　□ 较好□ 一般□ 差　□
腹胀□	1. 监测腹围、体重□ 2. 饮食护理□ 3. 排便护理□ 4. 其他护理措施	1.穴位按摩□　应用次数:____次　应用时间:____天 2.中药灌肠□　应用次数:____次　应用时间:____天 3.耳穴贴压□　应用次数:____次　应用时间:____大 4.其他:____　应用次数:____次　应用时间:____天	好　□ 较好□ 一般□ 差　□
黄疸□	1. 观察皮肤、尿色□ 2. 排便护理□ 3. 皮肤护理□ 4. 其他护理措施	1.中药保留灌肠□　应用次数:____次　应用时间: 　　　____天 2.中药全结肠灌洗□　应用次数:____次　应用时间: 　　　____天 3.其他:____　应用次数:____次　应用时间:____天	好　□ 较好□ 一般□ 差　□

（续表）

主要症状	主要辨证施护方法	中医护理技术	护理效果
纳呆□	1.饮食护理□ 2.口腔护理□ 3.生活起居□ 4.其他护理措施	1.穴位按摩□　应用次数：＿＿次　应用时间：＿＿天 2.其他：＿＿＿　应用次数：＿＿次　应用时间：＿＿天	好　□ 较好□ 一般□ 差　□
其他□ （请注明）	1. 2. 3.		好　□ 较好□ 一般□ 差　□

（二）护理依从性及满意度评价

评价项目		患者对护理的依从性			患者对护理的满意度		
		依从	部分依从	不依从	满意	一般	不满意
中医护理技术	中药保留灌肠						
	中药离子导入						
	耳穴贴压（耳穴埋豆）						
	穴位按摩						
	中药全结肠灌洗						
	肝病治疗仪						
	健康指导	/	/	/			
签　名		责任护士签名：			上级护士或护士长签名：		

（三）对本病中医护理方案的评价

实用性强□　　实用性较强□　　实用性一般□　　不实用□

改进意见：

（四）评价人（责任护士）

姓名：＿＿＿＿　技术职称：＿＿＿＿　完成日期：＿＿＿＿　护士长签字：＿＿＿＿

附表2　肝着(慢性乙型病毒性肝炎)护理效果评价量表

症状＼分级	无(0分)	轻(2分)	中(4分)	重(6分)	实施前评价		实施后评价	
					日期	分值	日期	分值
腹痛	无疼痛(FPS-R评分:0分)	疼痛轻微(FPS-R评分:2~4分)	中度疼痛(FPS-R评分:6~8分)	重度疼痛(FPS-R评分:10分)				
腰膝酸软	无	腿软难以久立	持续腰膝酸软,可支持日常活动	腰膝酸软,程度重,喜卧				
目黄	无	胆红素<34 μmol/L	胆红素34~51 μmol/L	胆红素>51 μmol/L				
纳差	无	食量减少1/4	食量减少1/3	食量减少1/2				
疲倦乏力	无	偶有疲乏,可坚持轻体力劳动	活动后即感乏力,勉强支持日常活动	活动休息后仍感疲乏,不能坚持日常活动				

第四节　胁痛(胆石症)中医护理方案

一、常见证候要点

(一)肝郁气滞证

右胁或剑突下轻度疼痛,或间歇性隐痛,或绞痛,可牵扯至肩背部疼痛不适,食欲不振,遇怒加重,胸闷嗳气或伴恶心,口苦咽干,大便不爽。舌苔薄白,脉弦。

(二)肝胆湿热证

右胁或上腹部疼痛拒按,多向右肩部放射,小便黄赤,大便不爽,身热恶寒,身目发黄,口苦口黏,脘腹胀满,胸闷纳呆,恶心呕吐。舌红苔黄腻,脉弦滑数。

(三)胆腑郁热证

右胁部灼热疼痛,口苦咽干,小便黄赤,大便秘结,面红目赤,心烦而怒。舌红苔黄厚而干,脉弦数。

(四)肝阴不足证

右胁隐痛或略有灼热感,午后低热,或五心烦热,双目干涩,口燥咽干,少寐多梦,急躁易怒,头晕目眩,舌红或有裂纹或见光剥苔,脉弦细或沉细。

二、常见症状/证候施护

(一)右胁疼痛

1. 观察疼痛的部位、性质、程度、持续时间、诱发及缓解因素,与饮食、体位、睡眠的关系。若疼痛剧烈,可能有出血或出现休克现象者,立即报告医师。

2. 急性发作时宜卧床休息,给予精神安慰;禁饮食,密切观察病情变化。

3. 遵医嘱耳穴贴压(耳穴埋豆),取肝、胆、交感、神门等穴。

4. 遵医嘱穴位按摩,取右侧肝俞、右侧胆俞、太冲等穴。

5. 遵医嘱穴位注射,取胆囊等穴。

6. 遵医嘱药熨,可用中药热罨包热熨右胁疼痛部。

7. 遵医嘱穴位贴敷,取胆囊穴、章门、期门等穴。

(二)右胁胀满不适

1. 观察胀满的部位、性质、程度、时间、诱发因素及伴随症状。

2. 鼓励患者饭后适当运动,保持大便通畅。

3. 腹部行顺时针方向按摩。

4. 遵医嘱耳穴贴压(耳穴埋豆),取肝、胆、大肠、交感等穴。

5. 遵医嘱穴位按摩,取胆囊、天枢等穴。

6. 遵医嘱穴位注射,取足三里、胆囊等穴。

(三)嗳气、恶心、呕吐

1. 观察嗳气、恶心、呕吐的频率、程度与饮食的关系。

2. 指导患者饭后不宜立即平卧。

3. 呕吐患者汤药宜少量频服,服药前用生姜汁数滴滴于舌面或姜片含于舌下,以减轻呕吐。

4. 遵医嘱耳穴贴压(耳穴埋豆),取胆囊、胃、神门等穴。

5. 遵医嘱艾灸,取脾俞、胃俞、足三里等穴。

6. 遵医嘱穴位按摩,取合谷、胆囊等穴。

7. 遵医嘱穴位注射,取双侧足三里等穴。

(四)纳呆

1. 观察患者饮食状况、口腔气味及舌质、舌苔的变化,保持口腔清洁。

2. 遵医嘱耳穴贴压(耳穴埋豆),取肝、胆、脾、胃、神门等穴。

3. 遵医嘱穴位按摩,取胆囊、脾俞、胃俞、中脘等穴。

(五)发热

1. 观察体温变化。

2. 保持皮肤清洁,汗出后及时擦干皮肤、更换衣被,忌汗出当风。

3. 遵医嘱穴位注射,取曲池等穴。

三、中医特色治疗护理

(一)药物治疗

1. 内服中药

(1)恶心呕吐者宜浓煎频服,湿热证者宜凉服。

(2)服用含有大黄成分的中成药后,要注意观察大便的次数及性状。

2. 注射给药。

(二)特色技术

1. 耳穴贴压(耳穴埋豆)。

2. 穴位注射。

3. 穴位按摩。

4. 艾灸。

5. 穴位贴敷。

四、健康指导

(一)生活起居

1. 病室安静、整洁、空气清新,温湿度适宜。

2. 急性发作时宜卧床休息。

(二)饮食指导

1. 肝郁气滞证 宜食疏肝利胆、理气导滞的食品,如苦瓜、芹菜、白菜、丝瓜等。忌食壅阻气机的食品,如豆类、红薯、南瓜等。

2. 肝胆湿热证 宜食清热利湿,疏肝利胆的食品,如薏苡仁、冬瓜、黄瓜、芹菜等。

3. 胆腑郁热证 宜食清热泻火、解郁通腑的食品,如冬瓜、苦瓜、菊花饮等。

4. 肝阴不足证 宜食养阴清热,疏肝利胆的食品,如苦瓜、丝瓜等。

(三)情志调理

1. 多与患者沟通,了解其心理状态,指导其保持乐观情绪。

2. 指导患者采用移情相制疗法,转移其注意力。针对患者焦虑或抑郁的情绪变化,可采用暗示疗法或顺情从欲法。

3. 鼓励家属多陪伴患者,给予患者心理支持。指导患者和家属了解本病的相关知识,掌握控制疼痛的简单方法,如深呼吸、全身肌肉放松、听音乐等。

4. 鼓励病友间多沟通,交流疾病防治经验,提高认识,增强治疗信心。

五、护理难点

患者建立正确的饮食习惯较困难。

解决思路如下。

1. 利用多种形式向患者及家属介绍食疗及养生方法。

2. 利用图表等形式向患者演示饮食不当诱发胆囊炎的机制,使患者了解疾病与饮食的相关性,并嘱家属协同做好督促工作。

3. 定期进行电话回访,定期门诊复查,筛查危险因素,进行针对性干预。

六、护理效果评价

见:胁痛(胆石症)中医护理效果评价表

见:胁痛(胆石症)护理效果评价量表

附表1 胁痛(胆石症)中医护理效果评价表

医院: 科室: 入院日期: 出院日期: 住院天数:

患者姓名: 性别: 年龄: ID: 文化程度:

纳入中医临床路径:是□ 否□

证候诊断:肝郁气滞证□ 肝胆湿热证□ 胆腑郁热证□

肝阴不足证□ 瘀血阻滞证□ 其他□

(一)护理效果评价

主要症状	主要辨证施护方法	中医护理技术	护理效果
右胁疼痛□	1. 观察□ 2. 活动□ 3. 其他护理措施	1. 穴位贴敷□ 应用次数:____次 应用时间:____天 2. 穴位按摩□ 应用次数:____次 应用时间:____天 3. 耳穴贴压□ 应用次数:____次 应用时间:____天 4. 穴位注射□ 应用次数:____次 应用时间:____天 5. 其他:____ 应用次数:____次 应用时间:____天 (请注明,下同)	好 □ 较好□ 一般□ 差 □
右胁胀满不适□	1. 观察□ 2. 活动□ 3. 腹部按摩□ 4. 其他护理措施	1. 穴位贴敷□ 应用次数:____次 应用时间:____天 2. 穴位注射□ 应用次数:____次 应用时间:____天 3. 耳穴贴压□ 应用次数:____次 应用时间:____天 4. 穴位按摩□ 应用次数:____次 应用时间:____天 5. 其他:____ 应用次数:____次 应用时间:____天	好 □ 较好□ 一般□ 差 □
嗳气、恶心、呕吐□	1. 观察□ 2. 体位□ 3. 服药护理□ 4. 其他护理措施	1. 穴位注射□ 应用次数:____次 应用时间:____天 2. 穴位按摩□ 应用次数:____次 应用时间:____天 3. 耳穴贴压□ 应用次数:____次 应用时间:____天 4. 艾 灸□ 应用次数:____次 应用时间:____天 5. 穴位贴敷□ 应用次数:____次 应用时间:____天 6. 其他:____ 应用次数:____次 应用时间:____天	好 □ 较好□ 一般□ 差 □

（续表）

主要症状	主要辨证施护方法	中医护理技术		护理效果
纳呆□	1. 口腔清洁□ 2. 其他护理措施	1. 穴位按摩□　应用次数：＿＿＿次　应用时间：＿＿＿天 2. 耳穴贴压□　应用次数：＿＿＿次　应用时间：＿＿＿天 3. 穴位贴敷□　应用次数：＿＿＿次　应用时间：＿＿＿天 4. 其他：＿＿＿　应用次数：＿＿＿次　应用时间：＿＿＿天		好　□ 较好□ 一般□ 差　□
发热□	1. 监测体温□ 2. 皮肤护理□ 3. 其他护理措施	1. 穴位注射□　应用次数：＿＿＿次　应用时间：＿＿＿天 2. 其他：＿＿＿　应用次数：＿＿＿次　应用时间：＿＿＿天		好　□ 较好□ 一般□ 差　□
其他□ （请注明）	1. 2. 3.			好　□ 较好□ 一般□ 差　□

（二）护理依从性及满意度评价

评价项目		患者对护理的依从性			患者对护理的满意度		
		依从	部分依从	不依从	满意	一般	不满意
中医护理技术	穴位贴敷						
	药熨法						
	穴位注射						
	艾灸						
	耳穴贴压(耳穴埋豆)						
	穴位按摩						
	拔罐法						
健康指导		/	/	/			
签　名		责任护士签名：			上级护士或护士长签名：		

（三）对本病中医护理方案的评价

　　实用性强□　　实用性较强□　　实用性一般□　　不实用□

　　改进意见：

（四）评价人（责任护士）

　　姓名：＿＿＿＿＿　技术职称：＿＿＿＿＿＿　完成日期：＿＿＿＿＿　护士长签字：＿＿＿＿＿

附表2　胁痛(胆石症)护理效果评价量表

分级 症状	无 (0分)	轻(2分)	中(4分)	重(6分)	实施前评价		实施后评价	
					日期	分值	日期	分值
右胁疼痛	无	轻微右胁疼痛,时作时止,不影响工作及休息	右胁疼痛可忍,发作频繁,影响工作及休息	右胁疼痛难忍,持续不止,常需服止痛药缓解				
右胁胀满不适	无	轻微右胁胀满,时作时止,不影响工作及休息	右胁胀满可忍,发作频繁,影响工作及休息	右胁胀满难忍,持续不止,常需服理气消导缓解				
嗳气、恶心、呕吐	无	偶有嗳气、恶心、呕吐	时有嗳气、恶心、呕吐	频频嗳气、恶心、呕吐				
纳呆	无	食量减少1/4	食量减少1/3	食量减少1/2				

第五节　肝内胆管结石急性发作期中医护理方案

一、常见证候要点

(一)肝胆蕴热证

胁肋灼痛或刺痛,胁下拒按或痞块。伴畏寒发热,口干口苦,恶心呕吐,身目微黄,大便干结。舌质微红,苔薄白或微黄。

(二)肝胆湿热证

胁肋胀痛,身目发黄。伴发热,纳呆呕恶,小便黄,胁下痞块拒按,便溏或大便秘结。舌质红,苔黄厚腻。

二、常见症状/证候施护

(一)疼痛

1.评估疼痛的部位、诱因、程度、性质、持续时间及伴随症状,做好疼痛评分,可应用疼痛自评工具"数字评分法(NRS)"评分,记录具体分值。出现剧烈绞痛、腹膜炎或出现厥脱先兆应立即报告医师,协助处理。

2.卧床休息,取屈膝仰卧位或右侧卧位,缓慢深呼吸。

3.遵医嘱穴位按摩,取右侧的肝俞、胆俞,强刺激胆囊、侠溪、太冲等穴。

4.遵医嘱耳穴贴压(耳穴埋豆),取腹痛点、脾俞等穴。

5. 遵医嘱穴位贴敷,取肝俞、胆俞等穴。

(二)发热

1. 观察体温变化及汗出情况,保持皮肤清洁,及时更换汗湿的衣被。

2. 高热者宜卧床休息,恶寒时注意保暖,根据需要物理降温。

3. 保持口腔清洁,遵医嘱使用中药漱口液漱口。

4. 遵医嘱穴位按摩,取大椎、曲池、合谷等穴。

5. 遵医嘱中药保留灌肠。

(三)黄疸

1. 观察巩膜、皮肤的色泽、黄染程度、二便颜色及伴随症状。

2. 皮肤瘙痒时,告知患者勿搔抓,修剪指甲,用温水清洗,禁用肥皂水擦洗。

3. 遵医嘱耳穴贴压(耳穴埋豆),取肝、胆、脾、胃等穴。

4. 遵医嘱予中药保留灌肠。

(四)恶心、呕吐

1. 观察呕吐物的色、质、量,持续时间、诱发因素及伴随症状。

2. 呕吐时取半卧位,从上至下按摩胃部,以降胃气。

3. 可含服姜片,以缓解呕吐。

4. 遵医嘱穴位按摩,取中脘、合谷、内关、足三里等穴。

5. 遵医嘱耳穴贴压(耳穴埋豆),取脾、胃、神门等穴。

6. 遵医嘱穴位注射,取足三里等穴。

(五)便秘

1. 评估排便次数、排便费力程度,观察大便性状、量。

2. 遵医嘱穴位按摩,取胃俞、脾俞、内关、足三里、天枢、关元等穴。

3. 遵医嘱耳穴贴压(耳穴埋豆),取大肠、胃、脾、交感、皮质下、便秘点等穴。

4. 遵医嘱中药保留灌肠。

5. 遵医嘱腹部按摩。

三、中医特色治疗护理

(一)药物治疗

1. 内服中药。

2. 注射给药。

3. 外用中药。

(二)特色技术

1. 穴位按摩。

2. 耳穴贴压(耳穴埋豆)。

3.中药保留灌肠。

4.穴位注射。

5.穴位贴敷。

四、健康指导

（一）生活起居

1.避免受凉,养成定时排便的习惯,保证充足休息和睡眠。

2.避免终日静坐少动,适度运动,如散步、导引术、打太极拳等。

3.着棉质、透气、柔软衣服,勿搔抓皮肤,禁用碱性淋浴用品。

（二）饮食指导

1.饮食调节原则　规律进食,禁烟酒、煎炸等食品,减少高脂肪食品的摄入。

（1）肝胆蕴热证:宜食疏肝解郁、清热利胆的食品,如萝卜、丝瓜、绿豆等。

（2）肝胆湿热证:宜食清热利胆、化湿通下的食品,如苦瓜、冬瓜、绿豆等。

2.便溏者,宜食山楂、乌梅,少食粗纤维的食品,如芹菜、韭菜等。

3.便秘者,宜食清热、润肠通便的食品,如白萝卜等。

4.食材宜采用煮、蒸、烩的烹饪方法。

5.含钙食品勿与富含草酸、植酸的食品混合烹制、同餐食用。

（三）情志调理

1.指导患者保持心情舒畅,心胸豁达,精神愉快。

2.主动介绍疾病知识,使患者了解疾病的发生、发展。

3.鼓励病友间相互交流治疗体会,提高认知度,增强治疗信心。

4.鼓励家属多陪伴患者,给予情感支持。

五、护理难点

患者建立正确的饮食习惯较困难。

解决思路如下。

1.利用多种形式向患者及家属介绍食疗及养生方法,鼓励患者建立良好的生活方式。

2.利用图表等形式向患者演示饮食不当诱发结石的机制,使患者了解疾病与饮食的相关性,并嘱家属协同做好督促工作。

3.加强患者出院后的延续护理服务,定期电话回访及微信平台推送,定期门诊复查,筛查危险因素,进行针对性干预。

六、护理效果评价

见:肝内胆管结石急性发作期中医护理效果评价表

见:肝内胆管结石急性发作期护理效果评价量表

附表 1　肝内胆管结石急性发作期中医护理效果评价表

医院：　　　　科室：　　　　入院日期：　　　出院日期：　　　住院天数：

患者姓名：　　　性别：　　　年龄：　　　ID：　　　　文化程度：

纳入中医临床路径：是□　否□

证候诊断：肝胆湿热证□　　肝胆蕴热证□　　其他□

（一）护理效果评价

主要症状	主要辨证施护方法	中医护理技术		护理效果
疼痛□	1.评估疼痛□ 　评分：____ 2.体位□ 3.其他护理措施	1.穴位按摩□　应用次数：____次　应用时间：____天 2.耳穴贴压□　应用次数：____次　应用时间：____天 3.穴位贴敷□　应用次数：____次　应用时间：____天 4.穴位注射□　应用次数：____次　应用时间：____天 5.其他：____　应用次数：____次　应用时间：____天 （请注明，下同）		好　□ 较好□ 一般□ 差　□
发热□	1.病情观察□ 2.发热护理□ 3.口腔护理□ 4.其他护理措施	1.穴位按摩□　应用次数：____次　应用时间：____天 2.中药保留灌肠□　应用次数：____次　应用时间：____天 3.其他：____　应用次数：____次　应用时间：____天		好　□ 较好□ 一般□ 差　□
黄疸□	1.观察黄染情况□ 2.皮肤护理□ 3.其他护理措施	1.耳穴贴压□　应用次数：____次　应用时间：____天 2.中药保留灌肠□　应用次数：____次　应用时间：____天 3.其他：____　应用次数：____次　应用时间：____天		好　□ 较好□ 一般□ 差　□
恶心、呕吐□	1.观察呕吐物情况□ 2.体位□ 3.其他护理措施	1.穴位按摩□　应用次数：____次　应用时间：____天 2.耳穴贴压□　应用次数：____次　应用时间：____天 3.穴位注射□　应用次数：____次　应用时间：____天 4.其他：____　应用次数：____次　应用时间：____天		好　□ 较好□ 一般□ 差　□
便秘□	1.评估排便情况□ 2.其他护理措施	1.穴位按摩□　应用次数：____次　应用时间：____天 2.耳穴贴压□　应用次数：____次　应用时间：____天 3.中药保留灌肠□　应用次数：____次　应用时间：____天 4.腹部按摩□　应用次数：____次　应用时间：____天 5.其他：____　应用次数：____次　应用时间：____天		好　□ 较好□ 一般□ 差　□
其他□ （请注明）	1. 2. 3.			好　□ 较好□ 一般□ 差　□

（二）护理依从性及满意度评价

评价项目		患者对护理的依从性			患者对护理的满意度		
		依从	部分依从	不依从	满意	一般	不满意
中医护理技术	穴位按摩						
	耳穴贴压(耳穴埋豆)						
	中药保留灌肠						
	腹部按摩						
	穴位注射						
	穴位贴敷						
健康指导		/	/	/			
签 名		责任护士签名：			上级护士或护士长签名：		

（三）对本病中医护理方案的评价

　　实用性强□　　　实用性较强□　　　实用性一般□　　　不实用□

　　改进意见：

（四）评价人（责任护士）

　　姓名：＿＿＿＿　技术职称：＿＿＿＿＿　完成日期：＿＿＿＿＿　护士长签字：＿＿＿＿＿

附表2　肝内胆管结石急性发作期护理效果评价量表

分级症状	无(0分)	轻(2分)	中(4分)	重(6分)	实施前评价		实施后评价	
					日期	分值	日期	分值
疼痛	无	偶有发作，隐隐作痛，不影响正常工作	发作频繁，疼痛重，影响工作	反复发作，疼痛剧烈难以忍受				
发热	无	37.2～37.5℃	37.6～38.0℃	38.1℃以上				
黄疸	无	轻微目黄	目、身、溲发黄	目、身、溲深黄，皮肤瘙痒				
恶心呕吐	无	偶有恶心呕吐	常有恶心，每日呕吐1～2次	每日呕吐3次以上				
便秘	无	不便干，每日一行	大便秘结，两日一行	大便艰难，数日一行				

第五章 脾胃病科中医护理方案

第一节 胃脘痛(慢性胃炎)中医护理方案

一、常见证候要点

（一）肝胃气滞证

胃脘胀满或胀痛,胁肋胀痛,症状因情绪因素诱发或加重,嗳气频作,胸闷不舒。舌苔薄白,脉弦。

（二）肝胃郁热证

胃脘饥嘈不适或灼痛,心烦易怒,嘈杂反酸,口干口苦,大便干燥。舌质红苔黄,脉弦或弦数。

（三）脾胃湿热证

脘腹痞满,食少纳呆,口干口苦,身重困倦,小便短黄,恶心欲呕。舌质红,苔黄腻,脉滑或数。

（四）脾胃气虚证

胃脘胀满或胃痛隐隐,餐后明显,饮食不慎后易加重或发作,纳呆,疲倦乏力,少气懒言,四肢不温,大便溏薄。舌淡或有齿印,苔薄白,脉沉弱。

（五）脾胃虚寒证

胃痛隐隐,绵绵不休,喜温喜按,劳累或受凉后发作或加重,泛吐清水,神疲纳呆,四肢倦怠,手足不温,大便溏薄。舌淡苔白,脉虚弱。

（六）胃阴不足证

胃脘灼热疼痛,胃中嘈杂,似饥而不欲食,口干舌燥,大便干结。舌红少津或有裂纹,苔少或无,脉细或数。

（七）胃络瘀阻证

胃脘痞满或痛有定处,胃痛拒按,黑便,面黄暗滞。舌质暗红或有瘀点、瘀斑,脉弦涩。

二、常见症状/证候施护

临床上各症状应与证候要点相结合。

（一）胃脘疼痛

1. 观察疼痛的部位、性质、程度、持续时间、诱发因素及伴随症状。出现疼痛加剧，伴呕吐、寒热，或出现厥脱先兆症状时应立即报告医师，采取应急处理措施。

2. 急性发作时宜卧床休息，给予精神安慰；伴有呕吐或便血时立即报告医师，指导患者暂禁饮食，避免活动及精神紧张。

3. 根据证型，指导患者进行饮食调护，忌食辛辣、肥甘、煎炸之品，戒烟酒。

4. 调摄精神，指导患者采用有效的情志转移方法，如深呼吸、全身肌肉放松、听音乐等。

5. 遵医嘱穴位贴敷，取穴中脘、胃俞、足三里、梁丘等。

6. 遵医嘱穴位按摩，取穴中脘、天枢、气海等。

7. 遵医嘱耳穴贴压（耳穴埋豆），根据病情需要，可选择脾、胃、交感、神门、肝胆、内分泌等穴位。

8. 遵医嘱艾灸，取穴中脘、气海、关元、足三里等。

9. 遵医嘱药熨法，脾胃虚寒者可用中药热罨包热熨胃脘部。

10. 遵医嘱拔火罐，取背俞穴。

11. 遵医嘱 TDP 电磁波治疗，取穴中脘、天枢、关元、中极等。

（二）胃脘胀满

1. 观察胀满的部位、性质、程度、时间、诱发因素及伴随症状。

2. 鼓励患者饭后适当运动，保持大便通畅。

3. 根据食滞轻重控制饮食，避免进食过饱。

4. 保持心情舒畅，避免郁怒、悲伤等情志刺激。

5. 遵医嘱穴位贴敷，取穴脾俞、胃俞、肾俞、天枢、神阙、中脘、关元等。

6. 遵医嘱穴位注射，取穴双侧足三里、合谷。

7. 遵医嘱艾灸，取穴神阙、中脘、下脘、建里、天枢等。

8. 腹部按摩，顺时针按摩，每次 15～20 分钟，每日 2～3 次。

（三）嗳气、反酸

1. 观察嗳气、反酸的频率、程度、伴随症状及与饮食的关系。

2. 指导患者饭后不宜立即平卧，发作时宜取坐位，可饮用温开水；若空腹时出现，应立即进食以缓解不适。

3. 忌生冷饮食，少食甜、酸之品，戒烟酒。

4. 指导患者慎起居，适寒温，畅情志，避免恼怒、抑郁。

5. 遵医嘱穴位注射，取穴双侧足三里、内关。

6. 遵医嘱穴位按摩，取穴足三里、合谷、天突、中脘、内关等。

7. 遵医嘱艾灸，取穴肝俞、胃俞、足三里、中脘、神阙等。

8.遵医嘱穴位贴敷,取穴中脘、内关、足三里、胃俞、膈俞等。

（四）纳呆

1.观察患者饮食状况、口腔气味、口中感觉、伴随症状及舌质舌苔的变化。

2.定期测量体重,监测有关营养指标的变化,并做好记录。

3.指导患者少食多餐,宜进高热量、高优质蛋白、高维生素、易消化的饮食,忌肥甘厚味、煎炸之品。

4.遵医嘱穴位按摩,取穴足三里、内关、丰隆、合谷、中脘、阳陵泉等。

5.遵医嘱耳穴贴压(耳穴埋豆),取穴脾、胃、肝、小肠、心、交感等。

三、中医特色治疗护理

（一）药物治疗

1.内服中药。

2.注射给药。

（二）特色技术

1.穴位贴敷。

2.药熨法 温度保持在 $60 \sim 70℃$,不宜过高,以免灼伤。

3.穴位注射。

4.艾灸。

5.耳穴贴压(耳穴埋豆)。

6.穴位按摩。

7.拔火罐。

8.中药熏洗。

9.中药封包。

四、健康指导

（一）生活起居

1.病室安静、整洁,空气清新,温湿度适宜。

2.生活规律,劳逸结合,适当运动,保证睡眠。急性发作时宜卧床休息。

3.指导患者养成良好的饮食卫生习惯,制订推荐食谱,改变以往不合理的饮食结构。

4.指导患者注意保暖,避免腹部受凉,根据气候变化及时增减衣服。

（二）饮食指导

饮食调节原则:饮食以质软、少渣、易消化、定时进食、少量、多餐为原则;宜细嚼、慢咽,减少对胃黏膜的刺激;忌食辛辣、肥甘、过咸、过酸、生冷之品,戒烟酒、浓茶、咖啡。

1.肝胃气滞证 进食疏肝理气的食物,如香橼、佛手、山楂、桃仁、山药、萝卜、生姜等。忌食壅阻气机的食物,如豆类、红薯、南瓜等。食疗方:金橘山药粟米粥等。

2.肝胃郁热证　进食疏肝清热的食物,如栀子、杏仁、薏苡仁、莲子、菊花等。食疗方:菊花饮等。

3.脾胃湿热证　进食清热除湿的食物,如荸荠、百合、马齿苋、赤小豆等。食疗方:赤豆粥等。

4.脾胃气虚证　进食补中健胃的食物,如鸡蛋、瘦猪肉、羊肉、大枣、桂圆、白扁豆、山药、茯苓。食疗方:莲子山药粥等。

5.脾胃虚寒证　进食温中健脾的食物,如猪肚、鱼肉、羊肉、鸡肉、桂圆、大枣、莲子、生姜等。食疗方:桂圆糯米粥等。

6.胃阴不足证　进食健脾和胃的食物,如蛋类、莲子、山药、白扁豆、百合、大枣、薏苡仁、枸杞子等。忌油炸食物、羊肉、狗肉、酒类等助火之品。食疗方:山药百合大枣粥、山药枸杞薏米粥等。

7.胃络瘀阻证　进食活血祛瘀食物,如桃仁、山楂、大枣、赤小豆、生姜等。忌粗糙、坚硬、油炸、厚味之品,忌食生冷性寒之物。食疗方:大枣赤豆莲藕粥等。

(三)情志调理

1.责任护士多与患者沟通,了解其心理状态,指导其保持乐观情绪。

2.针对患者忧思恼怒、恐惧紧张等不良情志,指导患者采用移情相制疗法,转移其注意力,淡化、甚至消除不良情志;针对患者焦虑或抑郁的情绪变化,可采用暗示疗法或顺情从欲法。

3.鼓励家属多陪伴患者,给予患者心理支持。

4.鼓励病友间多沟通交流疾病防治经验,提高认识,增强治疗信心。

5.指导患者和家属了解本病的性质,掌握控制疼痛的简单方法,减轻身体痛苦和精神压力。

五、护理难点

(一)患者不良生活习惯和饮食习惯难以纠正

解决思路如下。

1.利用多种形式向患者介绍食疗及养生方法,鼓励患者建立良好的生活方式。

2.定期进行电话回访及门诊复查,筛查危险因素,进行针对性干预。

3.对目标人群进行定期追踪、随访和效果评价。

(二)患者焦虑抑郁

解决思路如下。

1.对胃痛患者情志致病情况进行评估调查,如使用焦虑测评量表等,必要时遵医嘱使用抗焦虑抑郁的药物,如黛力新。

2.通过健康宣教、集体心理疏导和单独心理治疗等多层次干预,改善患者心理状态,减少情志致病。

3.建立"胃痛患者病友会",利用"胃痛患者关爱""世界护胃日"等系列活动,开展医、护、患等多种形式的互动活动。

六、护理效果评价

见:胃脘痛(慢性胃炎)中医护理效果评价表

见:胃脘痛(慢性胃炎)护理效果评价量表

附表1 胃脘痛(慢性胃炎)中医护理效果评价表

医院: 科室: 入院日期: 出院日期: 住院天数:

患者姓名: 性别: 年龄: ID: 文化程度:

纳入中医临床路径:是□ 否□

证候诊断:肝胃气滞证□ 肝胃郁热证□ 脾胃湿热证□ 脾胃气虚证□

脾胃虚寒证□ 胃阴不足证□ 胃络瘀阻证□ 其他□

(一)护理效果评价

主要症状	主要辨证施护方法	中医护理技术	护理效果
胃脘疼痛□	1.活 动□ 2.饮 食□ 3.深呼吸/肌肉放松□ 4.其他护理措施	1.穴位贴敷□ 应用次数:___次 应用时间:___天 2.穴位按摩□ 应用次数:___次 应用时间:___天 3.耳穴贴压□ 应用次数:___次 应用时间:___天 4.艾 灸□ 应用次数:___次 应用时间:___天 5.药 熨 法□ 应用次数:___次 应用时间:___天 6.拔 罐 法□ 应用次数:___次 应用时间:___天 7.TDP电磁波治疗□ 应用次数:___次 应用时间:___天 8.中药封包□ 应用次数:___次 应用时间:___天 9.其他:___ 应用次数:___次 应用时间:___天 (请注明,下同)	好 □ 较好□ 一般□ 差 □
胃脘胀满□	1.活 动□ 2.饮 食□ 3.排便指导□ 4.情志护理□ 5.腹部按摩□ 6.其他护理措施	1.穴位贴敷□ 应用次数:___次 应用时间:___天 2.穴位注射□ 应用次数:___次 应用时间:___天 3.艾 灸□ 应用次数:___次 应用时间:___天 4.其他:___ 应用次数:___次 应用时间:___天	好 □ 较好□ 一般□ 差 □

主要症状	主要辨证施护方法	中医护理技术	护理效果
嗳气、反酸□	1.体 位□ 2.饮食/水□ 3.情志护理□ 4.其他护理措施	1.穴位注射□ 应用次数：____次 应用时间：____天 2.穴位按摩□ 应用次数：____次 应用时间：____天 3.艾 灸□ 应用次数：____次 应用时间：____天 4.低频脉冲电治疗□ 应用次数：____次 应用时间：____天 5.穴位贴敷□ 应用次数：____次 应用时间：____天 6.其他：____ 应用次数：____次 应用时间：____天	好 □ 较好□ 一般□ 差 □
纳呆□	1.口腔清洁□ 2.监测营养指标□ 3.饮 食□ 4.其他护理措施	1.穴位按摩□ 应用次数：____次 应用时间：____天 2.耳穴贴压□ 应用次数：____次 应用时间：____天 3.其他：____ 应用次数：____次 应用时间：____天	好 □ 较好□ 一般□ 差 □
其他□ (请注明)	1. 2. 3.		好 □ 较好□ 一般□ 差 □

(二)护理依从性及满意度评价

评价项目		患者对护理的依从性			患者对护理的满意度		
		依从	部分依从	不依从	满意	一般	不满意
中医护理技术	穴位贴敷						
	药熨法						
	穴位注射						
	艾灸						
	耳穴贴压(耳穴埋豆)						
	穴位按摩						
	中药封包						
	中药熏洗						
健康指导		/	/	/			
签 名		责任护士签名：			上级护士或护士长签名：		

（三）对本病中医护理方案的评价

实用性强□ 实用性较强□ 实用性一般□ 不实用□

改进意见：

（四）评价人（责任护士）

姓名：_____ 技术职称：_____ 完成日期：_____ 护士长签字：_____

附表2 胃脘痛（慢性胃炎）护理效果评价量表

分级\\症状	无（0分）	轻（2分）	中（4分）	重（6分）	实施前评价		实施后评价	
					日期	分值	日期	分值
胃脘疼痛	无	轻微胃痛，时作时止，不影响工作及休息	胃痛可忍，发作频繁，影响工作及休息	胃痛难忍，持续不止，常需服止痛药缓解				
胃脘胀满	无	轻微胃胀，时作时止，不影响工作及休息	胃胀可忍，发作频繁，影响工作及休息	胃胀难忍，持续不止，常需服理气消导缓解				
嗳气反酸	无	偶有嗳气反酸	时有嗳气反酸	频频嗳气反酸				
纳呆	无	食量减少1/4	食量减少1/3	食量减少1/2				

第二节 胃疡（消化性溃疡）中医护理方案

一、常见证候要点

（一）肝郁胃热证

胃脘及两胁胀痛不适，遇情志不舒畅时疼痛加重，常伴有嗳气或口苦，时有反酸。舌质红苔黄，脉弦细。

（二）脾胃阳虚证

胃脘隐痛，纳少，大便溏薄，喜温喜按，常伴有乏力、自汗、畏寒、肢冷。舌体胖大，苔白，脉缓或虚。

（三）湿热阻中证

脘腹灼痛，口干口臭，吞酸嘈杂，大便黏腻不爽。舌质红，苔黄腻，脉弦数或脉滑。

（四）胃阴不足证

胃脘隐痛或灼痛，纳呆或饥不欲食，口干不欲饮或口干舌燥，手足心热，大便干燥，舌红少津裂纹、少苔、无苔或剥苔，脉细数。

二、常见症状/证候施护

临床上各症状应与证候要点相结合。

（一）胃脘疼痛

1. 观察疼痛的部位、性质、程度、持续时间、诱发因素及伴随症状。出现疼痛加剧，伴呕吐、寒热，或出现厥脱先兆症状时应立即报告医师，采取应急处理措施。

2. 急性发作时宜卧床休息，给予精神安慰；伴有呕吐或便血时立即报告医师，指导患者暂禁饮食，避免活动及精神紧张。

3. 根据证型，指导患者进行饮食调护，忌食辛辣、肥甘、煎炸之品，戒烟酒。

4. 调摄精神，指导患者采用有效的情志转移方法，如深呼吸、全身肌肉放松、听音乐等。

5. 遵医嘱穴位贴敷，取穴中脘、胃俞、足三里、梁丘等。

6. 遵医嘱穴位按摩，取穴中脘、天枢、气海等。

7. 遵医嘱耳穴贴压（耳穴埋豆），根据病情需要，可选择脾、胃、交感、神门、肝胆、内分泌等穴位。

8. 遵医嘱艾灸，取穴中脘、气海、关元、足三里等。

9. 遵医嘱药熨法，脾胃虚寒者可用中药热罨包热熨胃脘部。

10. 遵医嘱拔火罐，取背俞穴。

11. 遵医嘱TDP电磁波治疗，取穴中脘、天枢、关元、中极等。

（二）胃脘胀满

1. 观察胀满的部位、性质、程度、时间、诱发因素及伴随症状。

2. 鼓励患者饭后适当运动，保持大便通畅。

3. 根据食滞轻重控制饮食，避免进食过饱。

4. 保持心情舒畅，避免郁怒、悲伤等情志刺激。

5. 遵医嘱穴位贴敷，取穴脾俞、胃俞、肾俞、天枢、神阙、中脘、关元等。

6. 遵医嘱穴位注射，取穴足三里、合谷。

7. 遵医嘱艾灸，取穴神阙、中脘、下脘、建里、天枢等。

8. 腹部按摩，顺时针按摩，每次15~20分钟，每日2~3次。

（三）嗳气、反酸

1. 观察嗳气、反酸的频率、程度、伴随症状及与饮食的关系。

2.指导患者饭后不宜立即平卧,发作时宜取坐位,可饮用温开水;若空腹时出现,应立即进食以缓解不适。

3.忌生冷饮食,少食甜、酸之品,戒烟酒。

4.指导患者慎起居,适寒温,畅情志,避免恼怒、抑郁。

5.遵医嘱穴位注射,取穴双侧足三里、内关。

6.遵医嘱穴位按摩,取穴足三里、合谷、天突、中脘、内关等。

7.遵医嘱艾灸,取穴肝俞、胃俞、足三里、中脘、神阙等。

8.遵医嘱低频脉冲电治疗,取穴中脘、内关、足三里、合谷、胃俞、膈俞等。

9.遵医嘱穴位贴敷,取穴脾俞、胃俞、膈俞、天枢、上脘、内关等。

三、中医特色治疗护理

(一)药物治疗

1.内服中药。

2.注射给药。

(二)特色技术

1.穴位贴敷。

2.药熨法,温度保持在 60～70℃,不宜过高,以免灼伤。

3.穴位注射。

4.艾灸。

5.耳穴贴压(耳穴埋豆)。

6.穴位按摩。

7.拔火罐。

四、健康指导

(一)生活起居

1.保持病室安静、整洁、空气清新,温湿度适宜。

2.生活规律,劳逸结合,适当运动,保证睡眠。急性发作时宜卧床休息。

3.指导患者养成良好的饮食卫生习惯,制订推荐食谱,改变以往不合理的饮食结构。

4.指导患者注意保暖,避免腹部受凉,根据气候变化及时增减衣服。

(二)饮食指导

饮食调节原则:饮食以质软、少渣、易消化、定时进食、少量、多餐为原则;宜细嚼、慢咽,减少对胃黏膜的刺激;忌食辛辣、肥甘、过咸、过酸、生冷之品,戒烟酒、浓茶、咖啡。

1.肝郁胃热证 进食疏肝清热的食物,如栀子、薏苡仁、菊花等。食疗方:菊花饮等。

2.脾胃阳虚证 进食温中健脾的食物,如猪肚、鱼肉、羊肉、鸡肉、桂圆、大枣、莲子、生姜等。食疗方:桂圆糯米粥等。

3.湿热阻中证 进食清热除湿的食物,如荸荠、薏苡仁、马齿苋、赤小豆等。食疗方:赤豆粥等。

4.胃阴不足证 进食健脾和胃的食物,如蛋类、莲子、山药、百合、大枣、枸杞子等。忌油炸食物、羊肉、狗肉、酒类等助火之品。食疗方:山药百合大枣粥、山药枸杞莲子粥等。

(三)情志调理

1.责任护士多与患者沟通,了解其心理状态,指导其保持乐观情绪。

2.针对患者忧思恼怒、恐惧紧张等不良情志,指导其采用移情相制疗法,转移注意力,淡化、甚至消除不良情志;针对患者焦虑或抑郁的情绪变化,可采用暗示疗法或顺情从欲法。

3.鼓励家属多陪伴患者,给予患者心理支持。

4.鼓励病友间多沟通交流疾病防治经验,提高认识,增强治疗信心。

5.指导患者和家属了解本病的性质,掌握控制疼痛的简单方法,减轻身体痛苦和精神压力。

五、护理难点

患者不良生活习惯和饮食习惯难以纠正。

解决思路如下。

1.利用多种形式向患者介绍食疗及养生方法,鼓励患者建立良好的生活方式。

2.定期进行电话回访及门诊复查,筛查危险因素,进行针对性干预。

3.对目标人群进行定期追踪、随访和效果评价。

六、护理效果评价

见:胃疡(消化性溃疡)中医护理效果评价表

见:胃疡(消化性溃疡)护理效果评价量表

附表1 胃疡(消化性溃疡)中医护理效果评价表

医院: 科室: 入院日期: 出院日期: 住院天数:

患者姓名: 性别: 年龄: ID: 文化程度:

纳入中医临床路径:是□ 否□

证候诊断:肝郁胃热证□ 脾胃阳虚证□ 湿热阻中证□ 胃阴不足证□ 其他□

(一)护理效果评价

主要症状	主要辨证施护方法	中医护理技术		护理效果
胃脘疼痛□	1. 活 动□ 2. 饮 食□ 3. 深呼吸/肌肉放松□ 4. 其他护理措施	1.穴位贴敷□ 应用次数:____次 应用时间:____天 2.穴位按摩□ 应用次数:____次 应用时间:____天 3.耳穴贴压□ 应用次数:____次 应用时间:____天 4.艾 灸□ 应用次数:____次 应用时间:____天 5.药 熨 法□ 应用次数:____次 应用时间:____天 6.拔 火 罐□ 应用次数:____次 应用时间:____天 7.其他:_____ 应用次数:____次 应用时间:____天 (请注明,下同)		好 □ 较好□ 一般□ 差 □
胃脘胀满□	1. 活 动□ 2. 饮 食□ 3. 排便指导□ 4. 情志护理□ 5. 腹部按摩□ 6. 其他护理措施	1.穴位贴敷□ 应用次数:____次 应用时间:____天 2.穴位注射□ 应用次数:____次 应用时间:____天 3.艾 灸□ 应用次数:____次 应用时间:____天 4.其他:_____ 应用次数:____次 应用时间:____天		好 □ 较好□ 一般□ 差 □
嗳气、反酸□	1.体 位□ 2.饮食/水□ 3.情志护理□ 4.其他护理措施	1.穴位注射□ 应用次数:____次 应用时间:____天 2.穴位按摩□ 应用次数:____次 应用时间:____天 3.艾 灸□ 应用次数:____次 应用时间:____天 4.其他:_____ 应用次数:____次 应用时间:____天		好 □ 较好□ 一般□ 差 □
其他□ (请注明)	1. 2. 3.			好 □ 较好□ 一般□ 差 □

(二)护理依从性及满意度评价

评价项目		患者对护理的依从性			患者对护理的满意度		
		依从	部分依从	不依从	满意	一般	不满意
中医护理技术	穴位贴敷						
	药熨法						
	穴位注射						
	艾灸						
	耳穴贴压(耳穴埋豆)						
	穴位按摩						
	拔火罐						
健康指导		/	/	/			
签 名		责任护士签名:			上级护士或护士长签名:		

（三）对本病中医护理方案的评价

　　实用性强□　　实用性较强□　　实用性一般□　　不实用□

　　改进意见：

（四）评价人（责任护士）

　　姓名：＿＿＿＿　技术职称：＿＿＿＿　完成日期：＿＿＿＿　护士长签字：＿＿＿＿

附表2　胃疡（消化性溃疡）护理效果评价量表

症状 ＼ 分级	无（0分）	轻（2分）	中（4分）	重（6分）	实施前评价		实施后评价	
					日期	分值	日期	分值
胃脘疼痛	无	轻微胃痛，时作时止，不影响工作及休息	胃痛可忍，发作频繁，影响工作及休息	胃痛难忍，持续不止，常需服止痛药缓解				
胃脘胀满	无	轻微胃胀，时作时止，不影响工作及休息	胃胀可忍，发作频繁，影响工作及休息	胃胀难忍，持续不止，常需服理气消导缓解				
嗳气、反酸	无	偶有嗳气反酸	时有嗳气反酸	频频嗳气反酸				
纳呆	无	食量减少1/4	食量减少1/3	食量减少1/2				

第三节　吐酸（胃食管反流病）中医护理方案

一、常见证候要点

（一）肝胃郁热证

胃灼热，反酸，胸骨后灼痛，胃脘灼痛，脘腹胀满，嗳气反流，心烦易怒，嘈杂易饥，舌红苔黄。

（二）胆热犯胃证

口苦咽干，胃灼热，脘胁胀痛，胸痛背痛，反酸，嗳气反流，心烦失眠，嘈杂易饥，舌红苔黄腻。

（三）中虚气逆证

反酸或泛吐清水，嗳气反流，胃脘隐痛，胃痞胀满，食欲不振，神疲乏力，大便溏薄，舌淡苔薄。

（四）气郁痰阻证

咽喉不适如有痰哽,胸膺不适,嗳气或反流,吞咽困难,声音嘶哑,半夜呛咳,舌苔白腻。

（五）瘀血阻络证

胸骨后灼痛或刺痛,后背痛,呕血或黑便,胃灼热反酸,嗳气反流,胃脘隐痛,舌质紫暗或瘀斑。

二、常见症状/证候施护

（一）胃灼热、反酸、嘈杂

1. 观察胃灼热、反酸的频率、程度、伴随症状及与饮食的关系。

2. 指导患者饭后30分钟内不宜平卧,就寝时宜抬高床头30°。反酸明显者,用温淡盐水漱口。口苦、口臭、牙龈肿痛做好口腔护理,可遵医嘱应用中药含漱。

3. 遵医嘱穴位贴敷,取天枢、中脘、膈俞、天突等穴。

4. 遵医嘱耳穴贴压(耳穴埋豆),取脾、胃、神门等穴。

5. 遵医嘱穴位按摩,取内关、胃俞、合谷、膈俞等穴。

6. 遵医嘱穴位注射,取足三里、合谷等穴。

7. 遵医嘱艾灸,取神阙、中脘、天枢等穴。

（二）胸骨后灼痛

1. 观察疼痛的部位、性质、程度、持续时间、诱发因素。

2. 注意休息,少量饮温开水,可自上而下按摩胃脘部,使气顺而痛缓。

3. 遵医嘱艾灸,取中脘、气海、关元、足三里等穴。

4. 遵医嘱穴位按摩,取膻中、中脘、胃俞等穴。

5. 遵医嘱耳穴贴压(耳穴埋豆),取食管、交感、皮质下、贲门等穴。

（三）嗳气、胃脘胀满

1. 观察嗳气的时间、次数及伴随症状。

2. 遵医嘱穴位按摩,取中脘、天枢、气海、内关、合谷、足三里等穴。

3. 遵医嘱穴位贴敷,取中脘、天枢、胃俞等穴。

4. 遵医嘱耳穴贴压(耳穴埋豆),取脾、胃、神门、肝胆等穴。

5. 遵医嘱穴位注射,取足三里、合谷等穴。

三、中医特色治疗护理

（一）药物治疗

1. 内服中药　中药以餐后少量频服为宜。

2. 注射给药。

（二）特色技术

1. 穴位贴敷。

2. 穴位注射。

3. 艾灸。

4. 耳穴贴压（耳穴埋豆）。

5. 穴位按摩。

6. 红外线照射。

四、健康指导

（一）生活起居

1. 季节变化时注意胃部保暖，避免受凉。

2. 由于反流易发生在夜间，睡眠时应抬高床头30°。

3. 餐后宜取直立位或0.5~1.5小时后进行散步，运动时间30~40分钟，以身体发热、微汗、不感到疲劳为宜。

4. 睡前不进食，晚餐与入睡的间隔不少于3小时。

5. 腹部按摩：仰卧位双腿屈曲，用右手的掌心在腹部按顺时针方向做绕圈按摩，也可从上腹往下腹缓缓按摩，每日进行3~4次，每次5~10分钟。

（二）饮食指导

1. 肝胃郁热证，宜食疏肝解郁、和胃清热的食品，如金橘根、猪肚；肝气犯胃者宜食理气降气的食品，如萝卜、佛手、生姜等。

2. 胆热犯胃证，宜食疏肝利胆、清热和胃的食品，如猕猴桃、甘蔗（不宜空腹食用）、白菜、蚌肉、生姜等。

3. 中虚气逆证，宜食补中益气、健脾和胃的食品，如粳米、藕、香菇、山药、猪肚、莲子等。

4. 气郁痰阻证，宜食理气止郁、健脾化痰的食品，如扁豆、佛手、萝卜等。

5. 瘀血阻络证，宜食活血化瘀、理气通络的食品，如藕、丝瓜等。

6. 胃灼热反酸的患者忌食生冷，少食甜、酸之品，戒烟酒、浓茶、浓咖啡、韭菜、茴香等，不宜过饱或过量饮水；胸骨后灼痛的患者忌食过热、过烫的食物以免损伤食管黏膜，忌食辛辣、肥甘、煎炸之品，戒烟酒；胃脘胀满的患者宜少量多餐，控制饮食摄入量，可进少量清淡易消化流食。

7. 烹调方法。食物应切细煮软，烹调以烧、蒸、煮等软性烹调为主，忌煎、炸、熏烤及腌制食品。

8. 对于肥胖的患者，要控制饮食，平衡营养，尽快减轻体重。

（三）情志调理

1. 了解患者心理状态，指导患者避免忧思恼怒，保持乐观情绪。鼓励家属多陪伴患者,给予患者心理支持。针对患者不良情绪,采用移情相制疗法,转移其注意力,淡化、消除不良情志;针对患者焦虑或抑郁的情绪变化,可采用暗示疗法,如言语暗示、药物暗示、情境暗示等,解除患者心理上的压力和负担。

2. 鼓励患者间沟通,交流疾病防治经验,提高对疾病的认识,增强治疗信心。

五、护理难点

患者难以建立和保持健康饮食习惯。

解决思路如下。

1. 设计通俗易懂的关于吐酸的健康教育手册,便于患者学习。

2. 加强患者出院后的延续护理,通过电话访视的方式定期对患者进行健康教育管理,有健康的生活方式和饮食习惯的养成。

六、护理效果评价

见:吐酸(胃食管反流病)中医护理效果评价表

见:吐酸(胃食管反流病)护理效果评价量表

附表 1 吐酸(胃食管反流病)中医护理效果评价表

医院:　　　　科室:　　　　入院日期:　　　出院日期:　　　住院天数:

患者姓名:　　　性别:　　　年龄:　　　　　ID:　　　　　文化程度:

纳入中医临床路径:是□　　否□

证候诊断:肝胃郁热证□　　胆热犯胃证□　　中虚气逆证□　　气郁痰阻证□

　　　　　瘀血阻络证□　　其他□

(一)护理效果评价

主要症状	主要辨证施护方法	中医护理技术			护理效果
胃灼热、反酸、嘈杂□	1.病情观察□ 2.体 位□ 3.口腔护理□ 4.其他护理措施	1. 穴位贴敷□ 应用次数:____次 应用时间:____天 2. 耳穴贴压□ 应用次数:____次 应用时间:____天 3. 穴位按摩□ 应用次数:____次 应用时间:____天 4. 艾 灸□ 应用次数:____次 应用时间:____天 5. 穴位注射□ 应用次数:____次 应用时间:____天 6. 其他:____ 应用次数:____次 应用时间:____天 (请注明,下同)			好 □ 较好□ 一般□ 差 □
胸骨后灼痛□	1.疼痛观察□ 2.胃脘部按摩□ 3.其他护理措施	1. 艾 灸□ 应用次数:____次 应用时间:____天 2. 穴位按摩□ 应用次数:____次 应用时间:____天 3. 其他:____ 应用次数:____次 应用时间:____天			好 □ 较好□ 一般□ 差 □

（续表）

主要症状	主要辨证施护方法	中医护理技术	护理效果
嗳气、胃脘胀满□	1.病情观察□ 2.其他护理措施□	1.穴位按摩□　应用次数：＿＿次　应用时间：＿＿天 2.穴位贴敷□　应用次数：＿＿次　应用时间：＿＿天 3.耳穴贴压□　应用次数：＿＿次　应用时间：＿＿天 4.穴位注射□　应用次数：＿＿次　应用时间：＿＿天 5.其他：＿＿＿　应用次数：＿＿次　应用时间：＿＿天	好　□ 较好□ 一般□ 差　□
其他□ （请注明）	1. 2. 3.		好　□ 较好□ 一般□ 差　□

（二）护理依从性及满意度评价

评价项目		患者对护理的依从性			患者对护理的满意度		
		依从	部分依从	不依从	满意	一般	不满意
中医护理技术	穴位贴敷						
	穴位注射						
	艾　灸						
	穴位按摩						
	耳穴贴压（耳穴埋豆）						
健康指导		／	／	／			
签　名		责任护士签名：			上级护士或护士长签名：		

（三）对本病中医护理方案的评价

实用性强□　　实用性较强□　　实用性一般□　　不实用□

改进意见：

（四）评价人（责任护士）

姓名：＿＿＿＿　技术职称：＿＿＿＿　完成日期：＿＿＿＿　护士长签字：＿＿＿＿

附表2 吐酸(胃食管反流病)护理效果评价量表

分级 症状	无 (0分)	轻(2分)	中(4分)	重(6分)	实施前评价		实施后评价	
					日期	分值	日期	分值
反酸	无	每月发生	每周发生	每日发生				
胃灼热	无	每月发生	每周发生	每日发生				
胸骨后 灼痛、不适	无	每月发生	每周发生	每日发生				
嗳气或反胃	无	每月发生	每周发生	每日发生				
咽部不适	无	每月发生	每周发生	每日发生,影响饮食				
口苦口干	无	偶有	介于轻重之间	持续存在				
饥饿感	无	偶有	介于轻重之间	持续存在				
胃脘痛	无	偶有	介于轻重之间	持续存在				
夜间呛咳	无	偶有	介于轻重之间	平时即有				
腹胀	无	食后发作	每周发生	整日存在				
纳差	无	饭量减少1/3内	饭量减少1/3~2/3	饭量减少2/3以上				
神疲乏力	无	仅劳累后出现	平时即有不影响工作	平时即有,影响工作				
便溏	无	每日1次	每日2~3次	每日大于3次				
便秘	无	偶有	介于轻重之间	4~5天以上大便1次				
心烦失眠	无	偶有	介于轻重之间	持续存在				

第四节　久痢(溃疡性结肠炎)中医护理方案

一、常见证候要点

(一)大肠湿热证

腹泻黏液脓血便,里急后重,肛门灼热,身热,下腹坠痛或灼痛;口臭,口苦,小便短赤。舌苔黄腻,脉滑数或濡数。

(二)脾虚湿蕴证

腹泻,大便黏腻不爽,倦怠乏力,纳少。舌质红,苔黄腻,脉细滑。

(三)寒热错杂证

腹泻,大便糊状或稀水状,夹有黏冻,反复发作,腹部有烦热感,烦渴,腹痛绵绵,四肢不温。舌质红或淡红,苔薄黄,脉弦或弦细。

(四)肝郁脾虚证

腹痛则泻,泻后痛减,大便稀烂或黏液便,腹泻前有情绪紧张或抑郁恼怒等诱因,胸胁胀闷,喜长叹息,嗳气不爽,食少腹胀,矢气较频。舌淡,苔黄腻,脉弦或弦细。

(五)脾肾阳虚证

久泻不愈,大便清稀或伴有完谷不化,腰膝酸软,形寒肢冷,食少纳差,五更泄或黎明泄,脐中腹痛,喜温喜按,腹胀肠鸣,少气懒言,面色㿠白。舌质淡胖或有齿痕苔白润,脉沉细或迟脉弱。

二、常见症状/证候施护

(一)腹泻

1. 观察大便的色、质、量、气味及次数,有无里急后重等症状。

2. 急性腹泻时宜卧床休息,给予精神安慰;食滞胃肠者暂禁饮食,密切观察病情变化。

3. 遵医嘱中药灌肠,选用黄柏、地榆、白及、三七粉等。首选晚睡前灌肠,必要时可上午增加1次。可根据病变部位,选择体位。病位在直肠、乙状结肠和左半结肠(脾曲以远),取左侧卧位;广泛结肠和全结肠,取左侧卧位30分钟→平卧位30分钟→右侧卧位30分钟,可使药液在肠道内保留较长时间。

4. 遵医嘱艾灸,取穴神阙、足三里、关元等。

5. 遵医嘱耳穴贴压(耳穴埋豆),取大肠、小肠、胃、脾、神门等。

6. 遵医嘱腹部按摩,取穴神阙、关元等。

7. 遵医嘱药熨,脾胃虚寒者可用中药热罨包热熨腹部。

8. 遵医嘱穴位贴敷,取穴神阙、关元、大肠俞等。

（二）脓血便

1. 观察黏液脓血便的性质、时间、诱发因素及伴随症状,有无头晕乏力、面色苍白等贫血症状。

2. 卧床休息,给予精神安慰。

3. 遵医嘱留取样本送检。

4. 遵医嘱穴位贴敷,取穴神阙、关元、气海、大肠俞等。

5. 遵医嘱艾灸,取穴神阙、关元、足三里等。

6. 中药灌肠,遵医嘱选用黄柏、地榆、白及、三七粉、儿茶等。

（三）腹痛

1. 观察腹痛的性质、程度、时间及伴随症状。腹痛剧烈时暂禁饮食。

2. 调摄精神,指导患者采用有效的情志转移方法,如深呼吸、听音乐等。

3. 遵医嘱耳穴贴压(耳穴埋豆),取小肠、大肠、脾、肝、神门等穴。

4. 遵医嘱艾灸,取脾俞、胃俞、足三里等穴。

5. 遵医嘱穴位按摩,取合谷、足三里等穴。

6. 遵医嘱穴位注射,取双侧足三里穴。

三、中医特色治疗护理

（一）药物治疗

1. 内服中药。

2. 注射给药。

（二）特色技术

1. 穴位贴敷。

2. 穴位注射。

3. 中药灌肠。

4. 艾灸、回旋灸 以神阙为中心,上、下、左、右旁开1～1.5寸,时间5～10分钟。

5. 耳穴贴压(耳穴埋豆)。

6. 穴位按摩。

四、健康指导

（一）生活起居

1. 病室安静、整洁、空气清新,温湿度适宜。

2. 急性发作时宜卧床休息。

（二）饮食指导

1. 大肠湿热证 宜食清热化湿的食品,如瓜果煎汤饮等。

2. 脾虚湿蕴证 宜食健脾益气的食品,如山药、大枣等。

3. 寒热错杂证 宜食温中补虚的食品,如桂圆、大枣等。

4. 肝郁脾虚证 宜食疏肝健脾的食品,如山药、萝卜等。

5. 脾肾阳虚证 宜食健脾补肾的食品,如山药、黑豆等。

(三)情志调理

1. 多与患者沟通,了解其心理状态,指导其保持乐观情绪。

2. 指导患者采用移情相制疗法,转移其注意力。针对患者焦虑或抑郁的情绪变化,可采用暗示疗法或顺情从欲法。

3. 鼓励家属多陪伴患者,给予患者心理支持。指导患者和家属了解本病的相关知识,掌握控制疼痛的简单方法,如深呼吸、全身肌肉放松、听音乐等。

4. 鼓励病友间多沟通,交流疾病防治经验,提高认识,增强治疗信心。

五、护理难点

(一)患者建立正确的饮食习惯较困难

解决思路如下。

1. 利用多种形式向患者及家属介绍食疗及养生方法。

2. 利用图表等形式向患者演示饮食不当诱发痢疾的机制,使患者了解疾病与饮食的相关性,并嘱家属协同做好督促工作。

3. 定期进行电话回访,鼓励坚持正确的饮食习惯。定期门诊复查,筛查危险因素,进行针对性干预。

(二)疾病复发率高

1. 做好出院指导,发放出院联系卡。告知患者注意观察大便次数、性状、量的变化,一旦疾病发作时能够尽早就医,以免延误病情。

2. 对患者及家属的疾病认知进行评估。协同患者及家属共同制订护理计划,逐步实施。

3. 针对出院后的患者进行定期电话回访监控。随访内容为用药依从性、生活起居规律性、自我疾病管理的自律性。提升患者自我护理能力。

六、护理效果评价

见:久痢(溃疡性结肠炎)中医护理效果评价表

见:久痢(溃疡性结肠炎)护理效果评价量表

附表 1 久痢(溃疡性结肠炎)中医护理效果评价表

医院: 科室: 入院日期: 出院日期: 住院天数:

患者姓名: 性别: 年龄: ID: 文化程度:

纳入中医临床路径:是□ 否□

证候诊断:大肠湿热证□ 脾虚湿蕴证□ 寒热错杂证□ 肝郁脾虚证□

脾肾阳虚证□ 其他□

（一）护理效果评价

主要症状	主要辨证施护方法	中医护理技术	护理效果
腹泻□	1. 活　　动□ 2. 饮　　食□ 3. 情志护理□ 4. 其他护理措施	1. 穴位贴敷□　应用次数：____次　应用时间：____天 2. 穴位按摩□　应用次数：____次　应用时间：____天 3. 耳穴贴压□　应用次数：____次　应用时间：____天 4. 艾　　灸□　应用次数：____次　应用时间：____天 5. 药 熨 法□　应用次数：____次　应用时间：____天 6. 中药灌肠□　应用次数：____次　应用时间：____天 7. 其他：____　应用次数：____次　应用时间：____天 （请注明，下同）	好　□ 较好□ 一般□ 差　□
脓血便□	1. 活　　动□ 2. 饮　　食□ 3. 排便指导□ 4. 情志护理□ 5. 其他护理措施	1. 穴位贴敷□　应用次数：____次　应用时间：____天 2. 中药灌肠□　应用次数：____次　应用时间：____天 3. 艾　　灸□　应用次数：____次　应用时间：____天 4. 其他：____　应用次数：____次　应用时间：____天	好　□ 较好□ 一般□ 差　□
腹痛□	1. 体位□ 2. 饮食□ 3. 深呼吸/肌肉放松□ 4. 其他护理措施	1. 穴位注射□　应用次数：____次　应用时间：____天 2. 穴位按摩□　应用次数：____次　应用时间：____天 3. 艾　　灸□　应用次数：____次　应用时间：____天 4. 耳穴贴压□　应用次数：____次　应用时间：____天 5. 其他：____　应用次数：____次　应用时间：____天	好　□ 较好□ 一般□ 差　□
其他□ （请注明）	1. 2. 3.		好　□ 较好□ 一般□ 差　□

（二）护理依从性及满意度评价

评价项目		患者对护理的依从性			患者对护理的满意度		
		依从	部分依从	不依从	满意	一般	不满意
中医护理技术	穴位贴敷						
	药 熨 法						
	穴位注射						
	艾 灸						
	耳穴贴压（耳穴埋豆）						

（续表）

评价项目		患者对护理的依从性			患者对护理的满意度		
		依从	部分依从	不依从	满意	一般	不满意
中医护理技术	穴位按摩						
	中药灌肠						
健康指导		／	／	／			
签 名		责任护士签名：			上级护士或护士长签名：		

（三）对本病中医护理方案的评价

实用性强□　　　实用性较强□　　　实用性一般□　　　不实用□

改进意见：

（四）评价人（责任护士）

姓名：_____　技术职称：_____　完成日期：_____　护士长签字：_____

附表 2　久痢（溃疡性结肠炎）护理效果评价量表

分级症状	无(0分)	轻(2分)	中(4分)	重(6分)	实施前评价		实施后评价	
					日期	分值	日期	分值
腹泻	无	每日<4次	每日4~6次	每日>6次				
脓血便	无	少量脓血	脓血便为主	全部脓血便或便新鲜血				
腹痛	无	腹痛轻微,隐痛,偶发	腹痛或胀痛,每日发作数次	腹部剧痛或绞痛,反复发作				
腹泻	无	每日<4次	每日4~6次	每日>6次				

第五节　大肠息肉（结肠息肉）中医护理方案

一、常见证候要点

（一）脾胃虚寒证

腹泻、便溏不爽或黏液便,或见便下鲜红或暗红血液,或腹痛腹胀,或腹部不适,脘闷纳呆。舌质淡胖、边有齿痕,苔白润,脉虚或沉。

（二）湿热蕴结证

腹胀腹痛，便溏泄泻，或黏液便，泻下不爽而秽臭，或有便血，或大便秘结，兼口渴喜饮，小便黄，肛门灼热坠胀。舌质偏红，舌苔黄腻，脉弦滑或滑数。

（三）气滞血瘀证

脘腹胀闷疼痛，或有刺痛，便秘、便血或大便溏烂，或有痞块，时消时聚。舌质偏暗或有瘀斑，脉弦或涩。

（四）痰瘀互结证

腹痛隐作，腹部可有包块，时有胀痛，拒按，大便黏滞，便血色暗，胸闷纳呆，口黏乏味，面色不华。舌质暗，或有瘀斑、瘀点，苔厚腻，脉虚或细涩。

二、常见症状/证候施护

（一）腹痛

1. 密切观察腹痛的部位、性质、发作时间及诱发因素，腹部剧烈疼痛时，注意观察患者神志、血压、心率变化。

2. 疼痛发作时，宜卧床休息。

3. 遵医嘱穴位贴敷，取中脘、天枢、胃俞、关元等穴。

4. 遵医嘱耳穴贴压（耳穴埋豆），取大肠、脾、胃、神门、交感、腹、内分泌等穴。

5. 遵医嘱穴位注射，取天枢、三阴交、足三里等穴。

6. 遵医嘱艾灸，取关元、天枢、大肠俞等穴。

7. 遵医嘱穴位按摩，取足三里、大肠俞、天枢等穴。

8. 遵医嘱红外线照射，取神阙、天枢、关元、气海等穴。

（二）泄泻

1. 观察大便的频率、次数、颜色、性状等，观察是否有脱水及电解质紊乱发生，并及时报告医师。

2. 保持肛门及会阴部的清洁，便后用软纸擦拭，用温水清洗。

3. 遵医嘱艾灸（回旋灸）腹部，取神阙、中脘、天枢、关元、气海等穴。

4. 遵医嘱耳穴贴压（耳穴埋豆），取小肠、大肠、胃、脾等穴。

5. 遵医嘱穴位贴敷，取天枢、神阙、关元等穴。

6. 遵医嘱穴位按摩，取足三里、大肠俞、天枢等穴。

（三）便秘

1. 餐后1~2小时可顺时针按摩腹部促进肠蠕动。

2. 遵医嘱穴位按摩，取天枢、上巨虚、大肠俞等穴。

3. 遵医嘱耳穴贴压（耳穴埋豆），取大肠、直肠、脾、皮质下、便秘点等穴。

4. 遵医嘱穴位贴敷，取中脘、天枢、关元、大肠俞、小肠俞等穴。

三、中医特色治疗护理

（一）药物治疗

1. 内服中药。

2. 注射给药。

（二）特色技术

1. 穴位贴敷。

2. 穴位注射。

3. 艾灸（回旋灸）　以神阙穴为中心，上、下、左、右旁开 1～1.5 寸，时间 5～10 分钟。

4. 耳穴贴压（耳穴埋豆）。

5. 穴位按摩。

6. 红外线照射　运用红外线在相应穴位进行照射，探头距离患者皮肤 30 cm，每次照射 30 分钟。

四、健康指导

（一）生活起居

1. 腹痛急性发作时宜卧床休息。

2. 减少增加腹压的姿势，如下蹲、屏气。不宜久坐、久立、久行和劳累过度。

3. 避免过度劳累，保证睡眠充足，保暖防外感。

（二）饮食指导

1. 脾胃虚寒证，宜食温养脾胃的食品，如莲子、肉桂、桂圆、红枣等，少食马铃薯、汽水等。忌食生冷油腻的食品。

2. 湿热蕴结证，宜食清利湿热的食品，如白萝卜、荸荠、蒲公英、百合、马齿苋等，多吃蔬菜水果，保持大便的通畅。忌食辣椒、酒等。

3. 气滞血瘀证，宜食理气活血的食品，如柑橘、姜、海带、白萝卜、桃仁。少食甘薯、芋艿、蚕豆、栗子等容易胀气的食品。忌食冷饮、雪糕。

4. 痰瘀互结证，宜食理气化痰活血的食品，如薏苡仁、猪瘦肉、白扁豆、山楂等。忌食生冷油腻的食品。

（三）情志调理

1. 患者出现情绪烦躁时，使用安神静志法，指导患者闭目静心全身放松，平静呼吸。也可指导患者通过适当运动、欣赏音乐、书法、绘画等移情易性，保持乐观开朗情绪。

2. 鼓励病友间多沟通交流疾病防治经验，提高认识，增强治疗信心。

五、护理难点

患者情志失调。

解决思路如下。

1. 了解患者心理状态，指导患者避免忧思恼怒，保持乐观情绪。鼓励家属多陪伴患者，给予患者心理支持。针对患者不良情绪，指导采用移情相制疗法，转移其注意力，淡化、消除不良情志；针对患者焦虑或抑郁的情绪变化，可采用暗示疗法，如言语暗示、药物暗示、情境暗示等,解除患者心理上的压力和负担。

2.鼓励患者间沟通,交流疾病防治经验,提高对疾病的认识,增强治疗信心。

六、护理效果评价

见:大肠息肉(结肠息肉)中医护理效果评价表

见:大肠息肉(结肠息肉)护理效果评价量表

附表1　大肠息肉(结肠息肉)中医护理效果评价表

医院:　　　　科室:　　　　入院日期:　　　　出院日期:　　　　住院天数:

患者姓名:　　　性别:　　　年龄:　　　　ID:　　　　　文化程度:

纳入中医临床路径:是□　否□

证候诊断:脾胃虚寒证□　　　湿热蕴结证□　　　气滞血瘀证□

　　　　　痰瘀互结证□　　　其他□

(一)护理效果评价

主要症状	主要辨证施护方法	中医护理技术			护理效果
腹痛□	1.活　　动□ 2.饮　　食□ 3.深呼吸/放松术□ 4.其他护理措施	1.穴位贴敷□　应用次数:____次　应用时间:____天 2.耳穴贴压□　应用次数:____次　应用时间:____天 3.穴位注射□　应用次数:____次　应用时间:____天 4.穴位按摩□　应用次数:____次　应用时间:____天 5.艾　　灸□　应用次数:____次　应用时间:____天 6.红外线照射□　应用次数:____次　应用时间:____天 7.其他:____　应用次数:____次　应用时间:____天 (请注明,下同)			好　□ 较好□ 一般□ 差　□
泄泻□	1.活　　动□ 2.饮　　食□ 3.监测营养指标□ 4.排便指导□ 5.其他护理措施	1.穴位贴敷□　应用次数:____次　应用时间:____天 2.耳穴贴压□　应用次数:____次　应用时间:____天 3.艾　　灸□　应用次数:____次　应用时间:____天 4.穴位按摩□　应用次数:____次　应用时间:____天 5.其他:____　应用次数:____次　应用时间:____天			好　□ 较好□ 一般□ 差　□
便秘□	1.活　　动□ 2.饮　　食□ 3.腹部按摩□ 4.其他护理措施	1.穴位贴敷□　应用次数:____次　应用时间:____天 2.耳穴贴压□　应用次数:____次　应用时间:____天 3.穴位按摩□　应用次数:____次　应用时间:____天 4.其他:____　应用次数:____次　应用时间:____天			好　□ 较好□ 一般□ 差　□
其他□ (请注明)	1. 2. 3.				好　□ 较好□ 一般□ 差　□

（二）护理依从性及满意度评价

评价项目		患者对护理的依从性			患者对护理的满意度		
		依从	部分依从	不依从	满意	一般	不满意
中医护理技术	穴位贴敷						
	耳穴贴压(耳穴埋豆)						
	穴位注射						
	穴位按摩						
	艾灸(回旋灸)						
	红外线照射						
健康指导		/	/	/			
签 名		责任护士签名：			上级护士或护士长签名：		

（三）对本病中医护理方案的评价

实用性强□ 实用性较强□ 实用性一般□ 不实用□

改进意见：

（四）评价人（责任护士）

姓名：＿＿＿＿＿ 技术职称：＿＿＿＿＿ 完成日期：＿＿＿＿＿ 护士长签字：＿＿＿＿＿

附表2 大肠息肉(结肠息肉)护理效果评价量表

分级 症状	无 (0分)	轻(2分)	中(4分)	重(6分)	实施前评价		实施后评价	
					日期	分值	日期	分值
腹痛	无	轻微腹痛,时作时止	腹痛可忍,发作频繁,影响工作及休息	腹痛难忍,持续不止,常需服止痛药缓解				
泄泻	无	大便稀软,每日≤3次	每日4~5次	每日>6次				
便秘	无	大便干结,每日一行	大便秘结,两日一行	大便艰难,数日一行				
便血	无	偶有便血	间歇性便血或大便表面带血	大出血,血压不能维持				

第六章　肾病科中医护理方案

第一节　肾衰(慢性肾衰竭)中医护理方案

一、常见证候要点

（一）脾肾亏虚证

无明显湿浊毒邪留滞的症状，可能仅表现为腰酸腰痛、乏力倦怠、夜尿频多、畏寒肢冷、水肿等症。舌淡胖，苔白腻，脉沉细。

（二）脾肾亏虚，湿浊潴留证

脾肾两虚，阴阳俱伤，湿毒潴留，虚实夹杂，表现为面色萎黄，气短懒言，倦怠乏力，恶心腹胀，口中秽味。舌淡胖，边有齿痕，苔厚腻，脉沉弦。

（三）脾肾衰败，浊毒内蕴证

表现为恶心呕吐，皮肤瘙痒，口中氨味，大便秘结，舌质暗，苔黄厚，脉弦滑或数。

二、常见症状/证候施护

（一）恶心、呕吐

1. 观察和记录呕吐物颜色、气味、性质、量及伴随症状。呕吐剧烈、量多，或呕吐物中带咖啡样物或鲜血时，及时报告医师，并配合处理。

2. 注意饮食卫生，脾胃虚寒者，忌食生冷瓜果，饮食清淡，忌滋腻厚味。

3. 呕吐频繁时，给予指压合谷、内关穴，以降逆止呕，或在舌面上滴姜汁数滴。

4. 遵医嘱耳穴贴压(耳穴埋豆)，取脾、胃、交感、神门等穴。

5. 遵医嘱药熨法。将吴茱萸制作成热罨包外敷于神阙穴。

6. 遵医嘱艾灸，取中脘、内关、足三里等穴。

（二）乏力、腰酸痛

1. 了解诱发因素，观察疼痛的性质、部位、持续时间，观察腰部活动功能。

2. 做好体位护理。卧床休息，给予舒适的体位。

3. 肾阳虚腰酸，遵医嘱给予局部热敷，注意腰部保暖。

4. 遵医嘱耳穴贴压(耳穴埋豆)，可以取腰、肾、神门、皮质下等穴。

5. 遵医嘱穴位贴敷，用补肾贴贴于肾俞、关元、命门、神阙等穴。

6. 遵医嘱穴位按摩,取肾俞、关元、三阴交等穴。

7. 遵医嘱采用中药灌肠中药结肠透析减少体内毒素,减轻乏力不适。

(三)水肿

1. 及时评估水肿部位、程度、消长规律,监测体重、腹围、出入量等。重度水肿宜卧床休息,记24小时出入量,重点观察血压、心率、呼吸及肾功能等变化。

2. 保持皮肤清洁、干燥,衣着柔软宽松,定时翻身,防止皮肤破损、感染发生。头面眼睑水肿者应将枕头垫高;下肢水肿明显应抬高足部,阴囊水肿垫高阴囊,冰硝散外敷。严重胸腔积液、腹水时宜取半坐卧位。

3. 适当控制饮水量,指导患者量出为入,保持出入量平衡。

4. 使用攻下逐水药或利尿药时,应重视血压监测、观察尿量及大便的次数和量,防止有效血容量减少导致的休克及电解质紊乱。

5. 遵医嘱给予中药泡洗,膝关节以下皮肤应全部浸没于药液中。

(四)头晕,血压增高

1. 监测血压,若出现头痛剧烈、呕吐、血压明显升高、视物模糊,立即报告医师,做好抢救准备。

2. 应用降压药物时,注意监测血压动态变化,避免降压速度过快,并注意观察降压药物可能对肾功能产生的影响。

3. 遵医嘱耳穴贴压(耳穴埋豆),取神门、肝、降压沟、心、交感等穴。

4. 遵医嘱穴位按摩,取穴风池、百会、太阳等。

5. 遵医嘱穴位贴敷,取足底涌泉、关元、内关。

6. 遵医嘱中药足浴,选用红花、当归等中药对足部进行泡洗,每日1次。

三、中医特色治疗护理

(一)药物治疗

1. 内服中药　中药汤剂宜浓煎,少量频服;恶心、呕吐严重者可在舌面上滴姜汁数滴;补益药宜在空腹时服用,补肾阴的药宜黄昏时服;通腑降浊类如尿毒清颗粒服药期间有便溏加重腹泻者,可减半服用;冬虫夏草制剂如金水宝、百令可调节免疫力,适用于肺肾气虚者。

2. 静脉给药　中西注射剂联用时,应将中西药分开使用,前后使用间隔液冲管。

3. 中药保留灌肠　清氮灌肠方。水煎150～400 mL保留(40～60分钟)灌肠,温度37℃左右,每日1次。观察灌肠后大便次数和量,注意保护肛门处皮肤。

(二)特色技术

1. 中药外敷

(1)芒硝外敷:将芒硝捣碎成粉末或细颗粒状,入敷药专用袋内,均匀摊开,贴敷于治疗部位。每次敷药时间 8~10 小时,每日 1 次。

(2)中药热罨包:将吴茱萸制作成热罨包,以 40~50℃为宜,外敷于神阙穴,治疗过程中注意保暖,询问有无不适感觉,如出现局部皮肤烧灼、热烫的感觉应立即停止治疗。每次 20~30 分钟,每日 1~2 次。

2.中药泡洗　膝关节以下皮肤应全部浸没于药液中。水温 40~42℃,每日或隔日 1 次。

3.中药全结肠灌洗　适用于慢性肾衰早中期患者,多种原因不能接受血透和腹透的患者。药液温度37~39℃;置管深度 50 cm。

4.耳穴贴压(耳穴压豆)　通过刺激耳部特定的穴位,以达到疏通经络,调节脏腑的功效,每日按压 4~5 次,每次 2~3 分钟。

5.艾灸　利用艾条在体表特定的穴位进行治疗,每日 1 次,每次 20 分钟。

6.穴位按摩　刺激特定穴位,每次 1~2 分钟,每日 3~4 次。达到疏通经络、调整脏腑气血的功效。

7.穴位贴敷　通过药物直接刺激穴位,并通过透皮吸收,达到疏通经络、调节脏腑的功效。每日贴敷 1 次,留 6~8 小时。

8.中药灌肠　利用通腑泄浊的中药保留灌肠,每晚 1 次,每次保留 30~60 分钟。

四、健康指导

(一)生活起居

1.保持病室静谧清爽,起居有时;顺应四时,避免六淫邪气入侵。

2.保持口腔、皮肤、会阴清洁,防止感染。

3.避免肾损伤加重因素,如过度劳累等。慎用对肾脏有损伤的药物和食物。

4.定期监测血压,控制血压于合理范围。

5.适当运动有利于增强体质,如太极运动、八段锦等。

6.指导患者进行中医特色的自我保健方法,如穴位按摩等。

(二)饮食指导

饮食调节原则:在保证充足热量的情况下,实施低盐低脂优质低蛋白饮食,并关注钾、钠及磷的摄入。

1.脾肾亏虚证,宜食健脾益肾之品,如山药、枸杞子、扁豆等。

2.脾肾亏虚、湿浊潴留证,宜食清热利湿的食品,如薏苡仁、冬瓜、苦瓜、鲫鱼等。

3.脾肾衰败、浊毒内蕴证,宜食和胃泄浊、补益肾气的食品,如山药、百合、薏苡仁等。

4.出现浮肿、高血压时应低盐饮食,建议每日盐摄入量控制在 2~3 g,忌食腌制品。高度浮肿时遵医嘱短期内无盐饮食。当肾功能不全(GFR≤60 mL/min)时,应限制蛋白质摄入,蛋白质 0.6~0.8 g/(kg·d),且优质蛋白占 50% 以上。极低蛋白饮食[0.3~

0.4（kg·d）]患者,还应配合 α‑酮酸治疗。

（三）情志调理

1.本病病程长,病情易反复,患者抑郁善忧,情绪不宁,可采用顺情从欲方法,疏导患者的不良情绪,以化郁为畅,疏泄情志。

2.患者心理压力大,可采用说理开导方法,多与患者沟通,了解心理状况,做好针对性解释工作,给予心理支持。当患者表现为郁怒、躁动等肝阳亢盛、血压增高现象时,应及时心理疏导,避免言语、行为、环境因素等不良刺激。

3.采用自我放松、分心移情的方法,如听音乐、放松操等;鼓励患者生活中培养兴趣爱好,参与力所能及的家务和社会活动,如种植花草、烹饪、棋艺等。

五、护理难点

饮食营养护理实施困难。

饮食营养治疗是慢性肾脏病治疗的一个重要组成部分,它能延缓慢性肾脏疾病的进展,缓解尿毒症症状,并能改善患者的营养状态。目前普遍存在饮食指导过于宏观,可操作性差的现状;效果评价仅限于对患者知识掌握程度的评价,对饮食行为以及饮食行为改变后的疗效和安全性无评价,或仅有短期评价,无中、长期评价。

解决思路如下。

1.培养具有饮食营养专业知识的肾病专科护士。

2.开设以护士为主体的"一对一"肾病饮食营养门诊,对肾病患者施行持续性饮食营养管理。以护理程序为框架,包括评估、计划、实施和评价四个过程,这些环节相互作用、相互交叠,且是动态和循环的。

3.建立肾病饮食营养教育效果评价体系。

六、护理效果评价

见:肾衰(慢性肾衰竭)中医护理效果评价表

见:肾衰(慢性肾衰竭)护理效果评价量表

附表1　肾衰(慢性肾衰竭)中医护理效果评价表

医院：　　　　科室：　　　　入院日期：　　　　出院日期：　　　　住院天数：

患者姓名：　　　性别：　　　年龄：　　　　ID：　　　　文化程度：

纳入中医临床路径:是□　否□

证候诊断:脾肾亏虚□　脾肾亏虚,湿浊潴留□　脾肾衰败,浊毒内蕴证□　其他□

（一）护理效果评价

主要症状	主要辨证施护方法	中医护理技术	护理效果
恶心、呕吐□	1.密切观察腹胀、乏力、恶心、口干、大便性状□ 2.饮食护理□ 3.活动与休息□ 4.其他护理措施	1.穴位按摩□ 应用次数：＿＿次 应用时间：＿＿天 2.耳穴贴压□ 应用次数：＿＿次 应用时间：＿＿天 3.艾 灸□ 应用次数：＿＿次 应用时间：＿＿天 4.其他：＿＿＿ 应用次数：＿＿次 应用时间：＿＿天 （请注明，下同）	好 □ 较好□ 一般□ 差 □
乏力、腰酸痛□	1.腰酸痛程度、伴发症状观察□ 2.体位护理□ 3.保 暖□ 4.其他护理措施	1.耳穴贴压□ 应用次数：＿＿次 应用时间：＿＿天 2.中药灌洗□ 应用次数：＿＿次 应用时间：＿＿天 3.穴位贴敷□ 应用次数：＿＿次 应用时间：＿＿天 4.其他：＿＿ 应用次数：＿＿次 应用时间：＿＿天	好 □ 较好□ 一般□ 差 □
水肿□	1.水肿消长评估□ 2.皮肤护理□ 3.体 位□ 4.活动与休息□ 5.攻下逐水中药护理□ 6.饮食护理□ 7.其他护理措施	1.中药外敷□ 应用次数：＿＿次 应用时间：＿＿天 2.中药泡洗□ 应用次数：＿＿次 应用时间：＿＿天 3.其他：＿＿ 应用次数：＿＿次 应用时间：＿＿天	好 □ 较好□ 一般□ 差 □
头晕、血压增高□	1.血压监测□ 2.休 息□ 3.降压药护理□ 4.饮食护理□ 5.情志护理 6.其他护理措施	1.耳穴贴压□ 应用次数：＿＿次 应用时间：＿＿天 2.穴位贴敷□ 应用次数：＿＿次 应用时间：＿＿天 3.穴位按摩□ 应用次数：＿＿次 应用时间：＿＿天 4.中药足浴□ 应用次数：＿＿次 应用时间：＿＿天 5.其他：＿＿ 应用次数：＿＿次 应用时间：＿＿天	好 □ 较好□ 一般□ 差 □
其他□ （请注明）	1. 2. 3.		好 □ 较好□ 一般□ 差 □

（二）护理依从性及满意度评价

评价项目		患者对护理的依从性			患者对护理的满意度		
		依从	部分依从	不依从	满意	一般	不满意
中医护理技术	耳穴贴压（耳穴埋豆）						
	艾灸						
	穴位按摩						
	中药外敷						
	中药泡洗						
	中药灌洗						
健康指导		/	/	/			
签名		责任护士签名：			上级护士或护士长签名：		

（三）对本病中医护理方案的评价

实用性强□　　　实用性较强□　　　实用性一般□　　　不实用□

改进意见：

（四）评价人（责任护士）

姓名：＿＿＿＿　技术职称：＿＿＿＿　完成日期：＿＿＿＿　护士长签字：＿＿＿＿

附表2　肾衰（慢性肾衰竭）护理效果评价量表

分级\症状	无（0分）	轻（2分）	中（4分）	重（6分）	实施前评价		实施后评价	
					日期	分值	日期	分值
头晕	无	头晕轻微，偶尔发生，不影响活动及工作	头晕较重，活动时出现，休息可安	头晕重，行走欲仆，终日不缓解，影响活动及工作				
倦怠乏力	无	偶感疲乏，程度轻微，不耐劳力、可坚持轻体力劳动	一般活动即感乏力，间歇出现，勉强支持日常活动	休息亦感疲乏无力，持续出现，不能坚持日常活动				
腰酸膝软	无	晨起腰酸膝软，捶打可止	腰酸持续，膝软，下肢沉重	腰酸难忍，膝软不欲行走				

（续表）

症状＼分级	无（0分）	轻（2分）	中（4分）	重（6分）	实施前评价		实施后评价	
					日期	分值	日期	分值
畏寒肢冷	无	手足有时怕冷，不影响衣着，遇风出现	经常四肢怕冷，比一般人明显，夜晚出现	全身明显怕冷，着衣较常人差一季节				
纳呆	无	食欲欠佳。口味不香，食量减少不超过1/4	食欲不振，口味不香，食量减少1/4～1/2	食欲甚差，无饥饿感，食量减少1/2以上				
口干	无	夜间口干	口干少津	口干欲饮				
口苦	无	晨起口苦	口苦食不知味	口苦而涩				
恶心	无	每日泛恶1～2次	每日泛恶3～4次	频频泛恶，每日4次以上				
呕吐	无	每日呕吐1～2次	每日呕吐3～4次	频频呕吐，每日4次以上				
脘腹胀满	无	脘腹稍胀，可以忍受，不影响饮食	脘腹胀满，空腹缓解，饮食减少	脘腹胀满，终日不解，难以忍受				
夜尿清长	无	夜尿量多色白，每夜2次	夜尿量多色白，每夜3～4次	夜尿量多色白，每夜5次以上				
大便不实	无	大便不成形，每日1次	大便不成形，每日2次	大便不成形，每日3次				
大便干结	无	大便干结，每日一行	大便秘结，两日一行	大便秘结，数日一行				
水肿	无	晨起眼睑水肿	眼睑及双下肢水肿	全身水肿				

第二节　水肿（肾病综合征）中医护理方案

一、常见证候要点

（一）水湿浸渍证

肾病综合征发作，未应用激素或用激素2周之内。全身水肿，下肢明显，按之没指，头重身困，浮肿少尿，脘腹胀满，纳呆泛恶。苔白腻，脉沉缓。

（二）湿热内蕴证

遍体浮肿，皮肤绷紧光亮、胸脘痞闷，面部痤疮，烦热口渴，小便短赤、大便干结。舌红苔黄腻,脉濡数。

(三)阴虚水停证

应用激素 2 周之后,症见手足心热,心烦失眠,面部潮红,食欲亢进,口干咽燥,大便秘结,小便短赤,肢体浮肿。舌质红,苔少或有剥脱,脉细数。

(四)瘀水互结证

水肿延久不退,肿势轻重不一,浮肿少尿,肤色黧黑,肌肤甲错,肢体麻木疼痛,腰部刺痛,或肿势严重,他药无效。舌紫暗,苔白,脉沉细涩。

(五)脾阳虚衰证

腰以下甚,浮肿少尿,脘腹胀闷,纳呆便溏,面色不华,神倦肢冷。舌质淡、苔白腻,脉沉缓。

(六)肾阳衰微证

浮肿少尿,腰以下肿甚,心悸气促,腰部酸重,四肢不温,神疲怯寒,面色晦滞。舌质淡胖,苔白,脉沉细。

二、常见症状/证候施护

(一)水肿

1. 及时评估水肿程度,监测体重、腹围、出入量等。重症水肿宜卧床休息,记24小时出入量,重点观察血压、心率、呼吸及肾功能等变化。

2. 保持皮肤清洁、干燥,定时翻身,防止皮肤破损、感染发生。

3. 头面眼睑水肿者应将枕头垫高;下肢水肿明显可抬高足部,阴囊水肿可垫高阴囊,用冰硝散外敷;严重胸腔积液、腹水时宜取半坐卧位。

4. 使用攻下逐水药或利尿药时,应重视血压监测、观察尿量,大便的次数和量,防止有效血容量减少导致的休克及电解质紊乱。

5. 可根据水肿程度,予无盐或低盐饮食。出入量保持适当平衡。

6. 遵医嘱选择荞麦包外敷、中药泡洗等特色疗法,改善局部或全身性水肿。

(二)泡沫尿(蛋白尿)

1. 观察尿泡沫的量,及消散时间。检测尿常规、24小时尿蛋白定量及尿微量蛋白等。标本留取应正确、及时,避免尿液过度稀释或浓缩,防止标本污染或变性。

2. 注意观察发热、剧烈运动,以及体位改变等因素对患者泡沫尿的影响。

3. 少许泡沫尿多属肾气阴两虚证,医嘱常予补肾气、益肾阴等中药,应观察有无外感、伤食、气滞、湿困等征象,以防补益药滋腻助邪。而泡沫尿持续明显增多时常用祛风除湿中药,护理需重点观察药物的不良反应。

4. 饮食上注意优质蛋白的摄入,并观察蛋白质摄入与尿蛋白定量的相关性。

5. 重视防止六淫邪气的侵袭,节制房事,保护元气。尤其是使用激素及免疫抑制药的患者,亦可根据医嘱予玉屏风散内服,或温灸足三里、气海穴以补益正气、强肾固本。

（三）腰膝酸软

1. 观察疼痛性质、部位、伴发症状,注意区别肾外因素导致的腰痛。

2. 行肾穿刺患者术后往往有腰酸胀痛情况,一般术后 3 天内忌在腰部做各项物理治疗。

3. 遵医嘱耳穴贴压(耳穴埋豆),取肾、腰骶等穴。

4. 遵医嘱艾灸,取肾俞、关元、气海等穴。

5. 遵医嘱穴位贴敷,取补益肾气的中药行穴位贴敷,取肾俞、命门、关元、神阙等穴。

（四）尿量异常(少尿、无尿、多尿、夜尿)

1. 对少尿、无尿患者必须关注舌象、脉象、生命体征、神志、24 小时出入量等变化,尤其重视有无高钾、高血容量、酸中毒及其对心肺功能的影响。

2. 少尿、无尿是急进、危重的症候,及时记录尿量、总出入量的变化,应根据医嘱做好消肿、利尿、逐水祛湿药物的临床用药护理及观察。

3. 出现水气凌心射肺危象时,应帮助患者取半坐卧位,吸氧,并做好各种抢救准备,密切观察患者的病情变化。

4. 对多尿、夜尿患者应观察尿量、尿比重、尿渗透压、排尿次数等。应注意补充水分,保持电解质和酸碱平衡。

5. 多尿、夜尿是肾气(阳)虚弱、下元不固、摄纳无权所致,应注意休息,适度运动,如太极拳等,可增强体质,固护肾气。

6. 温灸肾俞、关元、足三里与命门、气海、三阴交两组穴位交替、间歇应用,能益肾气、补精气,改善多尿、夜尿症状。

（五）头晕、血压增高

1. 头晕、脉弦、血压增高是肝风内扰的表现,但早期症状隐匿,应加强巡视、监测血压。眩晕发生时,尽量使患者卧床休息。若出现头痛剧烈、呕吐、脉弦滑数、血压明显升高、视物模糊、立即报告医师,做好抢救准备。

2. 病室环境整洁、安静、舒适、光线适宜。

3. 饮食宜清淡,少食肥甘厚味,用盐量遵医嘱。

4. 遵医嘱耳穴贴压(耳穴埋豆),取神门、肝、降压沟、心、交感等穴位,可改善睡眠,降低血压。

5. 遵医嘱穴位按摩,可取风池、百会、太阳等穴位,按摩 5～10 分钟,缓解头晕头痛症状。

6. 遵医嘱穴位贴敷,醋调吴茱萸外敷涌泉穴。

7. 遵医嘱中药足浴,选用红花、当归等中药对足部进行泡洗,每日 1 次。

三、中医特色治疗护理

（一）药物治疗

1.内服中药　服补益类中药,应注意观察有无外感、伤食、气滞、湿困等征象,以防补益药滋腻助邪。祛风除湿中药如雷公藤总甙片,遵医嘱观察患者服药后有无胃肠道不适反应,并观察月经周期的改变,若出现月经紊乱、闭经等异常表现,及时向医师反映。

2.中药注射　中药注射剂应单独使用,现配现用,严禁混合配伍。

（二）特色技术

1.芒硝外敷　将芒硝捣碎成粉末或细颗粒状,入敷药专用袋内,均匀摊开,外敷于治疗部位。每次敷药时间 8~10 小时,每日 1 次。

2.穴位贴敷　通过药物直接刺激穴位,并通过透皮吸收,达到疏通经络,调节脏腑的功效,每日贴敷 1 次,留 6~8 小时。

3.中药药浴　水温 40~42℃,每次 30~45 分钟。

4.耳穴贴压(耳穴压豆)　通过刺激耳部特定的穴位,每日按压 4~5 次,每次 2~3 分钟。

5.艾灸　利用艾条在体表特定的穴位进行熏烤,达到祛湿散寒、调和气血的目的,每日 1 次,每次 20 分钟。

6.穴位按摩　利用特定穴位的刺激,达到疏通经络,调整脏腑气血的功效。每次 1~2 分钟,每日 3~4 次。

四、健康指导

（一）生活起居

1.保持病室的整洁、干燥,定时通风。

2.加强皮肤、口腔及会阴部清洁。

3.避免过劳及外感等可能引起病情加重的因素,慎用有肾损伤药物等。

4.适当运动有利于增强体质,如太极运动等。

5.指导患者进行中医特色的自我保健方法,如按摩足三里、肾俞等穴,补益肾气。

（二）饮食指导

1.水湿浸渍证　宜食运脾化湿、通阳利水的食物,如冬瓜、山药、薏苡仁等。

2.湿热内蕴证　宜食清热化湿的食物,如菠菜、芹菜、西瓜、雪梨等。

3.阴虚水停证　宜食滋阴清热、利水消肿的食物,如绿豆、南瓜、冬瓜等。

4.瘀水互结证　宜食活血化瘀、利水消肿的食物,如桃仁、海带、绿豆、冬瓜等。

5.脾阳虚衰证　宜食温阳健脾的食物,如鳝鱼、大枣、山药等。

6.肾阳衰微证　宜食温肾助阳的食物,如韭菜、核桃等。

（三）情志调理

1.顺情从欲　本病病程长,病情易反复,患者抑郁善忧,情绪不宁,护士应积极疏导患者的不良情绪,以化郁为畅,疏泄情志。

2.说理开导 使用激素、免疫抑制药的患者担心不良反应,心理压力大,护士应多与患者沟通,了解患者心理状况,做好针对性解释工作,给予心理支持。

3.自我放松 鼓励患者采用一些自我放松的方法,如听音乐、放松操等,达到怡养心神、舒畅情志的效果。

4.分心移情 生活中培养自己的兴趣爱好,鼓励患者参与力所能及的家务和社会活动,如种花植草、烹饪、棋艺等。

五、护理难点

患者服药依从性差。

解决思路如下。

1.加强健康教育,提高患者对自身病情的认识,了解药物的作用、不良反应及用药注意事项,客观认识药物治疗的利弊,积极配合治疗。

2.制订随访制度,定期随访,提高治疗依从性。

六、护理效果评价

见:水肿(肾病综合征)中医护理效果评价表

见:水肿(肾病综合征)护理效果评价量表

附表1　水肿(肾病综合征)中医护理效果评价表

医院:　　　　科室:　　　　入院日期:　　出院日期:　　住院天数:

患者姓名:　　性别:　　年龄:　　　ID:　　　　文化程度:

纳入中医临床路径:是□　否□

证候诊断:水湿浸渍证□　湿热内蕴证□　阴虚水停证□　瘀水互结证□

脾阳虚衰证□　肾阳衰微证□　其他□

(一)护理效果评价

主要症状	主要辨证施护方法	中医护理技术	护理效果
水肿□	1.水肿消长评估□ 2.皮肤护理□ 3.体　位□ 4.活动与休息□ 5.攻下逐水中药护理□ 6.饮食护理□ 7.其他护理措施	1.中药外敷□ 应用次数:___次 应用时间:___天 2.中药泡洗□ 应用次数:___次 应用时间:___天 3.其他:___ 应用次数:___次 应用时间:___天 (请注明,下同)	好　□ 较好□ 一般□ 差　□

（续表）

主要症状	主要辨证施护方法	中医护理技术	护理效果
泡沫尿 （蛋白尿） □	1. 泡沫尿观察□ 2. 补益/祛风除湿等中药护理□ 3. 饮食护理□ 4. 其他护理措施	1. 艾　　灸□　应用次数：___次　应用时间：___天 2. 其他：____　应用次数：___次　应用时间：___天	好　□ 较好□ 一般□ 差　□
腰膝酸软 □	1. 腰酸痛程度、伴发症状观察□ 2. 其他护理措施	1. 耳穴贴压□　应用次数：___次　应用时间：___天 2. 艾　　灸□　应用次数：___次　应用时间：___天 3. 穴位贴敷□　应用次数：___次　应用时间：___天 4. 其他：____　应用次数：___次　应用时间：___天	好　□ 较好□ 一般□ 差　□
尿量异常 （少尿、 无尿、 多尿、 夜尿） □	1. 尿量、排尿次数、出入量观察□ 2. 生命体征监测□ 3. 急救：吸氧、体位、急救准备□ 4. 祛风湿、利尿逐水中药护理□ 5. 休息与运动□ 6. 其他护理措施	1. 艾　　灸□　应用次数：___次　应用时间：___天 2. 其他：____　应用次数：___次　应用时间：___天	好　□ 较好□ 一般□ 差　□
头晕、 血压增 高□	1. 血压监测□ 2. 休　　息□ 3. 降压药护理□ 4. 饮食护理□ 5. 情志护理 6. 其他护理措施	1. 耳穴贴压□　应用次数：___次　应用时间：___天 2. 穴位按摩□　应用次数：___次　应用时间：___天 3. 穴位贴敷□　应用次数：___次　应用时间：___天 4. 中药足浴□　应用次数：___次　应用时间：___天 5. 其他：____　应用次数：___次　应用时间：___天	好　□ 较好□ 一般□ 差　□
其他□ （请注明）	1. 2. 3.		好　□ 较好□ 一般□ 差　□

（二）护理依从性及满意度评价

评价项目		患者对护理的依从性			患者对护理的满意度		
		依从	部分依从	不依从	满意	一般	不满意
中医护理技术	耳穴贴压（耳穴埋豆）						
	艾　灸						
	穴位按摩						
	中药外敷						
	中药足浴						
	中药泡洗						
	穴位贴敷						
健康指导		／	／	／			
签　名		责任护士签名：			上级护士或护士长签名：		

（三）对本病中医护理方案的评价

实用性强□　　　实用性较强□　　　实用性一般□　　　不实用□

改进意见：

（四）评价人（责任护士）

姓名：_____　技术职称：_____　完成日期：_____　护士长签字：_____

附表2　水肿（肾病综合征）护理效果评价量表

症状\分级	无（0分）	轻（2分）	中（4分）	重（6分）	实施前评价		实施后评价	
					日期	分值	日期	分值
面浮肢肿	无	晨起眼睑浮肿	眼睑及双下肢浮肿，按之凹陷	水肿明显，甚至波及全身，按之深陷不起				
蛋白尿	无	尿有泡沫，每日尿蛋白定量<1.0 g	每日尿蛋白定量1.0～3.0 g	每日尿蛋白定量≥3.0 g				
乏力	无	偶有疲乏，可坚持轻体力劳动	活动后即感乏力，勉强支持日常活动	活动休息后仍感疲乏，不能坚持日常活动				

（续表）

分级 症状	无 (0分)	轻(2分)	中(4分)	重(6分)	实施前评价		实施后评价	
					日期	分值	日期	分值
尿少	尿少	无	尿量稍减少,24 小时尿量 400～1 000 mL	尿量减少,24 小时尿量 100～400 mL				
胸闷	无	轻微胸憋	胸闷明显,时见太息	胸闷如窒				
腹胀	无	偶腹胀	时有腹胀	持续腹胀				
纳呆	无	食欲减退,食量未少	不欲食,尚能进食,食欲稍减	无食欲,食量减少 1/3 以上				

第三节　热淋（尿路感染）中医护理方案

一、常见证候要点

（一）热淋

小便频急短涩,尿道灼热刺痛,尿色黄赤,少腹拘急胀痛,或有寒热,口苦,呕恶,或腰痛拒按,或有大便秘结。苔黄腻,脉滑数。

（二）血淋

小便热涩刺痛,尿色深红,或夹有血块,疼痛满急加剧,或见心烦。舌尖红,苔黄,脉滑数。

（三）石淋

尿中时夹砂石,小便艰涩,或排尿时突然中断,尿道窘迫疼痛,少腹拘急,或腰腹绞痛难忍,痛引少腹,连及外阴,尿中带血。舌红,苔薄黄。

（四）气淋

实证表现为小便涩痛,淋漓不尽,小腹胀满疼痛。苔薄白,脉沉弦。

（五）膏淋

小便混浊如米泔水,置之沉淀如絮状,上有浮油如脂,或夹有凝块,或混有血液,尿道热涩疼痛,尿时阻塞不畅,口干。舌红,苔黄腻,脉濡数。

（六）劳淋

小便不甚赤涩,溺痛不甚,但淋漓不已,时作时止,遇劳即发,腰酸膝软,神疲乏力,病程缠绵。舌质淡,脉细弱。

二、常见症状/证候施护

（一）尿路刺激征（尿频、尿急、尿痛）

1. 观察排尿次数、量,疼痛程度。评估患者的心理状态、治疗情况、睡眠情况等。

2. 嘱患者急性发作期注意休息,调摄精神,指导患者采用有效的情志转移方法,如全身肌肉放松、听音乐等。

3. 嘱患者多饮水、勤排尿,以达到冲洗尿路的目的。

4. 遵医嘱穴位贴敷,取穴膀胱俞、水道、神阙、肾俞等。

5. 遵医嘱药熨法,中药热罨包热敷会阴部。

6. 遵医嘱药熨法,艾灸,取穴气海、关元、足三里、命门等。

7. 指导患者保持个人卫生,女性患者月经期间增加外阴清洗次数。

（二）肉眼血尿

1. 观察患者出血的颜色、量、性状及伴随症状。评估患者生命体征、精神、周围循环状况等。

2. 血尿严重时应卧床休息,减少活动。

3. 根据病情及医嘱,给予相应的饮食指导。以清淡蔬菜为主,忌食辛辣刺激食物。

4. 遵医嘱穴位按摩,取穴膀胱俞、委中、命门、关元等。

5. 遵医嘱艾灸,取穴关元、足三里、命门、肾俞、三阴交等。

6. 慎用可导致血尿的药物。

（三）腰痛

1. 观察患者腰痛,小腹坠胀不适,拘急的频率、程度、伴随症状。若剧痛难忍时,应立即平卧,同时报告医师,配合处理。

2. 指导患者饮食合理,忌辛辣食物,戒烟酒。

3. 指导患者适度活动,如提肛练习等,以改善局部血液循环。

4. 腰腹部疼痛时可用药熨法,中药热罨包热敷,取穴膀胱俞、阴陵泉、三阴交、肾俞等。

5. 遵医嘱艾灸,取穴三阴交、关元、肾俞等。

（四）发热

1. 定时观测体温,监测生命体征及汗出情况,及时擦干皮肤,更换汗湿的衣服、被褥等,保持皮肤和床单位清洁、干燥。

2. 指导患者多饮水,进食清热生津之品,如西瓜、荸荠等。忌辛辣、香燥、助热动火之品。

3. 遵医嘱采用中药擦浴、头部冷敷等物理降温方法。

4. 遵医嘱穴位按摩,取穴大椎、合谷、曲池等。

三、中医特色治疗护理

（一）药物治疗

1. 内服中药　中药汤剂根据证型予温服或温凉服,气阴两虚证宜温凉服,肾阴不足、阴阳两虚证者宜温服。中西药之间间隔30分钟以上。忌生冷、辛辣的食物。

2. 中药注射　中药注射剂建议单独使用,滴速不宜过快,孕妇及哺乳期慎用。有出血倾向者禁用丹参注射液、红花注射液、川芎嗪注射液等活血化瘀类药物。

（二）特色技术

1. 艾灸　在体表特定的穴位进行熏烤,每日1次,每次20分钟。

2. 穴位按摩　对特定穴位的刺激,每次1~2分钟,每日3~4次。

3. 药熨法　将中药制作成热罨包,以40~50℃为宜,外敷于双侧肾俞、膀胱俞等穴位。每次30分钟,每日1次。

4. 穴位贴敷　每日贴敷1次,留6~8小时。

四、健康指导

（一）生活起居

1. 病室安静、整洁、空气清新,温湿度适宜。

2. 生活规律,劳逸结合,保证休息和睡眠。

3. 急性发作期应卧床休息,取屈曲位,尽量勿站立或坐直。

4. 指导患者保持个人卫生,女性患者月经期间增加外阴清洗次数。

5. 指导患者进行中医特色的自我保健方法,如穴位按摩。

（二）饮食指导

饮食调节原则:给予高热量高蛋白、富含维生素易消化的饮食,鼓励患者多饮水,每日入量应在2 500 mL以上以增加尿量冲洗尿道(肾功能不全者除外),促进细菌及炎性物质的排出。

1. 热淋、膏淋　宜食清热利湿的食物,如黄瓜、冬瓜、西瓜、雪梨、芹菜等。

2. 血淋　宜食凉血通淋的食物,如丝瓜、绿豆、山药、藕等。

3. 石淋　宜食通淋排石的食物,如冬瓜、芹菜、西瓜、雪梨等;少食菠菜、土豆、草莓、动物内脏等含钙磷高的食物。

4. 气淋　宜食疏肝理气的食物,如萝卜、山楂、枸杞子、藕等。

5. 劳淋　宜食健脾益肾的食物,如大枣、桂圆、山药、枸杞子等。

（三）情志调理

1. 责任护士应鼓励病友间多沟通交流疾病防治经验,提高认识,乐观开朗,保持对疾病治疗的信心。

2. 针对患者忧思恼怒、恐惧紧张等不良情志,指导患者采用移情相制疗法,转移其注意力,淡化甚至消除不良情志;针对患者焦虑或抑郁的情绪变化,可采用暗示疗法或顺情从欲法。

3.鼓励家属多陪伴患者,给予患者心理支持。

4.指导患者和家属了解本病的性质,掌握控制疼痛的简单方法,减轻身体痛苦和精神压力。

五、护理难点

患者不按医嘱坚持完成疗程,擅自减量或过早停药,难以纠正。

解决思路如下。

1.利用多种形式向患者介绍坚持完成疗程的重要性,告诫擅自减量或过早停药的危害,鼓励患者建立良好的用药方式。

2.定期进行电话回访及门诊复查,进行针对性干预。

3.对目标人群进行定期追踪、随访和效果评价。

六、护理效果评价

见:热淋(尿路感染)中医护理效果评价表

见:热淋(尿路感染)护理效果评价量表

附表1　热淋(尿路感染)中医护理效果评价表

医院:　　　　科室:　　　　入院日期:　　　出院日期:　　　住院天数:

患者姓名:　　　性别:　　　年龄:　　　ID:　　　　　文化程度:

纳入中医临床路径:是□　否□

证候诊断:热淋□　血淋□　石淋□　气淋□　膏淋□　劳淋□　其他□

(一)护理效果评价

主要症状	主要辨证施护方法	中医护理技术	护理效果
尿路刺激征(尿频、尿急、尿痛)□	1.观察排尿次数、量,疼痛程度□ 2.清热利湿等中药护理□ 3.其他护理措施	1.穴位贴敷□　应用次数:___次　应用时间:___天 2.艾　灸□　应用次数:___次　应用时间:___天 3.中药热罨包□　应用次数:___次　应用时间:___天 4.其他:___　应用次数:___次　应用时间:___天 (请注明,下同)	好　□ 较好□ 一般□ 差　□
肉眼血尿□	1.辨尿色、性状□ 2.凉血止血等中药护理□ 3.休息□ 4.其他护理措施	1.穴位按摩□　应用次数:___次　应用时间:___天 2.艾　灸□　应用次数:___次　应用时间:___天 3.其他:___　应用次数:___次　应用时间:___天	好　□ 较好□ 一般□ 差　□

（续表）

主要症状	主要辨证施护方法	中医护理技术	护理效果
腰痛□	1.舒适体位□ 2.休息与活动□ 3.其他护理措施	1.中药热罨包□　应用次数：____次　应用时间：____天 2.艾　　灸□　应用次数：____次　应用时间：____天 3.其他：____　应用次数：____次　应用时间：____天	好　□ 较好□ 一般□ 差　□
发热□	1.监　　测□ 2.物理降温□ 3.饮　　食□ 4.其他护理措施	1.穴位按摩□　应用次数：____次　应用时间：____天 2.中药擦浴□　应用次数：____次　应用时间：____天 3.其他：____　应用次数：____次　应用时间：____天	好　□ 较好□ 一般□ 差　□
其他□ （请注明）	1. 2. 3.		好　□ 较好□ 一般□ 差　□

（二）护理依从性及满意度评价

评价项目		患者对护理的依从性			患者对护理的满意度		
		依从	部分依从	不依从	满意	一般	不满意
中医护理技术	耳穴贴压（耳穴埋豆）						
	艾　　灸						
	穴位按摩						
	中药热罨包						
	中药擦浴						
	穴位贴敷						
健康指导		／	／	／			
签　　名		责任护士签名：			上级护士或护士长签名：		

（三）对本病中医护理方案的评价

　　实用性强□　　实用性较强□　　实用性一般□　　不实用□

　　改进意见：

（四）评价人（责任护士）

　　姓名：_____　技术职称：_____　完成日期：_____　护士长签字：_____

附表2　热淋(尿路感染)护理效果评价量表

分级 症状	无 (0分)	轻(2分)	中(4分)	重(6分)	实施前评价		实施后评价	
					日期	分值	日期	分值
尿频	无	小便次数略有增加,每日增加2~3次	小便次数有所增加,每日增加4~6次	小便次数增加,时时都有尿感				
尿急	无	小便急迫,可忍耐	小便急迫,仅可忍耐片刻	小便急迫,迫不及待				
小腹 不适	无	小腹胀痛不适/小腹凉感轻微	小腹胀痛/小腹凉感明显	小腹胀痛/小腹凉感甚				
尿痛	无	小便时尿道隐隐作痛,不影响排尿	小便时尿道痛较重,排尿不爽	小便时尿道疼痛难忍				
腰酸痛	无	腰酸软,时而作痛	隐隐酸痛,须常变换体位	腰痛如折,持续不已				
口干	无	轻微口干	口干饮水可缓解	口干欲饮水,饮而不解				
乏力	无	劳则即乏	动则即乏	不动亦乏				

第七章 内分泌科中医护理方案

第一节 消渴(2 型糖尿病)中医护理方案

一、常见证候要点

(一)肝胃郁热证

脘腹痞满,胸胁胀闷,面色红赤,形体偏胖,腹部胀大,心烦易怒,口干口苦,大便干,小便色黄。舌质红,苔黄,脉弦数。

(二)胃肠实热证

脘腹胀满,痞塞不适,大便秘结,口干口苦,或有口臭,或咽痛,或牙龈出血,口渴喜冷饮,饮水量多,多食易饥。舌红,边有瘀斑,舌下络脉青紫,苔黄,脉滑数。

(三)脾虚胃热证

心下痞满,胀闷呕恶,呃逆,纳呆,便溏,或肠鸣下利,或虚烦不眠,或头眩心悸,或痰多。舌淡胖,舌下络脉瘀阻,苔白腻,脉弦滑无力。

(四)上热下寒证

心烦口苦,胃脘灼热,痞满不痛,或干呕呕吐,肠鸣下利,手足及下肢冷甚。舌红,苔黄根部腐腻,舌下络脉瘀阻,脉弦滑。

(五)阴虚火旺证

五心烦热,急躁易怒,口干口渴,渴喜冷饮,易饥多食,时时汗出,少寐多梦,溲赤便秘。舌红赤,少苔,脉虚细数。

(六)气阴两虚证

消瘦,倦怠乏力,气短懒言,易汗出,胸闷憋气,脘腹胀满,腰膝酸软,便溏,口干口苦。舌淡体胖,苔薄白干或少苔,脉虚细无力。

(七)阴阳两虚证

小便频数,夜尿增多,浑浊如脂如膏,五心烦热,口干咽燥,畏寒肢冷,面色苍白,神疲乏力,腰膝酸软,脘腹胀满,食纳不香,五更泄泻。舌淡体胖,苔白而干,脉沉细无力。

二、常见症状/证候施护

(一)尿量增多

1. 观察排尿次数、尿量及尿色。

2. 嘱患者睡前少饮水,白天饮水量 2 000 ~ 2 500 mL。

3. 指导患者饮食调理,适当进食芡实、枸杞子等补肾之品,食疗方:芡实瘦肉汤。

(二)口干多饮

1. 保持病室空气温湿度适宜。

2. 观察口干、口渴、每日饮水量。

3. 多食生津润燥类食物,如百合、西葫芦等,可选用鲜芦根煎水代茶饮;口含乌梅、饮用消渴茶以缓解口干口渴。食疗方:凉拌黄瓜、蓝莓山药、葛根鱼汤。

4. 遵医嘱耳穴贴压(耳穴埋豆),根据病情需要可选择皮质下、内分泌、糖尿病点、脾、胃、胰、三焦等穴位。

(三)多食易饥

1. 询问饮食习惯及饮食量。宜选择混合餐,每餐进食种类包含主食、蔬菜、肉蛋类等;粗细粮合理搭配,少食多餐,细嚼慢咽。

2. 适当增加膳食纤维的摄入,如燕麦、芹菜、韭菜等,以增加饱腹感,延缓食物吸收稳定血糖。

3. 观察记录患者的身高、体重、腰围、臀围。

4. 遵医嘱耳穴贴压(耳穴埋豆),根据病情需要可选择皮质下、内分泌、糖尿病点、脾、胰、饥点等穴位。

(四)倦怠乏力

1. 起居有时,避免劳累。

2. 进食补中益气类食物,如山药、鱼肉、香菇等。食疗方:乌鸡汤、香菇木耳汤、山药炖排骨。

3. 病情稳定者适量运动,循序渐进。

4. 遵医嘱艾灸,取穴足三里、关元、气海。

5. 遵医嘱穴位贴敷,取穴肾俞、脾俞、足三里,以调节脏腑气血功能。

(五)肢体麻木、疼痛、肢冷

1. 进食活血化瘀食物,如黄鳝、木耳等。食疗方:洋葱烧黄鳝。

2. 给予足部中药泡洗以祛风通络,活血通脉。食疗方:活血止痛散。

3. 遵医嘱双下肢穴位按摩,取足三里、阳陵泉、三阴交、涌泉等穴。

4. 遵医嘱穴位贴敷涌泉穴。

5. 遵医嘱耳穴贴压(耳穴埋豆),选择皮质下、内分泌、糖尿病点、脾、足部穴位等。

6. 遵医嘱艾灸,取阳陵泉、三阴交、涌泉等穴。

(六)视物模糊

1. 注意视力变化,定期检查眼底,减少阅读、看电视及使用电脑,宜闭目养神,饮用菊花茶或银杞明目汤等。

2. 按摩睛明、四白、丝竹空等穴位以辅助通络明目。

3. 遵医嘱予珍珠明目液滴眼或中药眼部雾化以改善症状。

4. 评估跌倒高危因素,落实防跌倒措施。

（七）皮肤瘙痒

1. 指导患者洗澡忌用刺激性强的皂液,洗后皮肤涂抹润肤露,穿棉质内衣,避免搔抓、热水烫洗,修剪指（趾）甲。

2. 瘙痒甚者,遵医嘱予以清热燥湿洗剂,如苦参、苍术、黄柏、白花蛇舌草、连翘等煎汤外洗,亦可涂尿素乳膏防止皮肤干燥。

3. 饮食宜清淡,忌食辛辣油腻及海鲜之品。

（八）腰膝酸软

1. 适当食用枸杞子、黑豆等固肾之品。食疗方:韭菜炒虾仁、山药芡实瘦肉饮。

2. 操练八段锦"两手攀足固肾腰"动作。

3. 按摩腰背部及气海、关元、涌泉等穴位。艾灸肾俞、关元、气海、三阴交等穴位。

4. 遵医嘱耳穴贴压（耳穴埋豆）,选择皮质下、内分泌、糖尿病点、肾、胰等穴位。

三、中医特色治疗护理

（一）药物治疗

1. 内服中药　遵医嘱用药,观察用药后反应;中药汤剂根据证型予温服或温凉服;中西药之间间隔30分钟以上。

（1）汤剂类:肝胃郁热证、胃肠实热证、气阴两虚证、阴虚火旺证者宜温凉服;阴阳两虚证者宜温服。

（2）口服降糖药时注意服用时间、方法及不良反应。

2. 注射用药

（1）中成药制剂建议单独使用,如需联合给药,应考虑时间间隔或中性液体过渡。

（2）滴速不宜过快,孕妇及哺乳期慎用,有出血倾向者禁用丹红注射液、苦碟子注射液。

（3）用药过程中观察有无不良反应。

（4）胰岛素治疗者注射方法、部位正确,观察有无低血糖反应。

（二）特色技术

1. 中药泡洗,适用于下肢麻、凉、痛者,遵医嘱选用活血通络止痛之剂。水温以37～40℃为宜,时间20～30分钟,严防烫伤。

2. 耳穴贴压（耳穴埋豆）。

3. 遵医嘱穴位贴敷,选择手三里、足三里、涌泉等穴位,首次贴敷2小时左右即可,以后每日1次,每次保留4小时,4周为1个疗程。

4. 艾灸,适用于阳虚者,遵医嘱取脾俞、肾俞、神阙、足三里、关元等穴位。

5. 穴位按摩。

6. 中药枕,遵医嘱将中药装成药枕,通过药物的挥发作用以达到养神安眠之功效。

四、健康指导

(一)饮食指导

计算每日的总热量,合理分配餐次。糖类占总能量的 50% ~60%,蛋白质占总能量的 15% ~20%,脂肪占总能量的 20% ~30%,饱和脂肪酸的摄入量不超过饮食总能量的 10%;不宜摄入反式脂肪酸;胆固醇每日摄入量 <300 mg;食盐每日摄入量限制在 6 g 以内,伴有高血压、水肿者每日摄入盐量不超过 2 g;少食坚果类;禁食甜食;平衡膳食,定时定量进餐。

1. 肝胃郁热证 宜食开郁清热之品,如苦瓜、黄瓜、丝瓜、芹菜、莲子、银耳等。食疗方:苦瓜山药烧豆腐、凉拌黄瓜、丝瓜炒蘑菇等。

2. 胃肠实热证 宜食清利胃肠实热之品,如芦荟、马齿苋、苦瓜、冬瓜、荞麦、燕麦片等。食疗方:凉拌马齿苋、冬瓜炒竹笋、苦丁茶等。

3. 脾虚胃热证 宜食补脾虚清胃热之品,如山药、粟米、高粱、菠菜、赤小豆等。食疗方:山药芡实瘦肉饮等。

4. 上热下寒证 宜食清上温下之品。如白萝卜、狗肉、党参、鲜芦根、乌梅、羊肉等。食疗方:白萝卜炖羊肉等。

5. 阴虚火旺证 宜食滋阴降火之品,如甲鱼、老鸭、莲子、百合、银耳、茼蒿、枸杞子、桑椹等。食疗方:菊花茶、枸杞茶、银耳莲子百合饮等。

6. 气阴两虚证 宜食益气养阴之品,如瘦肉、蛋类、鱼肉、山药等。食疗方:皮蛋瘦肉粥等。

7. 阴阳两虚证 宜食温益肾阳、补肾滋阴之品,如牛肉、羊肉、虾仁、韭菜、猪胰、干姜、黑豆、黑芝麻等等。食疗方:韭菜炒虾仁、香菇木耳汤等。

(二)生活起居

1. 环境温、湿度适宜,顺应四时,及时增减衣物。

2. 起居有常,戒烟限酒。

3. 保持眼、口腔、会阴、皮肤等清洁卫生。

4. 建立较完善的糖尿病教育管理体系,通过糖尿病健康大讲堂、小组式教育或个体化的饮食和运动指导,为患者提供生活方式干预和药物治疗的个体化指导。

(三)情志调理

1. 多与患者沟通,了解其心理状态,保持乐观心态。

2. 鼓励家属理解支持患者,避免不良情绪的影响。

3. 组织形式多样、寓教于乐的病友活动,开展同伴支持教育,介绍成功的病例,鼓励其参与社会活动。

4. 应用中医七情归属,了解患者情志状态,指导采用移情易性的方法,分散患者对疾病的注意力,改变其不良习性。

（四）运动指导

1. 根据病情选择合适的有氧运动方式,如太极拳、导引术、八段锦、五禽戏、散步、快走、慢跑、游泳等;运动项目的选择要与患者的年龄、病情、经济、文化背景及体质相适应。每周进行 2 次轻度或中度阻力性肌肉运动。

2. 运动选择在饭后 1 小时(第一口饭计时)左右,运动频率和时间为每周至少 150 分钟,如每周运动 5 天,每次 30 分钟,运动后脉搏宜控制在 170 - 年龄(次/分钟),以周身发热、微微出汗、精神愉悦为宜。

3. 血糖 >16.7 mmol/L、合并糖尿病急性代谢并发症及各种心、肾等器官严重慢性并发症者暂不宜运动。

4. 血糖 <5.5 mmol/L 运动前需适量补充含糖食物如饼干、面包等。

（五）低血糖及酮症酸中毒的预防与处理

1. 向患者讲解低血糖、酮症酸中毒的诱因、临床表现及应急救护措施。

2. 生活有规律,定时定量进餐,不擅自停用胰岛素及口服降糖药。

3. 外出时随身携带急救卡和糖果、饼干。如运动量增加应适当增加糖类摄入,定时监测血糖。

4. 严密观察患者有无心慌、头晕、大汗、手抖、面色苍白、饥饿等低血糖症状,意识清楚者立即口服含糖 15 ～ 20 g 糖类食物,15 分钟后监测血糖;意识障碍者立即静脉注射 50% 葡萄糖 20 mL,15 分钟后监测血糖。

5. 出现神昏、烦躁不安、呼吸深快、血压下降、肢冷、冷汗出、脉微欲绝时,及时报告医师,给予氧气吸入,针刺人中、十宣等穴,配合医师进行抢救。

（六）糖尿病足的预防

1. 所有患者每年至少进行 1 次足部检查,包括足有否畸形、胼胝、溃疡、皮肤颜色变化、干燥,足背动脉和胫后动脉搏动、皮肤温度以及有否感觉异常等。

2. 预防关键点包括定期检查、识别是否存在糖尿病足的危险因素;教育患者及其家属重视足的保护;穿合适鞋袜,鞋底较厚而鞋内较柔软,透气良好;去除和纠正易引起溃疡的因素。

3. 注意足部卫生,洗足水温在 37 ～ 40℃,洗后擦干,尤其注意擦干趾间;不宜用热水袋、电热器等直接暖足;避免赤足;勿自行修剪或用化学制剂处理胼胝;穿鞋前先检查鞋内有无异物或异常;干燥皮肤可以使用油膏类护肤品。

4. 定期足部穴位按摩,如涌泉、三阴交、足三里、阳陵泉等穴位。

（七）自我监测

1.学会自我规范监测血糖、血压、体重、腰臀围等,养成良好的记录习惯。

2.每3个月检查1次糖化血红蛋白、心电图,每6个月检查肝肾功能、血脂、尿微量蛋白等。

3.每年至少筛查1次眼底及外周血管、周围神经病变等。

五、护理难点

中、老年糖尿病患者对健康生活方式依从性差。

中年患者工作繁忙,家庭、事业压力较大,应酬多,来自社会、家庭各方面的压力,使他们无法进入患者角色。老年患者记忆力下降,听力、视力减退,接受新知识能力弱,易丧失信心;加之多年养成的生活习惯,不能很好地控制饮食,且易漏服药物,致血糖控制不理想。

解决思路如下。

1.针对患者的特点、生活方式、文化程度等给予个性化指导,强调患者自我管理的重要性。

2.老年患者以少文字、多图片、大图片、近距离、反复强化等健康教育方式。

3.中年患者可利用平面、电视、网络媒体学习糖尿病相关知识,养成健康的生活方式。

4.用日历、图标、时间表、定时器、单剂量储药盒等方式提醒患者按时服药。如在药品包装上做大而清晰的明显标识;对于外包装、片型相似的药物分开放置,以免误服;指导患者采用不同颜色的药杯分装不同时间段的药物。

5.建立通讯录,对患者进行随访并提供咨询服务。

六、护理效果评价

见:消渴(2型糖尿病)中医护理效果评价表

见:消渴(2型糖尿病)护理效果评价量表

附表1 消渴(2型糖尿病)中医护理效果评价表

医院: 科室: 入院日期: 出院日期: 住院天数:

患者姓名: 性别: 年龄: ID: 文化程度:

纳入中医临床路径:是□ 否□

证候诊断:肝胃郁热证□ 胃肠实热证□ 脾虚胃热证□ 上热下寒证□

　　　　阴虚火旺证□ 气阴两虚证□ 阴阳两虚证□ 其他□

(一)护理效果评价

主要症状	主要辨证施护方法	中医护理技术	护理效果
尿量增多□	1. 饮水指导□ 2. 观察尿量、频次□ 3. 其他护理措施	1. 其他:____ 应用次数:____次 应用时间:____天 (请注明,下同)	好 □ 较好□ 一般□ 差 □
口干多饮□	1. 饮食指导□ 2. 观察饮水量□ 3. 其他护理措施	1. 耳穴贴压□ 应用次数:____次 应用时间:____天 2. 其他:____ 应用次数:____次 应用时间:____天	好 □ 较好□ 一般□ 差 □
多食易饥□	1. 饮食指导□ 2. 记录身高、体重、腰/臀围□ 3. 其他护理措施	1. 耳穴贴压□ 应用次数:____次 应用时间:____天 2. 其他:____ 应用次数:____次 应用时间:____天	好 □ 较好□ 一般□ 差 □
倦怠乏力□	1. 运动指导□ 2. 饮食指导□ 3. 其他护理措施	1. 艾 灸□ 应用次数:____次 应用时间:____天 2. 穴位贴敷□ 应用次数:____次 应用时间:____天 3. 其他:____ 应用次数:____次 应用时间:____天	好 □ 较好□ 一般□ 差 □
肢体麻木、疼痛、肢冷□	1. 皮肤护理□ 2. 适量运动□ 3. 其他护理措施	1. 中药泡洗□ 应用次数:____次 应用时间:____天 2. 穴位按摩□ 应用次数:____次 应用时间:____天 3. 穴位贴敷□ 应用次数:____次 应用时间:____天 4. 耳穴贴压□ 应用次数:____次 应用时间:____天 5. 艾 灸□ 应用次数:____次 应用时间:____天 6. 其他:____ 应用次数:____次 应用时间:____天	好 □ 较好□ 一般□ 差 □
视物模糊□	1. 眼部护理□ 2. 安全防护□ 3. 其他护理措施	1. 穴位按摩□ 应用次数:____次 应用时间:____天 2. 中药眼部雾化□ 应用次数:____次 应用时间:____天 3. 其他:____ 应用次数:____次 应用时间:____天	好 □ 较好□ 一般□ 差 □
皮肤瘙痒□	1. 皮肤护理□ 2. 饮食指导□ 3. 情志护理□ 4. 其他护理措施	1. 中药外洗□ 应用次数:____次 应用时间:____天 2. 其他:____ 应用次数:____次 应用时间:____天	好 □ 较好□ 一般□ 差 □

（续表）

主要症状	主要辨证施护方法	中医护理技术		护理效果
腰膝酸软□	1.饮食指导□ 2.适量运动□ 3.其他护理措施	1.耳穴贴压□ 应用次数：___次 应用时间：___天 2.穴位按摩□ 应用次数：___次 应用时间：___天 3.八段锦□ 应用次数：___次 应用时间：___天 4.其他：___ 应用次数：___次 应用时间：___天		好 □ 较好□ 一般□ 差 □
其他□ （请注明）	1. 2. 3.			好 □ 较好□ 一般□ 差 □

（二）护理依从性及满意度评价

评价项目		患者对护理的依从性			患者对护理的满意度		
		依从	部分依从	不依从	满意	一般	不满意
中医护理技术	中药泡洗						
	耳穴贴压（耳穴埋豆）						
	穴位贴敷						
	艾 灸						
	穴位按摩						
	中药眼部雾化						
健康指导		/	/	/			
签 名		责任护士签名：			上级护士或护士长签名：		

（三）对本病中医护理方案的评价

实用性强□   实用性较强□   实用性一般□   不实用□

改进意见：

（四）评价人（责任护士）

姓名：_____　技术职称：_____　完成日期：_____　护士长签字：_____

附表2　消渴（2型糖尿病）护理效果评价量表

症状＼分级	无（0分）	轻（2分）	中（4分）	重（6分）	实施前评价		实施后评价	
					日期	分值	日期	分值
尿量增多	每日尿量正常1 000～2 000 mL/天	每日尿量2～2.5 L	每日尿量2.5～3 L	每日尿量3 L以上				
口干多饮	无	自觉口干，饮水量稍增	口干，饮水量比平常增多半倍以上，饮水后可缓解口干症状	口干明显，需不断饮水，饮水量比平常增加1倍以上				
多食易饥	无	饥饿感明显	餐前饥饿难以忍耐，食量明显增加	饥饿难忍，或食后即饥，易伴低血糖反应				
倦怠乏力	无	不耐劳力	可坚持轻体力劳动	勉强支持日常活动				
肢体麻木	无	肢端发麻	持续麻木仅限于手足	膝以下或肘以下持续麻木				
肢体疼痛	无	肢端偶刺痛	肢端持续疼痛	肢端持续疼痛，不能缓解，难以入寐				
肢体发凉	无	肢端不温	肢端发凉，得温可以缓解	肢冷畏寒，得温难减				
视物模糊	无	轻度视频处理器物模糊，不影响读写	轻度视物模糊，读写活动受影响，但不影响日常活动	视物模糊，严重影响日常活动				
皮肤瘙痒	无	偶有皮肤瘙痒	经常皮肤瘙痒	皮肤瘙痒难忍，难以入寐				
腰膝酸软	无	腿软难以久立	持续腰膝酸软，可支持日常活动	腰膝酸软，程度重，喜卧				

第二节 消渴病肾病(糖尿病肾病)中医护理方案

一、常见证候要点

（一）气虚证

神疲乏力，少气懒言，自汗易感。舌胖有印。

（二）血虚证

面色无华，唇甲色淡，经少色淡。舌胖质淡。

（三）阴虚证

怕热汗出，或有盗汗，咽干口渴，大便干，手足心热或五心烦热。舌瘦红而裂。

（四）阳虚证

畏寒肢冷，腰膝怕冷，面足浮肿，夜尿频多。舌胖苔白。

（五）血瘀证

定位刺痛，夜间加重，肢体麻痛，肌肤甲错，口唇舌紫，或紫暗、瘀斑。舌下络脉色紫怒张。

（六）痰湿证

胸闷脘痞，纳呆呕恶，形体肥胖，全身困倦，头胀肢沉。舌苔白腻。

（七）湿浊证

食少纳呆，恶心呕吐，口中黏腻，口有尿味，神志呆钝，或烦闷不宁，皮肤瘙痒。舌苔白腻。

二、常见症状/证候施护

（一）水肿

1. 评估水肿程度，监测体重、腹围。

2. 观察排尿的次数和量，使用利尿药者观察电解质和生命体征变化。

3. 阴囊水肿者可局部垫起，避免受压；严重胸腔积液、腹水时取半坐卧位。

4. 遵医嘱耳穴贴压(耳穴埋豆)，取脾、肾、内分泌等穴，耳部水肿患者禁用。

（二）皮肤瘙痒

1. 着柔软棉织品，避免化纤、羽绒、羊绒等织品，沐浴或泡脚时水温40℃以下。

2. 修剪指甲，指导患者勿搔抓皮肤。

3. 遵医嘱给予中药涂擦。

4. 遵医嘱中药药浴，药液温度在40℃以下，药浴时间要短，以20分钟为宜。

5. 遵医嘱中药熏洗，皮肤破溃者禁用。

（三）泡沫尿（蛋白尿）

1.观察尿泡沫的量及消散时间。

2.注意观察发热、劳累等因素对患者蛋白尿的影响。

3.遵医嘱艾灸,取足三里、肾俞、脾俞、气海、三阴交等穴。

（四）恶心、呕吐

1.保持口腔清洁。

2.舌面上放鲜姜片,以缓解呕吐。

3.口中氨味者,予以冷开水或饮柠檬水漱口。

4.遵医嘱艾灸,取膈俞、胃俞、神阙等穴。

5.遵医嘱穴位按摩,取足三里、内关、合谷等穴。

（五）头胀肢乏

1.定时血压监测,高血压危象者应绝对卧床休息,立即报告医师。

2.保持大便通畅,勿屏气或用力排便。顺时针按摩腹部。

3.遵医嘱穴位按摩,取三阴交、足三里、风池、百会、太阳等穴。

4.遵医嘱耳穴贴压（耳穴埋豆）,取心、脑干、神门等穴。

三、中医特色治疗护理

（一）药物治疗

1.内服中药。

2.注射给药。

3.外用中药。

（二）特色技术

1.耳穴贴压（耳穴埋豆）。

2.穴位按摩。

3.艾灸。

4.中药涂擦。

5.中药药浴。

6.中药熏洗。

四、健康指导

（一）生活起居

1.保证病室空气流通,避免交叉感染。

2.做好个人卫生。

3.对患者生活自理能力程度进行评估,定期监测血糖。采用中低强度的有氧耐力运动项目,如步行、慢跑、骑车等。

4.指导患者进行中医养生功的锻炼,如八段锦、太极拳等。

5.透析前健康教育。让患者充分了解透析的最佳时机、血液透析和腹膜透析方式的适应证、禁忌证、优缺点等。

(二)饮食指导

加强个体化饮食管理,记录出入量。

1.气虚证,宜食补气的食品,如瘦肉、白扁豆、鹌鹑等。

2.血虚证,宜食补血的食品,如动物血制品、红皮花生、黑豆等。

3.阴虚证,宜食清凉类的食品,如银耳、莲子、玉竹等。

4.阳虚证,宜食性质温热、具有补益肾阳、温暖脾胃作用的食品,如鸡肉、韭菜、生姜、干姜、花椒等。

5.血瘀证,宜食活血化瘀的食品,如玫瑰花、油菜等。

6.痰湿证,宜食化痰利湿的食品,如木瓜、荸荠、紫菜、扁豆、红小豆、包菜、薏苡仁、鲫鱼、鲤鱼等。不宜多吃酸涩食品,如柚子、枇杷等。

7.湿浊证,宜食祛湿化浊的食品,如花生等。

8.减少粥和汤的摄入,饮水量应根据患者每日尿量而定,一般以前一日总出量加500 mL水量为宜,增加动物蛋白的摄入。

(三)情志调理

1.多与患者沟通,使其了解本病与情志的关系,保持乐观稳定的情绪。

2.护理干预,存在颅内出血的危险时,应立即报告医师,观察患者有无抑郁、焦虑症状,针对不同的情志问题,采用释疑解惑、以情胜情等方法进行干预。

五、护理效果评价

见:消渴病肾病(糖尿病肾病)中医护理效果评价表

见:消渴病肾病(糖尿病肾病)护理效果评价量表

附表1　消渴病肾病(糖尿病肾病)中医护理效果评价表

医院:　　　科室:　　　入院日期:　　　出院日期:　　　住院天数:

患者姓名:　　　性别:　　　年龄:　　　　　ID:　　　　文化程度:

纳入中医临床路径:是□　　否□

证候诊断:气虚证□　　血虚证□　　阴虚证□　　阳虚证□　　血瘀证□

　　　　　痰湿证□　　湿浊证□　　其他□

（一）护理效果评价

主要症状	主要辨证施护方法	中医护理技术			护理效果
水肿□	1.水肿的评估□ 2.尿量观察□ 3.局部皮肤、体位□ 4.其他护理措施	1.耳穴贴压□　应用次数：___次　应用时间：___天 2.其他：___　应用次数：___次　应用时间：___天 （请注明,下同）			好　□ 较好□ 一般□ 差　□
皮肤瘙痒□	1.生活起居□ 2.其他护理措施	1.中药涂擦□　应用次数：___次　应用时间：___天 2.中药药浴□　应用次数：___次　应用时间：___天 3.中药熏洗□　应用次数：___次　应用时间：___天 4.其他：___　应用次数：___次　应用时间：___天			好　□ 较好□ 一般□ 差　□
泡沫尿（蛋白尿）□	1.泡沫尿观察□ 2.评估诱发因素□ 3.其他护理措施	1.艾　　灸□　应用次数：___次　应用时间：___天 2.其他：___　应用次数：___次　应用时间：___天			好　□ 较好□ 一般□ 差　□
恶心、呕吐□	1.口腔清洁□ 2.症状护理□ 3.其他护理措施	1.艾　　灸□　应用次数：___次　应用时间：___天 2.穴位按摩□　应用次数：___次　应用时间：___天 3.其他：___　应用次数：___次　应用时间：___天			好　□ 较好□ 一般□ 差　□
头胀肢乏□	1.血压监测□ 2.腹部按摩□ 3.排便护理□ 4.其他护理措施	1.穴位按摩□　应用次数：___次　应用时间：___天 2.耳穴贴压□　应用次数：___次　应用时间：___天 3.其他：___　应用次数：___次　应用时间：___天			好　□ 较好□ 一般□ 差　□
其他□（请注明）	1. 2. 3.				好　□ 较好□ 一般□ 差　□

（二）护理依从性及满意度评价

评价项目		患者对护理的依从性			患者对护理的满意度		
		依从	部分依从	不依从	满意	一般	不满意
中医护理技术	耳穴贴压(耳穴埋豆)						
	穴位按摩						
	艾灸						
	中药熏洗						
	中药涂擦						
	中药药浴						
健康指导		/	/	/			
签 名		责任护士签名:			上级护士或护士长签名:		

（三）对本病中医护理方案的评价

实用性强□　　实用性较强□　　实用性一般□　　不实用□

改进意见：

（四）评价人（责任护士）

姓名：_____ 技术职称：_____ 完成日期：_____ 护士长签字：_____

附表2　消渴病肾病（糖尿病肾病）护理效果评价量表

分级 症状	无 (0分)	轻(2分)	中(4分)	重(6分)	实施前评价		实施后评价	
					日期	分值	日期	分值
水肿	无	晨起眼睑浮肿	眼睑及双下肢浮肿,按之凹陷	水肿明显,甚至波及全身,按之深陷不起				
皮肤瘙痒	无	偶尔发生	经常发生	整日发生,不易缓解				
泡沫尿(蛋白尿)	无	尿有泡沫,每日尿蛋白定量<1.0 g	每日尿蛋白定量(1.0~3.0 g)	每日尿蛋白定量(≥3.0 g)				
恶心、呕吐	无	偶尔发生	经常发生	整日发生,不易缓解				
头胀肢乏	无	偶有疲乏,可坚持轻体力劳动	活动后即感乏力,勉强支持日常活动	活动休息后仍感疲乏,不能坚持日常活动				

第三节 瘿病(甲状腺功能亢进症)中医护理方案

一、常见证候要点

(一)气阴两虚证

颈部肿大不适,乏力多汗,咽干口燥,五心烦热,消瘦,眠差,大便频多,腰膝酸软。舌红,少苔,脉细数无力。

(二)阴虚火旺证

颈部肿大不适,双目干涩,头晕眼花,多食消瘦,五心烦热,盗汗,或突眼,手颤。舌质红,少苔,脉细数。

(三)肝火旺盛证

颈部肿大不适,烦躁易怒,面红目赤,口苦口干,心悸失眠,手抖,突眼。舌红,苔黄,脉弦数。

(四)肝郁痰结证

颈部肿胀憋闷不适,喉中阻塞感,遇情志变化而加重,胸闷善太息,心悸,失眠,突眼,纳呆乏力。舌质红,苔薄腻,脉弦滑。

二、常见症状/证候施护

(一)颈部肿大

1. 观察患者颈部肿块的大小、范围、改变、温度,若肿块迅速长大、疼痛、吞咽困难、声音嘶哑等,应立即报告医师。

2. 不要用力挤压甲状腺。

3. 可选用大青膏中药外敷颈部。

4. 疼痛明显者,予以耳穴贴压(耳穴压豆),取穴神门、交感、甲状腺等。

(二)眼突

1. 观察患者的眼突度、视力、视野等变化,角膜有无损伤。

2. 眼球突出者,取高枕卧位,以减轻局部水肿;外出戴有色眼镜以防强光及灰尘刺激。

3. 眼睑不能闭合者,睡眠时用油纱布或眼罩保护眼睛,少看书和电视。

4. 眼勿向上凝视,以免加重突眼和诱发斜视。

5. 经常做眼球环视运动,使眼部肌肉放松。

6. 遵医嘱穴位按摩,取睛明、承泣、四白、养老等穴。

(三)心悸

1. 保持室内光线温和,环境幽雅。

2.注意休息,根据患者具体情况适当进行锻炼,以促进气血流畅,不要做高温及费力的运动。

3.甲亢患者急性期必须卧床休息,减少消耗。

4.遵医嘱穴位贴敷,取关元、气海、膻中、足三里、太溪、内关、三阴交等穴。

5.遵医嘱耳穴贴压(耳穴埋豆),取心、肺、肾、神门、皮质下等穴;伴失眠者可配交感、内分泌等穴。

(四)高热

1.保持皮肤干燥,汗出较多时及时更换衣服、被褥,防止受凉。

2.保持皮肤和口腔清洁。

3.观察体温、脉搏、血压、呼吸、心率、心律等情况。当患者体温高于39℃出现情绪激动、面赤、怕热多汗、多食善饥、眼凸手颤等,应警惕甲亢危象,立即报告医师。

4.遵医嘱穴位按摩,取合谷、曲池、耳尖等穴。

(五)失眠

1.环境安静舒适,光线宜暗,床被褥松软适宜,避免噪声。

2.肝火旺盛伴失眠者可予耳穴贴压(耳穴压豆),取穴神门、交感、肝等。

3.睡前饮热牛奶一杯。

4.睡前中药浴足,以安睡助眠。

5.遵医嘱使用中药枕,以安神助眠。

(六)泄泻

1.严密观察大便的次数、色、质、量的变化及有无腹痛、脱水等伴随症状,及时留取大便标本送检。

2.给予高热量、高维生素、易消化、纤维素含量少的饮食,禁食生冷硬、油腻的食物。

3.每日保持饮水量3 000 mL以上,以淡盐水为宜。

4.注意腹部保暖,可艾条灸或热敷神阙穴。

5.隔姜灸足三里穴,隔日1次,每次5分钟,以温阳健脾止泻。

6.泄泻次数频繁者,便后用温水洗净肛门或用马齿苋60 g煎汤坐浴。

7.严重伤阴脱液者,详细记录出入量,遵医嘱静脉滴注(先快后慢,先盐后糖),补充津液,纠正脱水。

三、中医特色治疗护理

(一)药物治疗

1.内服中药　遵医嘱用药,中药汤剂宜温服,观察用药后反应。

2.外用中药　观察用药后反应,如出现灼热、发红、瘙痒、刺痛等局部症状时,及时报告医师配合处理。

(二)特色技术

1.中药外敷　甲状腺炎患者,颈部可予乌蔹莓、大青膏等中药外敷。

2. **耳穴贴压(耳穴压豆)**　肝火旺盛伴失眠者可予耳穴埋籽,取穴神门、交感、肝等。

3. **艾灸**　泄泻患者可在脐部用艾条灸或热敷。

4. **穴位按摩**　肝火旺盛伴失眠者,可取穴神门、三阴交、中脘等。

5. **中药浴足**　活血助运的中药如伸筋草、透骨草、丹参、艾草、川芎、红花等。

四、健康指导

（一）生活起居

1. 尽量饮用自来水或蒸馏水,少用井水。

2. 适当休息,注意补充足够的热量和营养,包括糖、蛋白质、B 族维生素等。对精神紧张者必要时可给予适当镇静药。

3. 参加适宜的文体活动。

（二）饮食指导

饮食调节原则:饮食应清淡,富有营养,进食高蛋白、高热量、高维生素食物,忌烟酒,忌食含碘食物。如紫菜、海带、海鲜等;忌生姜、羊肉、咖啡、浓茶等温热或刺激辛辣食物。尽量少吃容易引起甲状腺肿大的食品,如甘蓝菜、花椰菜、大白菜、玉米、豆浆、杞果等。

1. **气阴两虚证**　指导患者多饮梨汁、藕汁、西瓜水、绿豆汤,每日不少于 3 000 mL。

2. **阴虚火旺证**　宜食木耳、黑鱼、瘦肉等。

3. **肝火旺盛证**　宜食茵陈、凉拌苦瓜,菊花、决明子泡茶饮等。

4. **肝郁痰结证**　宜食凉拌猪肝、杏仁饮、蒲公英陈皮饮等。

（三）情志调理

1. 教育患者保持心情愉快,遇事勿恼怒,避免情志刺激扰动五志之火。

2. 向患者宣传本病的有关知识,消除患者的忧虑、恐惧情绪,减轻患者思想顾虑。

3. 告知家属患者病情,使之正确认识患者的病情,从各方面关心、体贴患者,帮助患者疾病的治疗。

4. 引导患者学会控制情绪,多与康复病友交流。

（四）用药指导

1. 注意观察使用抗甲状腺药物,如甲巯咪唑、丙硫氧嘧啶后有无过敏反应。

2. 服用抗甲状腺药后如有高热、喉咙疼痛,立即就诊,排除粒细胞减少和粒细胞缺乏症。

3. 定期复诊,服药期间每月查血常规、甲状腺功能五项。

五、护理难点

患者服药依从性差。

治疗甲亢常规用药至少需 1 年半至 2 年,短期常规药物治疗后,患者症状减轻或消失,许多患者往往自行减药,导致甲亢复发,久治不愈。

解决思路如下。

1. 针对患者的具体情况、生活方式、文化程度等给予个性化指导,强调患者自我管理的重要性。

2. 老年患者以少文字、多图片、大图片、近距离、反复强化等健康教育方式,以提高患者的依从性。

3. 中年患者可利用平面、电视、网络媒体学习瘿病相关知识,养成健康的生活方式。

4. 用日历、图标、时间表、定时器、单剂量储药盒等方式提醒患者按时服药。如在药品包装上做大而清晰的明显标识;对于外包装、片型相似的药物分开放置,以免误服;指导患者采用不同颜色的药杯分装不同时间段的药物。

5. 建立通讯录,对患者进行随访并提供咨询服务。

六、护理效果评价

见:瘿病(甲状腺功能亢进症)中医护理效果评价表

见:瘿病(甲状腺功能亢进症)护理效果评价量表

附表1 瘿病(甲状腺功能亢进症)中医护理效果评价表

医院: 科室: 入院日期: 出院日期: 住院天数:

患者姓名: 性别: 年龄: ID: 文化程度:

纳入中医临床路径:是□ 否□

证候诊断:气阴两虚证□ 阴虚火旺证□ 肝火旺盛证□ 肝郁痰结证□ 其他□

(一)护理效果评价

主要症状	主要辨证施护方法	中医护理技术			护理效果
颈部肿大□	1. 记录肿块的大小、范围、改变、温度□ 2. 其他护理措施	1. 耳穴贴压□ 应用次数:____次 应用时间:____天 2. 中药外敷□ 应用次数:____次 应用时间:____天 3. 其他:____ 应用次数:____次 应用时间:____天 (请注明,下同)			好 □ 较好□ 一般□ 差 □
眼突□	1. 记录眼突度、视力、视野变化□ 2. 眼部护理□ 3. 安全防护□ 4. 其他护理措施	1. 穴位按摩□ 应用次数:____次 应用时间:____天 2. 其他:____ 应用次数:____次 应用时间:____天			好 □ 较好□ 一般□ 差 □
心悸□	1. 病情观察□ 2. 运动指导□ 3. 其他护理措施	1. 穴位贴敷□ 应用次数:____次 应用时间:____天 2. 耳穴贴压□ 应用次数:____次 应用时间:____天 3. 其他:____ 应用次数:____次 应用时间:____天			好 □ 较好□ 一般□ 差 □

（续表）

主要症状	主要辨证施护方法	中医护理技术	护理效果
高热□	1. 监测□ 2. 饮食、饮水□ 3. 其他护理措施	1. 穴位按摩□　应用次数：＿＿次　应用时间：＿＿天 2. 其他：＿＿＿　应用次数：＿＿次　应用时间：＿＿天	好　□ 较好□ 一般□ 差　□
失眠□	1. 生活护理□ 2. 其他护理措施	1. 中药浴足□　应用次数：＿＿次　应用时间：＿＿天 2. 耳穴贴压□　应用次数：＿＿次　应用时间：＿＿天 3. 中 药 枕□　应用次数：＿＿次　应用时间：＿＿天 4. 其他：＿＿＿　应用次数：＿＿次　应用时间：＿＿天	好　□ 较好□ 一般□ 差　□
泄泻□	1. 记录大便次数□ 2. 饮　　　食□ 3. 排便指导□ 4. 其他护理措施	1. 穴位贴敷□　应用次数：＿＿次　应用时间：＿＿天 2. 艾　　　灸□　应用次数：＿＿次　应用时间：＿＿天 3. 中药坐浴□　应用次数：＿＿次　应用时间：＿＿天 4. 其他：＿＿＿　应用次数：＿＿次　应用时间：＿＿天	好　□ 较好□ 一般□ 差　□
其他□ （请注明）	1. 2. 3.		好　□ 较好□ 一般□ 差　□

（二）护理依从性及满意度评价

评价项目		患者对护理的依从性			患者对护理的满意度		
		依从	部分依从	不依从	满意	一般	不满意
中医护理技术	耳穴贴压（耳穴埋豆）						
	中药外敷						
	艾　　灸						
	穴位按摩						
	中药浴足						
	中药枕						
健康指导		／	／	／			
签　　名		责任护士签名：			上级护士或护士长签名：		

（三）对本病中医护理方案的评价

　　实用性强□　　实用性较强□　　实用性一般□　　不实用□

　　改进意见：

（四）评价人（责任护士）

　　姓名：_____　技术职称：_____　完成日期：_____　护士长签字：_____

附表2　瘿病（甲状腺功能亢进症）护理效果评价量表

分级 症状	无 (0分)	轻(2分)	中(4分)	重(6分)	实施前评价		实施后评价	
					日期	分值	日期	分值
瘿肿	无	Ⅰ°肿大，质硬	Ⅱ°肿大，质硬或饱满	Ⅲ°肿大，质硬或饱满				
瘿痛	无	轻度疼痛	中度疼痛	重度剧烈疼痛				
瘿肿触诊	无	轻度触痛、稍拒按	中度触痛、拒按	重度触痛、拒按				
发热	无	潮热或低热	中度发热	寒战、高热				
体倦乏力	无	易疲劳	疲倦，难以胜任重工作	精神不振，不能胜任轻工作				
烦躁易怒	无	抑郁、善太息，易激惹，可控制	易激善怒，与人争吵，尚能自制	暴躁不安，难以控制				
心慌	无	体力活动后出现	轻微体力活动即出现	静息时亦出现				
睡眠	无	多梦眠不实	多噩梦易惊醒	难以入睡或嗜睡				
汗出	无	易出汗	活动后出汗	汗出不止				
便溏	正常	每日1次	每日2~3次	每日3次以上				
眼突	无	眼球突出，眼睛凝视或呈现惊恐眼神	羞明、流泪、复视、视力减退、眼部肿痛、有异物感	眼睛不能闭合，结膜、角膜外露引起充血、水肿、角膜溃烂等，甚至失明				

第四节　虚劳(甲状腺功能减退症)中医护理方案

一、常见证候要点

(一)脾肾阳虚证

面部浮肿,面色萎黄或苍白无华,神疲乏力,少气懒言,头昏目眩,腰膝酸软,畏寒肢冷,纳呆腹胀,口淡无味,便秘,或男子阳痿,或女子闭经。舌质淡胖,舌苔白滑或薄腻,脉沉弱或沉迟无力。

(二)心肾阳虚证

形寒肢冷,怕冷喜温,腰酸腰痛,心悸怔忡,面目浮肿,动作懒散,乏力嗜睡。舌淡胖,色紫暗,舌苔薄白,脉沉迟或沉弱。

(三)气血两虚证

神疲乏力,少气懒言,反应迟钝,面色萎黄,纳呆、便溏,手足欠温。舌淡苔薄、脉细弱。

二、常见症状/证候施护

(一)倦怠乏力

1. 观察乏力程度,恢复情况。

2. 遵医嘱艾条灸,取穴足三里、三阴交、脾俞、肾俞。

3. 饮食以益气为主,可选黄芪茯苓粳米粥。

4. 遵医嘱耳穴贴压(耳穴埋豆),选择颈、内分泌、缘中、皮质下、肾等穴位。

(二)畏寒

1. 活血助运中药浴足,如红花、艾草、伸筋草、透骨草、川芎等。

2. 遵医嘱艾条灸或穴位贴敷,可选穴关元、涌泉。

3. 食疗可用生姜、黄芪、肉桂煨鸡汤。

4. 观察体温,若体温低于35℃可出现呼吸浅而慢、心率过缓、血压降低、嗜睡等症状时,多数发生黏液性水肿昏迷的先兆,应立即抢救,并采取保暖措施,如加盖棉被、置热水袋等,同时应注意防止烫伤。

5. 遵医嘱耳穴贴压(耳穴埋豆),选择颈、内分泌、缘中、皮质下、脾等穴位。

(三)浮肿

1. 遵医嘱艾条灸,取穴三阴交、足三里、肾俞等。

2. 准确观察并记录患者的尿量,严密观察其全身水肿消退的情况,并根据水肿消退的快慢来调节水及电解质的出入量。

3. 食疗可用生姜、冬瓜皮、薏苡仁、粳米粥。

4. 遵医嘱耳穴贴压(耳穴埋豆),选择颈、内分泌、缘中、皮质下、肾、三焦等穴位。

（四）纳呆

1. 遵医嘱艾条灸,取穴中脘、足三里、脾俞、胃俞。

2. 保持病室整洁、空气流通,避免刺激性气味,及时更换污染被褥、衣服,以利促进患者食欲。

3. 食疗可用薏苡仁、山药、砂仁、陈皮粳米粥。

4. 调节饮食花样,以促进患者的食欲。

5. 遵医嘱耳穴贴压(耳穴埋豆),选择颈、内分泌、缘中、皮质下、脾、胃、肾等穴位。

三、中医特色治疗护理

（一）药物治疗

1. 内服中药 遵医嘱用药,观察用药后反应;中药汤剂宜温服;中西药之间间隔30分钟以上。

2. 注射给药

(1)中成药制剂建议单独使用,如需联合给药,应考虑时间间隔或中性液体过渡。

(2)滴速不宜过快,孕妇及哺乳期女性慎用,有出血倾向者禁用丹红注射液、苦碟子注射液。

(3)用药过程中观察有无不良反应。应用甲状腺制剂治疗时,应按医嘱递增药量,严密观察药物疗效及其不良反应。如患者出现心动过速、失眠、兴奋、多汗等症状时,应遵照医嘱减量或暂时停药。

（二）特色技术

1. 中药泡洗 适用于下肢凉、畏寒者,遵医嘱选用活血通络止痛之剂。水温以37～40℃为宜,时间20～30分钟,严防烫伤。

2. 耳穴贴压(耳穴埋豆) 根据病情需要选择耳穴。

3. 穴位贴敷 遵医嘱选择涌泉、神阙、关元等穴位,首次贴敷2小时左右即可,以后每日1次,每次保留4小时,4周为1个疗程。

4. 艾灸 适用于阳虚者,遵医嘱取肾俞、脾俞、神阙、足三里、关元等穴位。

5. 穴位按摩 患者出院前教会其按摩足三里、涌泉、三阴交等常用保健穴。

6. 药熨法 遵医嘱将艾草、当归、川芎、黄芪、肉桂、粗盐做成热罨包,每日睡前温敷腰部肾俞、脾俞,以温补肾阳。

四、健康指导

（一）生活起居

1. 注意保暖,避风寒,适寒温、慎起居、适劳逸。

2. 合理安排作息时间,适量运动,如气功锻炼、打太极等活动。

3.指导患者建立良好的卫生习惯和生活方式,禁烟限酒。

4.晨练宜晚不宜早。多搓手脚,促进血液循环。

(二)饮食指导

饮食调节原则:饮食宜高热量、高蛋白、清淡易消化低盐饮食。

1.脾肾阳虚证　可多食蔬菜如韭菜、山药,可以温阳健脾。

2.心肾阳虚证　少食辛辣厚味,过分滋腻,生冷不洁之物。

3.气血两虚证　合理食用性温和食物,禁食寒凉生冷食物,如冷饮、苦瓜、西瓜、菊花茶等则少食为好。

(三)情志调理

因患者表情淡漠,精神抑郁,性情孤僻,应对其加强心理护理,关心体贴患者,主动与其谈心,交流思想,以解除患者的顾虑,增加他们的生活情趣,树立战胜疾病的信心。

五、护理难点

患者服药依从性差。

各种类型的甲减,均需用甲状腺素(TH)替代,永久性甲减者需终身服用,许多患者因无法长期用药,自行停药,导致迁延难愈。

解决思路如下。

1.针对患者的特点、生活方式、文化程度等给予个性化指导,强调患者自我管理的重要性。

2.老年患者以少文字、多图片、大图片、近距离、反复强化等健康教育方式,以提高患者的依从性。

3.中年患者可利用平面、电视、网络媒体学习虚劳相关知识,养成健康的生活方式。

4.用日历、图标、时间表、定时器、单剂量储药盒等方式提醒患者按时服药。如在药品包装上做大而清晰的明显标识;对于外包装、片型相似的药物分开放置,以免误服;指导患者采用不同颜色的药杯分装不同时间段的药物。

5.建立通讯录,对患者进行随访并提供咨询服务。

六、护理效果评价

见:虚劳(甲状腺功能减退症)中医护理效果评价表

见:虚劳(甲状腺功能减退症)护理效果评价量表

附表1　虚劳(甲状腺功能减退症)中医护理效果评价表

医院:　　　科室:　　　入院日期:　　　出院日期:　　　住院天数:

患者姓名:　　　性别:　　　年龄:　　　ID:　　　文化程度:

纳入中医临床路径:是□　　否□

证候诊断:脾肾阳虚证□　　心肾阳虚证□　　气血两虚证□　　其他□

(一)护理效果评价

主要症状	主要辨证施护方法	中医护理技术	护理效果
倦怠乏力□	1.饮食指导□ 2.观察乏力程度□ 3.其他护理措施	1.艾　灸□　应用次数：____次　应用时间：____天 2.耳穴贴压□　应用次数：____次　应用时间：____天 3.其他：____　应用次数：____次　应用时间：____天 （请注明，下同）	好　□ 较好□ 一般□ 差　□
畏寒□	1.饮食指导□ 2.观察体温□ 3.其他护理措施	1.艾　灸□　应用次数：____次　应用时间：____天 2.中药泡洗□　应用次数：____次　应用时间：____天 3.耳穴贴压□　应用次数：____次　应用时间：____天 4.中药浴足□　应用次数：____次　应用时间：____天 5.其他：____　应用次数：____次　应用时间：____天	好　□ 较好□ 一般□ 差　□
浮肿□	1.饮食指导□ 2.记录尿量□ 3.其他护理措施	1.艾　灸□　应用次数：____次　应用时间：____天 2.耳穴贴压□　应用次数：____次　应用时间：____天 3.其他：____　应用次数：____次　应用时间：____天	好　□ 较好□ 一般□ 差　□
纳呆□	1.饮食指导□ 2.其他护理措施	1.艾　灸□　应用次数：____次　应用时间：____天 2.耳穴贴压□　应用次数：____次　应用时间：____天 3.其他：____　应用次数：____次　应用时间：____天	好　□ 较好□ 一般□ 差　□

(二)护理依从性及满意度评价

评价项目		患者对护理的依从性			患者对护理的满意度		
		依从	部分依从	不依从	满意	一般	不满意
中医护理技术	中药泡洗						
	耳穴贴压(耳穴埋豆)						
	穴位贴敷						
	艾　灸						
健康指导		/	/	/			
签　名		责任护士签名：			上级护士或护士长签名：		

(三)对本病中医护理方案的评价

实用性强□　　实用性较强□　　实用性一般□　　不实用□

改进意见：

(四)评价人(责任护士)

姓名：_____　技术职称：_____　完成日期：_____　护士长签字：_____

附表 2　虚劳(甲状腺功能减退症)护理效果评价量表

分级 症状	无 (0分)	轻(2分)	中(4分)	重(6分)	实施前评价		实施后评价	
					日期	分值	日期	分值
体倦 乏力	无	易疲劳	疲倦,难以胜任 重工作	精神不振,不能 胜任轻工作				
畏寒 肢冷	无	手足发冷	四肢发冷	全身发冷,得温 不减				
面浮 肢肿	无	晨起眼睑浮肿	眼睑及双下肢 浮肿,按之凹陷	水肿明显,甚至 波及全身,按之深 陷不起				
纳呆	无	食欲减退,食量 未少	不欲食,尚能进 食,食欲稍减	无食欲,食量减 少1/3以上				

第八章　风湿免疫科中医护理方案

第一节　尪痹(类风湿关节炎)中医护理方案

一、常见证候要点

（一）湿热痹阻证

关节肿胀，疼痛，触之发热，皮色发红。关节屈伸不利，晨僵，发热，口渴，咽痛，汗出，小便黄，大便干。舌质红，苔黄厚、腻，脉滑数或弦滑。

（二）寒热错杂证

关节肿胀，疼痛，局部发热，恶风寒。关节屈伸不利，晨僵，身热不扬，口渴，汗出，阴雨天加重，肢体沉重。舌质红，苔薄白，脉弦。

（三）肝肾亏虚证

关节酸痛，或隐痛，肿胀，或有关节变形。关节屈伸不利，晨僵，腰膝酸软，乏力，五心烦热，口干咽燥，盗汗，头晕耳鸣。舌质淡红，苔薄白，脉沉细数。

（四）痰瘀痹阻证

关节疼痛，夜间明显，肿胀，按之发硬，关节强直畸形。关节屈伸不利，晨僵，皮下硬节，关节局部肤色晦暗，肌肤干燥无光泽，或肌肤甲错，妇女月经量少或闭经。舌质暗红，有瘀斑或瘀点，苔白腻，脉涩或弦滑。

二、常见症状/证候施护

（一）晨僵

1. 观察晨僵持续的时间、程度及受累关节。

2. 注意防寒保暖，必要时佩戴手套、护膝、袜套、护腕等。

3. 晨起用力握拳再松开，交替进行 50～100 次（手关节锻炼前先温水浸泡）；床上行膝关节屈伸练习 30 次。

4. 遵医嘱穴位按摩，取双膝眼、曲池、肩髃、阿是穴等穴位。

5. 遵医嘱艾灸，悬灸阿是穴。

6. 遵医嘱中药泡洗。

7. 遵医嘱中药离子导入。

8. 遵医嘱中药熏洗。

9. 遵医嘱中药封包。

10. 遵医嘱中药塌渍。

（二）关节肿痛

1. 观察疼痛性质、部位、程度、持续时间及伴随症状。

2. 疼痛剧烈的患者，以卧床休息为主，受损关节保持功能位。

3. 局部保暖并在关节处加护套。

4. 勿持重物，可使用辅助工具，减轻对受累关节的负重。

5. 遵医嘱穴位贴敷，取阿是穴。局部皮肤色红，禁止穴位贴敷。

6. 遵医嘱中药离子导入。

7. 遵医嘱中药药浴。

8. 遵医嘱中药封包。

9. 遵医嘱给予耳穴贴压（耳穴压豆）。

10. 遵医嘱给予中药塌渍。

（三）关节畸形

1. 做好安全评估，如日常生活能力、跌倒/坠床等，防止跌倒或其他意外事件发生。

2. 遵医嘱艾灸，取阿是穴。

3. 遵医嘱中药泡洗。

4. 遵医嘱中药离子导入。

5. 遵医嘱穴位贴敷，取阿是穴。

（四）疲乏无力

1. 急性期多卧床休息，恢复期适量活动，防止劳累，减少弯腰、爬高、下蹲等动作。

2. 遵医嘱艾灸，取足三里、关元、气海等穴。

3. 遵医嘱穴位贴敷，取肾俞、脾俞、足三里等穴。

三、中医特色治疗护理

（一）药物治疗

1. 内服中药，风寒湿痹者中药宜温服；热痹者中药宜偏凉服。

2. 注射给药。

（二）特色技术

1. 中药泡洗，建议在晨晚间进行；温度在 37～40℃，以患者耐受为宜；夏季温度可偏凉，冬季温度可适当调高。

2. 中药离子导入。

3. 艾灸。

4. 穴位按摩。

5. 穴位贴敷。

6. 中药熏洗。

7. 中药药浴

（1）湿热痹阻证，温度 38 ~ 40℃。

（2）寒热错杂证，温度 40 ~ 43℃。

（3）夏季温度可偏凉，冬季温度可适当调高。

8. 中药封包。

四、健康指导

（一）生活起居

1. 居室环境宜温暖向阳、通风、干燥，避免寒冷刺激。

2. 避免小关节长时间负重，避免不良姿势，减少弯腰、爬高、蹲起等动作。

3. 每日适当晒太阳，用温水洗漱，坚持热水泡足，足滑膜炎重者、肿者不宜使用。

4. 卧床时保持关节功能位，行关节屈伸运动。

（二）饮食指导

1. 湿热痹阻证　宜食祛风除湿、通络止痛的食品，如鳝鱼、薏苡仁、木瓜、樱桃等。食疗方：薏仁粥、葱豉汤。

2. 寒热错杂证　宜食祛风散寒、清热通络的食品，如牛肉、山药、大枣、红糖、红小豆等。食疗方：红枣山药粥、黄酒烧牛肉等。

3. 肝肾亏虚证　宜食补益肝肾、强筋通络的食品，如甲鱼、山药、枸杞子、鸭肉、鹅肉、芝麻、黑豆等。食疗方：山药芝麻糊、枸杞鸭汤等。

4. 痰瘀痹阻证　宜食祛痰逐瘀、通络止痛的食品，如山楂、桃仁、陈皮、薏苡仁、绿豆等。食疗方：薏苡仁桃仁汤、山芋薏仁粥等。

（三）情志调理

1. 多与患者沟通，了解其心理状态，及时给予心理疏导。同时鼓励患者与他人多交流。

2. 鼓励家属多陪伴患者，给予情感支持。

（四）康复指导

1. 保持关节的功能位，并在医护人员指导下做康复运动，活动量应循序渐进，避免突然剧烈活动。

2. 病情稳定后，可借助各种简单工具与器械，进行关节功能锻炼，如捏核桃、握力器、手指关节操等，锻炼手指关节功能；空蹬自行车，锻炼膝关节；踝关节屈伸运动等。逐步可进行太极拳、八段锦、导引术等锻炼。

五、护理难点

患者坚持功能锻炼的依从性差。

解决思路如下。

1. 开展多种形式的健康教育。

2. 制订个体化的康复锻炼计划。

3. 多与患者(家属)沟通及随访。

六、护理效果评价

见:尪痹(类风湿关节炎)中医护理效果评价表

见:尪痹(类风湿关节炎)护理效果评价量表

附表1　尪痹(类风湿关节炎)中医护理效果评价表

医院:　　　科室:　　　入院日期:　　　出院日期:　　　住院天数:

患者姓名:　　　性别:　　　年龄:　　　ID:　　　文化程度:

纳入中医临床路径:是□　否□

证候诊断:湿热痹阻证□　　寒热错杂证□　　肝肾亏虚证□

　　　　　痰瘀痹阻证□　　其他□

（一）护理效果评价

主要症状	主要辨证施护方法	中医护理技术	护理效果
晨僵□	1.关节保暖□ 2.关节锻炼□ 3.其他护理措施	1.穴位按摩□ 应用次数:___次 应用时间:___天 2.艾　灸□ 应用次数:___次 应用时间:___天 3.中药泡洗□ 应用次数:___次 应用时间:___天 4.中药离子导入□ 应用次数:___次 应用时间:___天 5.中药熏洗□ 应用次数:___次 应用时间:___天 6.中药封包□ 应用次数:___次 应用时间:___天 7.中药塌渍□ 应用次数:___次 应用时间:___天 8.其他:___ 应用次数:___次 应用时间:___天 (请注明,下同)	好　□ 较好□ 一般□ 差　□
关节肿痛□	1.保持功能位□ 2.局部保暖□ 3.避免关节负重□ 4.其他护理措施	1.穴位贴敷□ 应用次数:___次 应用时间:___天 2.中药离子导入□ 应用次数:___次 应用时间:___天 3.中药药浴□ 应用次数:___次 应用时间:___天 4.中药封包□ 应用次数:___次 应用时间:___天 5.耳穴贴压□ 应用次数:___次 应用时间:___天 6.中药塌渍□ 应用次数:___次 应用时间:___天 7.其他:___ 应用次数:___次 应用时间:___天	好　□ 较好□ 一般□ 差　□

(续表)

主要症状	主要辨证施护方法	中医护理技术	护理效果
关节 畸形□	1.安全评估□ 2.其他护理措施	1.艾　灸□　应用次数：＿＿次　应用时间：＿＿天 2.中药泡洗□　应用次数：＿＿次　应用时间：＿＿天 3.中药离子导入□　应用次数：＿＿次　应用时间：＿＿天 4.穴位贴敷□　应用次数：＿＿次　应用时间：＿＿天 5.其他：＿＿＿　应用次数：＿＿次　应用时间：＿＿天	好　□ 较好□ 一般□ 差　□
疲乏 无力□	1.活动指导□ 2.其他护理措施	1.艾　灸□　应用次数：＿＿次　应用时间：＿＿天 2.穴位贴敷□　应用次数：＿＿次　应用时间：＿＿天 3.其他：＿＿＿　应用次数：＿＿次　应用时间：＿＿天	好　□ 较好□ 一般□ 差　□
其他□ (请注明)	1. 2. 3.		好　□ 较好□ 一般□ 差　□

(二)护理依从性及满意度评价

评价项目		患者对护理的依从性			患者对护理的满意度		
		依从	部分依从	不依从	满意	一般	不满意
中医护理技术	中药泡洗						
	中药离子导入						
	艾　灸						
	穴位按摩						
	穴位贴敷						
	中药熏洗						
	中药药浴						
	中药封包						
	中药塌渍						
	耳穴贴压						
健康指导		/	/	/			
签　名		责任护士签名：			上级护士或护士长签名：		

(三)对本病中医护理方案的评价

实用性强□ 实用性较强□ 实用性一般□ 不实用□

改进意见:

(四)评价人(责任护士)

姓名:＿＿＿ 技术职称:＿＿＿ 完成日期:＿＿＿ 护士长签字:＿＿＿

附表 2 尪痹(类风湿关节炎)护理效果评价量表

分级 症状	无 (0分)	轻(2分)	中(4分)	重(6分)	实施前评价		实施后评价	
					日期	分值	日期	分值
晨僵	无	晨僵<1 小时	晨僵>1~2 小时	晨僵>2 小时				
关节肿胀	无	关节轻度肿、皮肤纹理变浅,关节的骨标志仍明显	关节中度肿,关节肿胀明显,皮肤纹理基本消失,骨标志不明显	关节重度肿胀,关节肿胀甚,皮肤紧,骨标志消失				
关节疼痛	无	疼痛轻,尚能忍受,或仅劳累或天气变化时疼痛,基本不影响工作	疼痛加重,工作和休息均受到影响	疼痛严重,难以忍受,严重影响休息和工作,需配合使用止痛药物				
关节压痛	无	轻度压痛,患者称有痛感	中度压痛,患者尚能忍受,皱眉不适等	重度压痛,痛不可触,压肘关节时患者极痛,将手或肢体抽回				
关节畸形	X线正常或关节端骨质疏松	X线显示关节端骨质疏松,偶有关节软骨下囊样破坏或骨侵蚀改变	X线显示明显的关节软骨下囊性破坏,关节间隙狭窄,关节半脱位畸形	X线显示除Ⅱ、Ⅲ期改变外,并有纤维性或孤星僵直				
疲乏无力	无	活动后乏力	稍有活动即乏力	卧床休息亦乏力				

第二节　脊痹(强直性脊柱炎)中医护理方案

一、常见证候要点

(一)湿热痹阻证

腰骶部疼痛,脊背疼痛,腰脊活动受限,晨僵,膝、踝等外周关节肿痛灼热。舌质红,苔黄腻,脉濡数。

(二)寒湿痹阻证

腰骶部、脊背冷痛,腰脊活动受限,部位固定,晨僵,遇冷加重,得热减轻。舌淡苔白,脉弦紧。

(三)痰瘀毒滞证

腰骶部、脊背疼痛,腰脊活动受限,晨僵,局部刺痛明显,固定不移,入夜尤甚。舌暗苔白,脉沉细或弦涩。

(四)肾虚督空证

腰骶部、脊背疼痛,腰脊活动受限,晨僵,遇劳加重,畏寒喜暖,手足不温,可伴有足跟痛。舌淡苔白,脉沉细。

二、常见症状/证候施护

(一)晨僵

1. 观察晨僵持续的时间、程度及受累关节。

2. 宜卧硬板床。

3. 晨起时可先做一下四肢拉伸运动,如取仰卧位,双手尽量往后伸直,用鼻吸气,用口呼气,身体维持5秒不动。

4. 膝胸运动,仰卧位,双足着床板,屈膝,双手抱膝拉向胸前,单膝运动2~3次,放松,双膝运动2~3次,放松,如此反复,直到僵硬消失为止。

5. 扩胸运动,缓解紧张的肌肉和关节的灵巧度,晨僵的症状会慢慢减弱。

6. 遵医嘱给予中药熏洗。

7. 遵医嘱给予中药贴敷。

8. 遵医嘱给予督灸治疗。

9. 遵医嘱给予中药离子导入。

(二)脊柱痛

1. 观察疼痛性质、部位、程度、持续时间及伴随症状。

2. 晨起或睡前俯卧15~20分钟,可减轻疼痛。

3. 疼痛剧烈的患者,以卧床休息为主,尽量避免促成屈曲畸形的体位。

4. 做好脊柱保暖,防止受凉。

5. 遵医嘱穴位贴敷,取阿是穴。局部皮肤色红,禁止穴位贴敷。

6. 遵医嘱中药离子导入。

7. 遵医嘱药熨法,用中药热罨包治疗。

8. 遵医嘱督灸治疗。

(三)关节肿痛

1. 观察疼痛性质、部位、程度、持续时间及伴随症状。

2. 疼痛剧烈的患者,以卧床休息为主,受损关节保持功能位,适当进行功能锻炼。

3. 局部保暖并在关节处加护套。

4. 勿持重物,可使用辅助工具,减轻对受累关节的负重。

5. 遵医嘱穴位贴敷,取阿是穴。局部皮肤色红,禁止穴位贴敷。

6. 遵医嘱中药离子导入。

7. 遵医嘱中药熏洗,局部红肿者,暂不熏洗。

8. 遵医嘱药熨法,用中药热罨包治疗。

(四)疲乏无力

1. 急性期多卧床休息,恢复期适量活动,防止劳累,减少长时间机械活动。

2. 遵医嘱艾灸,取足三里、关元、气海等穴。

3. 遵医嘱穴位贴敷,取肾俞、脾俞、足三里等穴。

三、中医特色治疗护理

(一)药物治疗

1. 内服中药　寒湿痹阻者中药宜温服;热痹者中药宜偏凉服,并观察药物的作用及反应。

2. 注射给药　注意观察有无药物的不良反应。

(二)特色技术

1. 穴位贴敷。

2. 中药熏蒸。

3. 中药离子导入。

4. 中药热罨包治疗。

5. 艾灸。

6. 拔火罐。

7. 穴位注射。

8. 督灸。

四、健康指导

（一）生活起居

1. 嘱患者注意保暖,并尽量选择向阳的居室居住,保持室内干燥、温暖、空气新鲜,温水洗手、洗脚,避免衣物潮湿,戒烟酒。

2. 对于有髋关节病变患者,无负重的情况下进行肢体活动,病变严重者应进行腋拐行走。

3. 病情较重的卧床患者,应有护理人员协助患者在床上进食、床上浴、床上大小便,并保持患者身体清洁、按时帮助患者翻身,防止压疮及坠积性肺炎的发生。

4. 指导患者在日常生活与工作中,注意对脊柱的保健,宜卧硬板床,取仰卧位、低枕。工作时要做到脊柱姿势正确,避免长时间伏案工作,定期测量身高,了解脊柱弯曲程度。同时还要防止寒冷等不良因素的刺激。

（二）饮食指导

1. 湿热痹阻证　饮食宜以清热利湿食品为主,多食清淡、易消化的食物,如丝瓜、绿豆、冬瓜、苋菜等,多食新鲜水果,以生津止渴。

2. 寒湿阻滞证　应以温热食品为主,副食中可加适量葱、姜,禁生冷,忌食肥厚、油腻食品。

3. 痰瘀毒滞证　饮食宜清淡,忌食油腻、辛辣之品。

4. 肾虚督空证　饮食宜温服,可用补肾之品,如枸杞子、山药等。

（三）情志调理

1. 了解患者的情绪,使用言语开导法做好安慰工作,保持情绪平和、神气清净。

2. 用移情疗法,转移或改变患者的情绪和意志,舒畅气机、怡养心神,有益患者的身心健康。

3. 疼痛时出现情绪烦躁,使用安神静志法,要患者闭目静心全身放松,平静呼吸,以达到周身气血流通舒畅。

五、护理难点

患者坚持功能锻炼的依从性差。

解决思路如下。

1. 开展多种形式的健康教育。

2. 制订个体化的康复锻炼计划。

3. 住院期间每日带领患者做保健操。

4. 多与患者(家属)沟通及随访。

六、护理效果评价

见:脊痹(强直性脊柱炎)中医护理效果评价表

见:脊痹(强直性脊柱炎)护理效果评价量表

附表1　脊痹(强直性脊柱炎)中医护理效果评价表

医院:　　　　科室:　　　　入院日期:　　　　出院日期:　　　　住院天数:

患者姓名:　　　性别:　　　年龄:　　　　ID:　　　　　文化程度:

纳入中医临床路径:是□　否□

证候诊断:湿热痹阻证□　寒湿痹阻证□　痰瘀毒滞证□　肾虚督空证□　其他□

(一)护理效果评价

主要症状	主要辨证施护方法	中医护理技术	护理效果
晨僵□	1.关节保暖□ 2.关节锻炼□ 3.其他护理措施	1.穴位贴敷□　应用次数:____次　应用时间:____天 2.督　　灸□　应用次数:____次　应用时间:____天 3.中药离子导入□　应用次数:____次　应用时间:____天 4.中药熏洗□　应用次数:____次　应用时间:____天 5.其他:____　应用次数:____次　应用时间:____天 (请注明,下同)	好　□ 较好□ 一般□ 差　□
脊柱痛□	1.局部保暖□ 2.保持功能位□ 3.其他护理措施	1.药熨法□　应用次数:____次　应用时间:____天 2.中药热罨包□　应用次数:____次　应用时间:____天 3.中药离子导入□　应用次数:____次　应用时间:____天 4.穴位贴敷□　应用次数:____次　应用时间:____天 5.督　　灸□　应用次数:____次　应用时间:____天 6.其他:____　应用次数:____次　应用时间:____天	好　□ 较好□ 一般□ 差　□
关节肿痛□	1.保持功能位□ 2.局部保暖□ 3.避免关节负重□ 4.其他护理措施	1.穴位贴敷□　应用次数:____次　应用时间:____天 2.中药离子导入□　应用次数:____次　应用时间:____天 3.中药熏洗□　应用次数:____次　应用时间:____天 4.药　熨　法□　应用次数:____次　应用时间:____天 5.其他:____　应用次数:____次　应用时间:____天	好　□ 较好□ 一般□ 差　□

（续表）

主要症状	主要辨证施护方法	中医护理技术	护理效果
疲乏无力 □	1.活动指导□ 2.其他护理措施	1.艾　　灸□　应用次数：____次　应用时间：____天 2.穴位贴敷□　应用次数：____次　应用时间：____天 3.其他：____　应用次数：____次　应用时间：____天	好　□ 较好□ 一般□ 差　□
其他□ （请注明）	1. 2. 3.		好　□ 较好□ 一般□ 差　□

（二）护理依从性及满意度评价

评价项目		患者对护理的依从性			患者对护理的满意度		
		依从	部分依从	不依从	满意	一般	不满意
中医护理技术	中药泡洗						
	中药离子导入						
	艾　　灸						
	穴位按摩						
	穴位贴敷						
	中药熏洗						
	中药热罨包						
	督　　灸						
健康指导		／	／	／			
签　　名		责任护士签名：			上级护士或护士长签名：		

（三）对本病中医护理方案的评价

　　实用性强□　　　实用性较强□　　　实用性一般□　　　不实用□

　　改进意见：

（四）评价人（责任护士）

姓名：_____ 技术职称：_____ 完成日期：_____ 护士长签字：_____

附表2 脊痹（强直性脊柱炎）护理效果评价量表

分级 症状	无 (0分)	轻(2分)	中(4分)	重(6分)	实施前评价		实施后评价	
					日期	分值	日期	分值
腰、臀、髋疼痛	无	疼痛轻微,不影响日常工作	疼痛较重,影响部分工作和日常生活	重度,疼痛剧烈,活动受限,严重影响工作及日常生活				
晨僵	无	晨僵≤30分钟,程度较轻	晨僵>30分钟,且≤60分钟,程度较重	晨僵>60分钟,程度严重				
夜间疼痛	无	疼痛轻微,不影响睡眠	疼痛较重,影响睡眠,翻身受限	疼痛剧烈,甚至整夜不得缓解				
怕风怕凉	无	症状较轻,持续时间短	症状时作,需加衣被才能减轻	症状持续,甚至加衣被尚不能缓解				
身热不扬	无	身热时作,持续时间短,体温≤37.5℃	身热较甚,持续时间较长,反复发作,37.5℃<体温≤38℃	身热缠绵难愈,体温>38℃				
口干口渴	无	轻微口干	口干饮水可缓解	口干欲饮水,饮而不解				
乏力	无	劳则即乏	动则即乏	不动亦乏				

第三节 阴阳毒（系统性红斑狼疮）中医护理方案

一、常见证候要点

（一）热毒炽盛证

高热烦躁,面部红斑或出血斑,全身无力,关节肌肉疼痛,烦热不眠,口渴思冷饮,精神恍惚,严重时神昏谵语,抽搐昏迷,或有呕血、便血。舌质红、苔黄,脉洪数。

（二）气阴两伤证

有不规则低热或持续低热缠绵,自觉心烦无力,五心烦热,以手足心热更甚,自汗盗汗,关节酸痛,妇女月经涩少,颜面浮红。舌体薄,苔少脉虚数。

（三）脾肾两虚证

疲乏无力,关节痛,四肢发凉,足肿腹胀,有时低热不断,肢冷面热,胸腹痞满,尿少夜尿。舌淡胖,苔白,脉细弱。

（四）肝肾阴虚证

腰膝酸软,或有低热,眩晕,耳鸣,斑疹隐隐,脱发,口干咽燥,盗汗,视物模糊,月经不调,舌红,苔少或剥脱,脉细。

二、常见症状/证候施护

（一）发热

1.密切观察患者体温变化,准确监测、记录体温。

2.高热者可在头部、腋下、腹股沟置冰袋,或使用冰毯机物理降温,遵医嘱给予退热药物,热退汗出时,及时更换衣裤、被褥,防止受凉。

3.保证休息,限制陪住和探视,避免交叉感染。

4.遵医嘱穴位按摩,取合谷、曲池、耳尖等穴。

5.遵医嘱耳穴贴压(耳穴埋豆),取耳尖、肺、神门、咽喉、扁桃体等穴。

（二）关节肿痛

1.观察疼痛性质、部位、程度、持续时间及伴随症状。

2.疼痛剧烈的患者,以卧床休息为主,受损关节保持功能位,适当进行功能锻炼。

3.局部保暖并在关节处加护套。

4.勿持重物,可使用辅助工具,减轻对受累关节的负重。

5.遵医嘱穴位贴敷,取阿是穴。局部皮肤色红,禁止穴位贴敷。

6.遵医嘱中药离子导入。

7.遵医嘱中药熏洗,局部红肿者,暂不熏洗。

8.遵医嘱穴位注射。

（三）皮肤和黏膜受损

1.保持皮损处局部清洁,宜用温水清洗,禁用冷水,避免化妆品和其他化学用品的刺激,局部不可搔抓,如皮损广泛,应防止感染。

2.溃疡部位可用养阴生肌膜外贴。口腔溃疡者,进食时勿过烫、过咸、过甜、过硬,以减轻疼痛;进食后温水漱口,刷牙时应用软毛刷;如继发真菌感染,可选用2.5%的碳酸氢钠溶液清洗口腔。外阴部糜烂、溃疡时,每日温水清洗,内裤宜柔软,每日更换。

3.保持鼻腔的湿润,忌用力抠挖鼻孔,防止加重出血。出血时应及时通知医护人员,可用吸收性明胶海绵塞鼻、棉球蘸山栀子粉或云南白药塞鼻压迫止血,或遵医嘱给予麻黄素滴鼻。

4. 遵医嘱给予中药泡洗。

5. 遵医嘱给予中药涂擦。

(四)雷诺病

1. 加强四肢末端的保暖,勿接触冷水。冬天戴棉手套,避免接触冰雪或暴露在低温下;夏天症状相对较轻,亦注意保暖,不可贪凉接触冰、冷饮等低温物品。

2. 可经常行局部按摩,以活血行血。

3. 忌饮咖啡,忌烟酒。

4. 形寒肢冷者注意保暖,可艾叶煎水浴足,温阳通脉促进血液循环。

5. 遵医嘱给予中药泡洗。

(五)胸闷、心悸

1. 协助患者取舒适卧位,加强生活护理,限制探视,减少气血耗损,保证充足的睡眠。

2. 予间断低流量吸氧,观察吸氧后的效果。

3. 嘱患者平淡情志,勿七情过极。保持情绪稳定,避免焦虑、紧张及过度兴奋。

4. 做好患者心理护理,消除其恐惧感,避免不良的情绪刺激,必要时让亲属陪伴,给予亲情支持。

(六)尿少肢肿

1. 准确记录 24 小时出入量,限制摄入量(入量比出量少 200～300 mL),正确测量每日晨起体重(晨起排空大小便,穿轻薄衣服,空腹状态)。

2. 遵医嘱给予低盐、易消化、高维生素、高膳食纤维饮食,忌饱餐。选用有利尿作用的食品,如海带、西瓜等,也可用玉米须煎水代茶饮。

3. 做好皮肤护理,保持床单位整洁干燥,定时翻身,预防压疮。会阴部水肿患者做好会阴清洗,防止尿路感染,男性患者可予吊带托起阴囊防止摩擦,减轻水肿。下肢水肿者,可抬高双下肢,利于血液回流。

4. 应用利尿药后观察用药后效果,定期复查电解质,观察有无水、电解质紊乱。

5. 遵医嘱给予穴位贴敷。

6. 遵医嘱给予耳穴贴压。

7. 遵医嘱给予灸法。

三、中医特色治疗护理

(一)药物治疗

1. 内服中药。

2. 注射给药。

(二)特色技术

1. 穴位贴敷。

2. 中药熏洗。

3. 中药离子导入。

4. 艾灸。

5. 耳穴贴压(耳穴埋豆)。

6. 穴位注射。

四、健康指导

(一)生活起居

1. 保持病室整洁舒适,温湿度适宜,空气新鲜。

2. 避免日晒和紫外线的照射,外出活动最好安排在早上或晚上,尽量避免上午 10 时至下午 4 时日光强烈时外出。外出时应撑遮阳伞或戴宽边帽,穿浅色长袖和长裤。

3. 在寒冷季节应注意保暖,冬天外出戴好帽子、口罩,避免受凉,病情的稳定期还可进行适当的保健强身活动。

(二)饮食指导

1. 热毒炽盛证 饮食宜清淡,多食水果如梨、甘蔗、西瓜、藕等,多食蔬菜,忌辛辣、香燥之品。

2. 气阴两伤证 忌食醇酒厚味等温燥伤阴的食物,如酒、牛、羊肉;饮食易消化、清淡以达清热、生津、滋阴的作用,如百合、大枣、乌鱼汤,清热降火,可进食新鲜蔬菜水果,如西瓜汁等,进食粗纤维食物,保持大便通畅。

3. 脾肾两虚证 饮食宜低盐,每日低于 3 g,多食健脾补肾之品,如莲子、百合、瘦肉、鸭蛋白、甲鱼、核桃等,以血肉有情之品补益气血,每晨温水冲服蜂蜜一匙,以润肠通便、通腑祛邪。

4. 肝肾阴虚证 宜服养阴生津之品,如藕、百合、沙参、麦参、忌辛辣、香燥、热性食物。

(二)情志调理

1. 针对患者个体差异,与患者有效沟通,进行适当的健康教育,解除患者的情感障碍,使之能正确认识、对待疾病和自身形体变化,主动配合治疗和护理。

2. 鼓励患者的亲朋好友主动关心患者,给予精神支持。

3. 对于情志失调患者可以进行应试转移法和喜疗转移法。

五、护理难点

系统性红斑狼疮脑病患者精神障碍的健康教育。

解决思路如下。

1. 反复、多次进行健康教育。

2. 制订个体化的健康教育计划。

3.多与患者(家属)沟通,专人看护。

六、护理效果评价

见:阴阳毒(系统性红斑狼疮)中医护理效果评价表

见:阴阳毒(系统性红斑狼疮)护理效果评价量表

附表1　阴阳毒(系统性红斑狼疮)中医护理效果评价表

医院:　　　科室:　　　入院日期:　　　出院日期:　　　住院天数:

患者姓名:　　　性别:　　　年龄:　　　ID:　　　文化程度:

纳入中医临床路径:是□　　否□

证候诊断:热毒炽盛证□　气阴两伤证□　脾肾两虚证□　脾虚肝郁证□　其他□

(一)护理效果评价

主要症状	主要辨证施护方法	中医护理技术	护理效果
发热□	1.穴位按摩□ 2.耳穴贴压□ 3.其他护理措施	1.穴位按摩□　应用次数:＿＿次　应用时间:＿＿天 2.耳穴贴压□　应用次数:＿＿次　应用时间:＿＿天 3.其他:＿＿＿　应用次数:＿＿次　应用时间:＿＿天 (请注明,下同)	好　□ 较好□ 一般□ 差　□
关节肿痛□	1.保持功能位□ 2.局部保暖□ 3.避免关节负重□ 4.其他护理措施	1.穴位贴敷□　应用次数:＿＿次　应用时间:＿＿天 2.中药离子导入□　应用次数:＿＿次　应用时间:＿＿天 3.中药熏洗□　应用次数:＿＿次　应用时间:＿＿天 4.穴位注射□　应用次数:＿＿次　应用时间:＿＿天 5.其他:＿＿＿　应用次数:＿＿次　应用时间:＿＿天	好　□ 较好□ 一般□ 差　□
皮肤和黏膜受损□	1.局部清洁、干燥□ 2.中药外敷□ 3.其他护理措施	1.中药泡洗□　应用次数:＿＿次　应用时间:＿＿天 2.中药涂擦□　应用次数:＿＿次　应用时间:＿＿天	好　□ 较好□ 一般□ 差　□
雷诺病□	1.局部保暖□ 2.其他护理措施	1.中药泡洗□　应用次数:＿＿次　应用时间:＿＿天 2.其他:＿＿＿　应用次数:＿＿次　应用时间:＿＿天	好　□ 较好□ 一般□ 差　□

（续表）

主要症状	主要辨证施护方法	中医护理技术	护理效果
胸闷、心悸□	1.体位□ 2.活动□ 3.情志护理□ 4.其他护理措施	好 □ 较好□ 一般□ 差 □	
尿少肢肿□	1.准确记录出入量□ 2.正确测量体重□ 3.合理体位□ 4.饮食护理□ 5.皮肤护理□ 6.其他护理措施	1.中药贴敷□ 应用次数：____次 应用时间：____天 2.其他：_____ 应用次数：____次 应用时间：____天	好 □ 较好□ 一般□ 差 □
其他□ （请注明）	1. 2. 3.		好 □ 较好□ 一般□ 差 □

（二）护理依从性及满意度评价

评价项目		患者对护理的依从性			患者对护理的满意度		
		依从	部分依从	不依从	满意	一般	不满意
中医护理技术	中药离子导入						
	艾 灸						
	穴位贴敷						
	中药熏洗						
健康指导		/	/	/			
签 名		责任护士签名：			上级护士或护士长签名：		

（三）对本病中医护理方案的评价

实用性强□　　实用性较强□　　实用性一般□　　不实用□

改进意见：

（四）评价人（责任护士）

姓名：＿＿＿＿　技术职称：＿＿＿＿　完成日期：＿＿＿＿　护士长签字：＿＿＿＿

附表2　阴阳毒（系统性红斑狼疮）护理效果评价量表

分级 症状	无 (0分)	轻(2分)	中(4分)	重(6分)	实施前评价		实施后评价	
					日期	分值	日期	分值
关节疼痛	无	可耐受	疼痛明显,活动轻度受限	疼痛明显,活动明显受限				
肌肉疼痛	无	肌肉酸痛,可耐受	疼痛明显,活动轻度受限	疼痛伴无力,双上肢不能抬起,下蹲困难				
面部红斑	无	散在红斑或呈丘疹样,色淡红	呈蝶形分布或有鳞屑,紫红或黯褐色	广泛红斑或大疱样皮损				
口疮	无	少量,无痛	多处	广泛,反复发作				
乏力	无	活动时即感乏力	稍有活动即有乏力	不欲活动,喜卧床				
心悸	无	活动时感心悸	不活动时即有阵发性心悸	心悸持续不缓解				
脱发	无	少量脱发,梳头时明显	用手轻捋头发即有脱发	广泛脱发,伴有头皮炎症				
月经不调	无	偶有	频作	连续				
手足心热	无	偶有手足心热	手足心灼热	手足心热,不欲着衣被				
腰膝酸软	无	偶有腰膝酸软	经常腰膝酸软	经常腰膝酸软,不欲活动				

第九章　血液科中医护理方案

第一节　虚劳(慢性再生障碍性贫血)中医护理方案

一、常见证候要点

(一)肾阴虚证

面色苍白、心悸气短、头晕乏力。手足心热,潮热盗汗,口渴思饮,尿黄。舌边尖红,苔薄少津或少苔,脉细数。

(二)肾阳虚证

面色苍白、心悸气短、头晕乏力。形寒肢冷,面色㿠白,食少便溏。舌体胖大边有齿痕,苔白滑,脉沉弱。

(三)肾阴阳两虚证

面色苍白、心悸气短、头晕乏力。兼有肾阴虚、肾阳虚两型特点。舌苔白,脉沉细。

二、常见症状/证候施护

(一)头晕乏力

1. 注意休息,保证充足的睡眠,头晕乏力明显者,卧床休息。

2. 做好安全护理,防跌倒损伤。

3. 密切观察贫血症状的轻重,如面色、睑结膜、口唇、甲床苍白程度及自觉症状。

4. 心悸气短明显者,遵医嘱给予氧气吸入及输血治疗。

5. 遵医嘱耳穴贴压(耳穴埋豆),取心、神门、交感、皮质下、内分泌、枕、额等穴。粒细胞缺乏($<0.5 \times 10^9$/L)的患者禁用。

6. 遵医嘱穴位按摩或艾灸,取肾俞、脾俞、足三里等穴。

7. 遵医嘱中药足浴。

(二)出血

注意观察皮肤黏膜、口腔、头部有无不适,二便情况等,以了解出血情况。

1. 皮下出血　做好皮肤护理,治疗或注射后穿刺局部应按压 15 分钟以上,避免出血。

2.鼻衄

(1)协助患者取坐位或半卧位,报告医师,向鼻中隔方向压迫鼻翼止血,血不止者遵医嘱用云南白药棉球或1:1 000肾上腺素棉球填塞鼻腔压迫止血,仍不止者请耳鼻喉科医师诊治。

(2)遵医嘱耳穴贴压(耳穴埋豆),取内鼻、肺、肾上腺、额等穴,粒细胞缺乏的患者禁用。

3.齿衄 报告医师,遵医嘱用棉签蘸止血药物局部按压,或用云南白药/三七粉棉球外敷牙龈。遵医嘱中药漱口。

4.便血 报告医师,绝对卧床,密切监测生命体征,切忌下床排便,排便时勿用力。做好肛门及周围皮肤的护理。

(三)发热

1.准确监测、记录体温。

2.高热者可给予物理降温,遵医嘱给予退热药,热退汗出时,及时更换衣物,防止受凉。

3.遵医嘱耳穴贴压(耳穴埋豆),取肺、交感、耳尖等穴,粒细胞缺乏的患者禁用。

4.遵医嘱穴位按摩,取合谷、曲池、耳尖等穴,有出血倾向的患者禁用。

5.注意休息,限制陪护和探视,粒细胞缺乏的患者入住层流病床。

6.肛周湿毒者(肛周感染),遵医嘱中药局部熏洗、湿敷。

三、中医特色治疗护理

(一)药物治疗

1.内服中药。

2.静脉注射中药制剂。

(二)特色技术

1.耳穴贴压(耳穴埋豆)。

2.穴位按摩。

3.中药熏洗。

4.中药湿敷。

5.中药足浴。

6.中药涂擦。

四、健康指导

(一)生活起居

1.适当活动,勿过劳,贫血严重者,绝对卧床休息。

2.肾阳虚者多穿衣盖被,双足置热水袋,以热助阳。阴虚怕热,病室宜阴面。

3. 预防外邪入侵,注意做好口腔、皮肤及二阴的护理。戴口罩、漱口、便后用温水清洗肛周,注意经期卫生。避免磕碰,用软毛牙刷刷牙,勿用牙签剔牙,勿挖鼻孔等。饮食干净卫生,室内经常通风。

(二)饮食指导

1. 肾阴虚证,宜食滋阴补肾、填精益髓的食品,如瘦肉、山药、黑豆、海带、海参、果仁等,忌辛辣刺激之品。便血者暂禁食。

2. 肾阳虚证,宜食温阳补肾、填精益髓的食品,如牛脊髓、黑芝麻、虾、猪肾、黑豆、黑米、核桃等,忌生冷寒凉之品。

3. 肾阴阳两虚证,滋阴壮阳、填精益髓的食品,如猪肾、羊肾、乌鸡、枸杞子、虾等,忌辛辣、生冷寒凉之品。

4. 粒细胞缺乏期($<0.5 \times 10^9$/L),禁食生冷。

5. 有出血倾向患者避免食用硬固或带骨刺的食品,如油条、坚果、排骨、鱼虾等。

(三)情志调理

1. 责任护士多与患者沟通;鼓励病友间多沟通、多交流;亲属多陪伴患者。

2. 采用移情易志法,听音乐、看电视等以分散患者注意力,调节其心境情志。

3. 向患者介绍治疗效果好的病例,增强树立战胜疾病的信心。

五、护理难点

患者对健康生活方式的依从性差。

解决思路如下。

1. 向患者宣传良好的生活方式的重要性。

2. 根据患者情况进行个性化的健康教育,如对吸烟喝酒的、对劳逸不适度的患者,使其充分认识到危害性。

3. 建立医患联系卡,随时接受咨询。

六、护理效果评价

见:虚劳(慢性再生障碍性贫血)中医护理效果评价表

见:虚劳(慢性再生障碍性贫血)护理效果评价量表

附表1 虚劳(慢性再生障碍性贫血)中医护理效果评价表

医院: 科室: 入院日期: 出院日期: 住院天数:

患者姓名: 性别: 年龄: ID: 文化程度:

纳入中医临床路径:是□ 否□

证候诊断:肾阴虚证□ 肾阳虚证□ 肾阴阳两虚证□ 其他□

（一）护理效果评价

主要症状	主要辨证施护方法	中医护理技术	护理效果
头晕乏力□	1.活动与休息□ 2.安 全□ 3.病情观察、评估□ 4.氧 疗□ 5.其他护理措施	1.耳穴贴压□ 应用次数：＿次 应用时间：＿天 2.穴位按摩□ 应用次数：＿次 应用时间：＿天 3.艾 灸□ 应用次数：＿次 应用时间：＿天 4.中药足浴□ 应用次数：＿次 应用时间：＿天 5.其他：＿ 应用次数：＿次 应用时间：＿天 （请注明，下同）	好 □ 较好□ 一般□ 差 □
出血□	1.评估出血情况□ 2.鼻腔护理□ 3.口腔护理□ 4.便血护理□ 5.皮肤护理□ 6.其他护理措施	1.耳穴贴压□ 应用次数：＿次 应用时间：＿天 2.中药漱口□ 应用次数：＿次 应用时间：＿天 3.其他：＿ 应用次数：＿次 应用时间：＿天	好 □ 较好□ 一般□ 差 □
发热□	1.体温监测□ 2.高热护理□ 3.生活起居□ 4.基础护理□ 5.肛周湿毒护理□ 6.其他护理措施	1.耳穴贴压□ 应用次数：＿次 应用时间：＿天 2.穴位按摩□ 应用次数：＿次 应用时间：＿天 3.中药熏洗□ 应用次数：＿次 应用时间：＿天 4.中药湿敷□ 应用次数：＿次 应用时间：＿天 5.其他：＿ 应用次数：＿次 应用时间：＿天	好 □ 较好□ 一般□ 差 □
其他□ （请注明）	1. 2. 3.		好 □ 较好□ 一般□ 差 □

（二）护理依从性及满意度评价

评价项目		患者对护理的依从性			患者对护理的满意度		
		依从	部分依从	不依从	满意	一般	不满意
中医护理技术	耳穴贴压（耳穴埋豆）						
	穴位按摩						
	中药熏洗						
	中药湿敷						
	中药足浴						
	艾 灸						
	中药涂擦						
健康指导		/	/	/			
签 名		责任护士签名：			上级护士或护士长签名：		

（三）对本病中医护理方案的评价

实用性强□   实用性较强□   实用性一般□   不实用□

改进意见：

（四）评价人（责任护士）

姓名：_____ 技术职称：_____ 完成日期：_____ 护士长签字：_____

附表2 虚劳（慢性再生障碍性贫血）护理效果评价量表

分级 症状	无（0分）	轻（2分）	中（4分）	重（6分）	实施前评价		实施后评价	
					日期	分值	日期	分值
面色苍白	淡白	淡白无华	苍白如白纸	淡白				
头晕	无	偶尔发生	经常发生	整日发生，不易缓解				
乏力	无	精神不振，可维持日常生活	精神疲乏，勉强坚持日常生活	精神极度疲乏，卧床				
发热	无	38℃以下	38~39℃	39℃以上				

(续表)

分级 症状	无 (0分)	轻(2分)	中(4分)	重(6分)	实施前评价		实施后评价	
					日期	分值	日期	分值
心悸 气短	无	偶尔发生	经常发生	反复发生不易 缓解				
手足 心热	无	晚间手足心 微热	心烦,手足心 灼热	灼热,不欲衣被				
潮热 盗汗	无	头部汗出为主, 偶尔出现	胸、背潮湿,反 复出现	周身潮湿如水 洗,经常出现				
口渴 欲饮	无	偶有感觉	可以忍受	不能忍受				
尿黄	无	小便微黄	小便黄	小便黄赤				
形寒 肢冷	无	手足发冷	四肢发冷	全身发冷,得温 不减				
食少	正常	食欲差,饭量减 少1/3~2/3	无食欲,饭量减 少2/3以上	厌食,食量甚 少,或不食				
便溏	正常	每日1次	每日2~3次	每日3次以上				

第二节 虚劳(急性白血病)中医护理方案

一、常见证候要点

(一)热毒炽盛证

壮热口渴,汗出烦躁,尿赤便秘,或有口舌生疮,咽喉肿痛,甚者可有发斑衄血等。舌红绛,苔黄燥,脉洪大或滑数。

(二)气阴两虚证

面色不华,头晕乏力,自汗盗汗,时有低热,五心烦热,心悸失眠,可有衄血发斑。舌质淡,体胖有齿印,苔薄白或薄黄,脉细数或细弱。

(三)气血双亏证

头晕耳鸣,面色苍白,唇甲色淡,纳呆食少,心悸气促。舌质淡,苔白,脉虚大或濡细。

二、常见症状/证候施护

（一）疲乏无力

1. 注意休息，适当活动，重度贫血者，卧床休息，限制探视。

2. 注意观察患者的面色、皮肤和黏膜以及自觉症状，监测血红蛋白值及白细胞、粒细胞、血小板计数等。

3. 心悸气短伴头晕明显者，遵医嘱给予氧气吸入。

4. 必要时遵医嘱输血。

5. 遵医嘱耳穴贴压（耳穴埋豆），取心、神门、交感、皮质下、内分泌等穴。粒细胞缺乏（$<0.5\times10^9$/L)的患者禁用。

6. 遵医嘱穴位按摩，取脾俞、肾俞、足三里等穴。

7. 遵医嘱中药足浴。

（二）发热

1. 密切观察患者体温变化，准确监测、记录体温。

2. 高热者可给予物理降温，遵医嘱给予退热药物，汗出热退时，及时更换衣裤、被褥，防止受凉。

3. 充分休息，限制陪护和探视，粒细胞缺乏的患者可入住层流病床。

4. 肛周湿毒者（肛周感染），遵医嘱中药局部熏洗湿敷。

5. 遵医嘱耳穴贴压（耳穴埋豆），取肺、交感、耳尖等穴。粒细胞缺乏（$<0.5\times10^9$/L）的患者禁用。

6. 遵医嘱穴位按摩，取合谷、曲池、耳尖等穴。有出血倾向的患者禁用。

（三）骨痛

1. 卧床休息，减少活动，改变体位时动作轻缓。

2. 保持肢体功能位，避免受压，可遵医嘱给予局部中药湿敷，以减轻疼痛。

3. 遵医嘱耳穴贴压（耳穴埋豆），取脑、额、枕、神门、肝等穴。粒细胞缺乏（$<0.5\times10^9$/L)的患者禁用。

4. 遵医嘱穴位按摩，取太阳、印堂、百会、合谷、阿是穴等穴位。有出血倾向的患者禁用。

（四）出血

1. 观察出血的部位、色、质、量的变化及病情症状，出现面色苍白、气息短促、出冷汗、四肢厥冷或突然间的剧烈头痛，伴恶心、呕吐等症状立即报告医师，并配合抢救。

2. 局部出血护理

（1）鼻衄：协助患者取坐位或半卧位，报告医师，遵医嘱用云南白药棉球填塞鼻腔，如出血量大且位置较深时请耳鼻喉科会诊填塞；遵医嘱耳穴贴压（耳穴埋豆），取内鼻、肺、肾上腺、额等穴,粒细胞缺乏的患者禁用。

(2)齿衄:报告医师,遵医嘱用棉签蘸止血药物局部按压,或用云南白药/三七粉棉球外敷牙龈,做好口腔护理。

(3)皮肤黏膜出血:注意出血部位观察和皮肤保护,治疗或注射后穿刺局部应按压15分钟以上,避免出血。

三、中医特色治疗护理

(一)药物治疗

1.内服中药。

2.注射给药

(1)静脉滴注中药注射液。

(2)亚砷酸注射液:稀释后3~4小时内输注,控制输液速度,注意观察胃肠道反应。

(3)蒽环类化疗药:易损伤心肌及心脏传导,注意观察心律及血压的变化。

(二)特色技术

1.耳穴贴压(耳穴埋豆)。

2.穴位按摩。

3.中药熏洗。

4.中药湿敷。

四、健康指导

(一)生活起居

1.病室安静整洁,适时开窗通风。

2.充分休息,限制陪住和探视,重症患者卧床休息,粒细胞缺乏的患者实行保护性隔离。

3.指导患者建立良好的生活习惯,保持口腔清洁,经常漱口,用软毛牙刷刷牙,避免挖鼻孔、用力擤鼻涕等。

4.指导患者保持大便通畅,便后用温水清洗肛周,女性患者注意经期卫生。

5.指导患者适度活动,避免磕碰、外伤,洗浴用水不宜过热,不可用力搔抓皮肤,保持皮肤清洁。

(二)饮食指导

1.热毒炽盛证,宜进清热解毒、凉血止血食品,忌食辛辣刺激之品如羊肉、辣椒等,粒细胞缺乏($<0.5\times10^9/L$),进食熟食,忌生冷。

2.气阴两虚证,宜进益气养阴、清热解毒的食品,如鱼、蛋、大枣、猪瘦肉、山药等,少食硬固、煎炸之品。

3.气血双亏证,宜进补气养血解毒的食品,如大枣、山药、鱼、蛋等,忌食硬固之品。

4.发热患者多饮水或果汁,如西瓜汁、梨汁或用鲜芦根煎汤代茶饮,汗出较多者,可适量饮用淡盐水,脾胃虚寒者慎用。

5.贫血患者宜食富含铁的食品,如黑豆、芝麻酱、蛋黄、猪肝等。

6.有出血倾向患者避免食用硬固或带骨刺的食品,如坚果、排骨、鱼虾等。

(三)情志调理

1.向患者及家属讲解疾病的相关知识,如发病诱因、治疗方法及化疗时注意事项等,使患者正确面对疾病,积极配合治疗和护理。

2.注意调节情志,宜平淡静志,避免七情过激和外界不良刺激,可采用移情疗法、暗示疗法等,及时发泄抑郁情绪,化郁为畅。

3.定期组织病友会,患者通过沟通交流,增强树立战胜疾病的信心。

五、护理难点

径外周静脉穿刺中心静脉置管(PICC)患者导管相关性感染发生率高。

解决思路如下。

1.患者骨髓抑制期要监测血象及体温,每日评估导管情况,如发现穿刺局部红肿、疼痛及出现分泌物等,及时处理。

2.患者化疗期间可沿置入PICC导管的血管走向外敷马黄酊或血管保护剂。

3.教会患者PICC置管的自我护理方法,如日常活动、洗澡的注意事项以及自我观察知识等。

六、护理效果评价

见:虚劳(急性白血病)中医护理效果评价表

见:虚劳(急性白血病)护理效果评价量表

附表1 虚劳(急性白血病)中医护理效果评价表

医院: 科室: 入院日期: 出院日期: 住院天数:

患者姓名: 性别: 年龄: ID: 文化程度:

纳入中医临床路径:是□ 否□

证候诊断:热毒炽盛证□ 气阴两虚证□ 气血双亏证□ 其他□

(一)护理效果评价

主要症状	主要辨证施护方法	中医护理技术		护理效果
疲乏无力□	1.活动与休息□ 2.评估皮肤、黏膜及血象□ 3.氧疗□ 4.其他护理措施	1.耳穴贴压□ 应用次数:___次 应用时间:___天 2.穴位按摩□ 应用次数:___次 应用时间:___天 3.中药足浴□ 应用次数:___次 应用时间:___天 4.其他:___ 应用次数:___次 应用时间:___天 (请注明,下同)		好 □ 较好 □ 一般□ 差 □

（续表）

主要症状	主要辨证施护方法	中医护理技术			护理效果
发热□	1. 体温监测□ 2. 高热护理□ 3. 生活起居□ 4. 其他护理措施	1. 穴位按摩□ 应用次数：___次 2. 耳穴贴压□ 应用次数：___次 3. 中药熏洗□ 应用次数：___次 4. 其他：___ 应用次数：___次	应用时间：___天 应用时间：___天 应用时间：___天 应用时间：___天		好 □ 较好□ 一般□ 差 □
骨痛□	1. 活动与休息□ 2. 保持肢体功能位□ 3. 局部冷敷□ 4. 其他护理措施	1. 穴位按摩□ 应用次数：___次 2. 耳穴贴压□ 应用次数：___次 3. 中药湿敷□ 应用次数：___次 4. 其他：___ 应用次数：___次	应用时间：___天 应用时间：___天 应用时间：___天 应用时间：___天		好 □ 较好□ 一般□ 差 □
出血□	1. 评估出血情况□ 2. 鼻腔护理□ 3. 口腔护理□ 4. 皮肤护理□ 5. 其他护理措施	1. 耳穴贴压□ 应用次数：___次 2. 中药涂擦□ 应用次数：___次 3. 其他：___ 应用次数：___次	应用时间：___天 应用时间：___天 应用时间：___天		好 □ 较好□ 一般□ 差 □
其他□ （请注明）	1. 2. 3.				好 □ 较好□ 一般□ 差 □

（二）护理依从性及满意度评价

评价项目		患者对护理的依从性			患者对护理的满意度		
		依从	部分依从	不依从	满意	一般	不满意
中医护理技术	耳穴贴压						
	穴位按摩						
	中药湿敷						
	中药熏洗						
	中药足浴						
健康指导		/	/	/			
签 名		责任护士签名：			上级护士或护士长签名：		

（三）对本病中医护理方案的评价

实用性强□　　　实用性较强□　　　实用性一般□　　　不实用□

改进意见：

（四）评价人（责任护士）

姓名：_____　技术职称：_____　完成日期：_____　护士长签字：_____

附表2　虚劳（急性白血病）护理效果评价量表

分级症状	无(0分)	轻(2分)	中(4分)	重(6分)	实施前评价		实施后评价	
					日期	分值	日期	分值
痰核	无	局限性,触诊发现	介于轻重之间	多部位,望诊即见				
骨痛	无	触诊时有压痛,程度轻	介于轻重之间	自发性骨痛,疼痛剧烈				
瘤块	无	B超发现,轻度疼痛	介于轻重之间	触诊即见,疼痛明显				
瘀斑	无	少量瘀点、瘀斑	介于轻重之间	广泛瘀斑,颜色紫暗				
头晕	无	偶有头晕	介于轻重之间	严重头晕,卧床				
乏力	无	轻度乏力	介于轻重之间	严重乏力,卧床				
发热	无	38℃以下	38~39℃	大于39℃				

第三节　紫癜（免疫性血小板减少症）中医护理方案

一、常见证候要点

（一）血热妄行证

起病急骤,出血（皮肤紫癜、鼻衄、齿衄或月经过多）量多,色鲜红。发热,烦渴,小便黄赤,大便干燥,舌质红,苔黄或黄腻,脉滑数或弦数。

（二）阴虚火旺证

起病缓慢,皮肤紫癜色鲜红或暗红。或有鼻衄、齿衄,伴头晕耳鸣,手足心热,或有潮热盗汗,舌质红,无苔或花剥,脉细数。

（三）气不摄血证

起病徐缓，紫癜色淡红而稀疏，时隐时现，崩漏，龈衄多见，出血量少，色浅而渗血不止，伴见头晕、乏力、心悸、气短、自汗，活动后诸症加重，舌淡苔白，脉沉细无力。

（四）瘀血阻络证

肌衄青紫，反复出现，毛发枯萎无泽，目之白睛布满血丝，下眼睑青紫，舌质紫暗，脉细涩。

二、常见症状/证候施护

（一）皮肤紫癜

观察皮肤色泽和紫癜分布情况，以了解疾病发展情况。加强皮肤护理，定期修剪指甲，避免抓伤引起感染。进行医疗技术操作时动作要轻，如必须注射给药时，局部应有效的按压。遵医嘱中药湿敷、中药涂擦。

（二）出血

1. 鼻衄　协助患者取坐位或半卧位，报告医师，向鼻中隔方向压迫鼻翼止血，血不止者遵医嘱用云南白药棉球填塞鼻腔，如出血量大且位置较深时请耳鼻喉科医师会诊填塞。

2. 齿衄　报告医师，遵医嘱用棉签蘸止血药物局部按压，或用云南白药/三七粉棉球外敷牙龈，做好口腔护理。遵医嘱中药漱口。

3. 便血　报告医师，卧床休息，切忌下床排便，排便时勿用力。保持大便通畅，做好肛门及周围皮肤的护理。遵医嘱中药外洗肛周。

4. 尿血　报告医师，卧床休息，多饮水、勤排尿。

5. 月经过多　报告医师，卧床休息，注意会阴部卫生。

以上症状可遵医嘱选择穴位贴敷、中药涂擦等治疗。

三、中医特色治疗护理

（一）药物治疗

1. 内服中药。

2. 注射给药

（1）静脉滴注中药注射液。

（2）静脉滴注入免疫球蛋白，易引起过敏，注意观察。

（3）应用糖皮质激素者，严格按医嘱用药。

（二）特色技术

1. 中药湿敷。

2. 中药涂擦。

3. 中药漱口。

4. 中药外洗。

四、健康指导

（一）生活起居

1. 保持病室环境清洁，温湿度适宜，房间适时通风。

2. 患者注意休息，出血重者，卧床休息。

3. 床铺干燥平整清洁，衣被柔软舒适，不揉搓皮肤。

4. 注意安全，防磕碰，防跌仆，防坠床。

5. 保持口腔及皮肤的清洁，用软毛牙刷刷牙，勤漱口等。

（二）饮食指导

1. 血热妄行证　宜食清热解毒、凉血止血之品，如丝瓜、苦瓜、荠菜等；忌辛辣、油腻、坚硬食物。

2. 阴虚火旺证　宜食滋阴清火、凉血止血之品，如菠菜、山药、黄瓜、枸杞子等；忌辛辣刺激之品。

3. 气不摄血证　宜食健脾益气、摄血止血之品，如大枣、山药、莲子、黑木耳等。

4. 瘀血阻络证　宜食化瘀通络、活血止血之品，如芹菜、大白菜、葡萄、番茄、蘑菇等。

（三）情志调理

1. 安慰鼓励患者，向其介绍治疗效果好的病例，增强树立战胜疾病的信心。

2. 注意调节情志，可采用移情疗法、暗示疗法等，及时发泄抑郁情绪，防七情内伤。

五、护理难点

与反复出血、病情危重或迁延有关的心理焦虑。

解决思路如下。

1. 向患者讲解疾病的相关知识，如发病诱因、治疗方法及用药时的注意事项等，使患者正确面对疾病。

2. 家属给予情感支持。

3. 组织患者之间进行交流，请治疗效果良好的患者讲解亲身体会或介绍个人经验，提高治疗信心。

六、护理效果评价

见：紫癜（免疫性血小板减少症）中医护理效果评价表

见：紫癜（免疫性血小板减少症）护理效果评价量表

附表1　紫癜（免疫性血小板减少症）中医护理效果评价表

医院：　　　科室：　　　入院日期：　　　出院日期：　　　住院天数：

患者姓名：　　性别：　　年龄：　　　　ID：　　　　文化程度：

纳入中医临床路径：是□　　否□

证候诊断：血热妄行证□　阴虚火旺证□　气不摄血证□　瘀血阻络证□　其他□

（一）护理效果评价

主要症状	主要辨证施护方法	中医护理技术	护理效果
皮肤紫癜□	1. 皮肤护理□ 2. 观察皮肤紫癜情况□ 3. 其他护理措施	1. 中药涂擦□ 应用次数：＿＿次 应用时间：＿＿天 2. 中药湿敷□ 应用次数：＿＿次 应用时间：＿＿天 3. 其他：＿＿＿ 应用次数：＿＿次 应用时间：＿＿天 （请注明，下同）	好 □ 较好□ 一般□ 差 □
出血□	1. 评估出血情况□ 2. 鼻腔护理□ 3. 口腔护理□ 4. 便血护理□ 5. 尿血护理□ 6. 月经过多护理□ 7. 其他护理措施	1. 中药漱口□ 应用次数：＿＿次 应用时间：＿＿天 2. 中药外洗□ 应用次数：＿＿次 应用时间：＿＿天 3. 其他：＿＿ 应用次数：＿＿次 应用时间：＿＿天	好 □ 较好□ 一般□ 差 □
其他□ （请注明）	1. 2. 3.		好 □ 较好□ 一般□ 差 □

（二）护理依从性及满意度评价

评价项目		患者对护理的依从性			患者对护理的满意度		
		依从	部分依从	不依从	满意	一般	不满意
中医护理技术	中药涂擦						
	中药湿敷						
	中药漱口						
	中药外洗						
健康指导		/	/	/			
签 名		责任护士签名：			上级护士或护士长签名：		

（三）对本病中医护理方案的评价

实用性强□　　　实用性较强□　　　实用性一般□　　　不实用□

改进意见：

（四）评价人（责任护士）

姓名：_____ 技术职称：_____ 完成日期：_____ 护士长签字：_____

附表2 紫癜（免疫性血小板减少症）护理效果评价量表

症状\分级	无（0分）	轻（2分）	中（4分）	重（6分）	实施前评价		实施后评价	
					日期	分值	日期	分值
出血	无	轻度皮肤黏膜出血或月经增多，但有局限性	皮肤黏膜明显出血，月经显著增多，或有其他内脏出血，有时须采用局部止血措施，但有局限性	出血严重或内脏明显出血，血红蛋白<100 g/L，常须采取积极的止血措施				
发热	无	38℃以下	38～39℃	39℃以上				
烦渴	无	每日饮水<3 L	每日饮水3～5 L	每日饮水>5 L				
五心烦热	无	手足心热	手足欲露衣被外，时而心烦	手足握冷物则舒，心烦不宁				
潮热盗汗	无	发热有定时，扪之身热不甚，持续时间很短，寐则偶见微汗出	发热有定时，扪之身热灼手，持续时间较长，寐则汗出	发热有定时，扪之身若燔炭，持续时间很长，寐则大汗出				
神疲乏力	无	精神不振，可坚持体力劳动	精神疲乏，勉强坚持日常工作	精神极度疲乏，不能坚持日常工作				
气短	无	活动后气短	稍动则气短	平素亦气短				
面色晦暗	无	色淡有光泽	色紫红	色深褐无光				
唇指青紫	无	唇指色较淡	唇、舌、指、手色较深暗	全身青紫，无光泽				
头晕目眩	无	偶尔发生	经常发生	反复发作，不易缓解				
心悸	无	偶尔发生	时有发生	经常发生				

（续表）

分级\n症状	无\n(0分)	轻(2分)	中(4分)	重(6分)	实施前评价		实施后评价	
					日期	分值	日期	分值
失眠	无	睡眠易醒，或睡而不实，晨醒过早，不影响工作	每日睡眠少于4小时，尚能坚持工作	彻夜不眠，难以坚持工作				
面色苍白或萎黄	无	淡白或淡黄	淡白无华或淡黄无华	苍白或暗黄晦滞				
少食	无	食欲差，饭量减少1/3～2/3	无食欲，饭量减少2/3以上	食量甚少或不食				
口干	无	口微干	口干少津	口干时欲饮水				
自汗	无	静息时皮肤微湿润，稍动则更甚	静息时皮肤潮湿，稍动则汗出	平素即汗出，动则汗出如水渍状				
关节腰腹疼痛	无	偶有发作，疼痛轻微	反复发作，疼痛较甚，尚能忍受	持续发作，疼痛剧烈，不能忍受，欲服止痛药				
溺赤	无	小便稍黄	小便黄而少	小便黄赤不利				
便秘	无	便干难解	大便硬结，2～3天一解	腹胀，大便硬结，3天以上一解				
便溏	无	大便稀，每日1次	大便呈糊状，每日2～3次	大便呈稀水样，每日3次以上				

第十章 肿瘤科中医护理方案

第一节 肺积(肺癌)中医护理方案

一、常见证候要点

(一)气虚痰湿证

咳嗽痰多,胸闷纳呆,神疲乏力,面色㿠白,大便溏薄。舌质淡暗,苔白。

(二)阴虚内热证

咳嗽气短,干咳痰少,潮热盗汗,五心烦热,口干口渴。舌赤少苔,或舌体瘦小、苔薄。

(三)气滞血瘀证

咳嗽气短而不爽,气促胸闷,心胸刺痛或胀痛,痞块疼痛拒按,唇暗。舌紫暗或有瘀血斑、苔薄。

(四)痰热蕴结证

痰多咳重,痰黄黏稠,气憋胸闷,发热。舌质红,苔黄腻或黄。

(五)气阴两虚证

咳嗽有痰或无痰,神疲乏力,汗出气短,午后潮热,手足心热,时有心悸。舌质红苔薄,或舌质胖有齿痕。

(六)阳虚气衰证

气短乏力,动则喘促,咳嗽、痰多,畏寒怕冷,夜尿多,大便溏稀。舌苔薄、舌质淡或淡胖。

二、常见症状/证候施护

(一)咳嗽、咳痰

1.观察呼吸、咳嗽状况,有无咳痰,痰液的性质、颜色、量;遵医嘱雾化吸入后观察有无咳痰以及痰液的性质、颜色、量。

2.保持病室空气新鲜、温湿度适宜,避免灰尘及刺激性气味。

3.咳嗽胸闷者取半卧位或半坐卧位;痰液黏稠难咯者,可变换体位。

4.协助翻身拍背(咯血及胸腔积液者禁翻身拍背),教会患者有效咳嗽、咳痰、深呼吸的方法。

5. 保持口腔清洁,咳痰后以淡盐水或漱口液漱口。

6. 遵医嘱耳穴贴压(耳穴埋豆),可选择肺、气管、神门、皮质下等穴位。

7. 进食健脾益气补肺止咳食物,如山药、白果等。持续咳嗽时,可频饮温开水或薄荷叶泡水代茶饮,减轻咽喉部的刺激。

(二)咯血

1. 密切观察咯血的性质、颜色、量及伴随症状,监测生命体征、尿量、皮肤弹性等,准确、及时记录。

2. 保持病室空气新鲜,温湿度适宜。

3. 指导患者不用力吸气、屏气、剧咳,喉间有痰轻轻咳出。

4. 少量咯血静卧休息;大量咯血绝对卧床,头低脚高位,头偏向健侧。

5. 及时清除口腔积血,淡盐水擦拭口腔。

6. 消除恐惧、焦虑不安的情绪,禁恼怒、戒忧愁、宁心神。

7. 少量出血者可进食凉血养血、甘凉滋养之品,如黑木耳、茄子等;大量咯血者遵医嘱禁食。

(三)发热

1. 注意观察体温变化及汗出情况。

2. 病室凉爽,光线明亮,空气保持湿润。

3. 卧床休息,限制活动量,避免劳累。

4. 协助擦干汗液,温水清洗皮肤,及时更换内衣,切忌汗出当风。

5. 遵医嘱穴位按摩,可选择合谷、曲池或耳尖、大椎放血(营养状况差者慎用)。

6. 进食清热生津之品,如苦瓜、冬瓜、猕猴桃、荸荠等,忌辛辣、香燥、助热动火之品。阴虚内热者,多进食滋阴润肺之品,如蜂蜜、藕、杏仁、银耳、梨等。

(四)胸痛

1. 观察疼痛的性质、部位、程度、持续时间及伴随症状,动态疼痛评估,遵医嘱予止痛药后观察用药反应。

2. 保持环境安静,避免噪声及不必要的人员走动。

3. 给予舒适体位,避免体位突然改变。胸痛严重者,宜患侧卧位。

4. 避免剧烈咳嗽,必要时用手按住胸部疼痛处,以减轻胸痛。

5. 指导采用放松术,如缓慢呼吸、全身肌肉放松、听舒缓音乐等。

6. 遵医嘱耳穴贴压(耳穴埋豆),可选择神门、皮质下、交感、肺等穴位。

7. 遵医嘱中药外敷,使用理气活血通络中药。

(五)胸闷气促

1. 密切观察生命体征变化,遵医嘱给予吸氧。

2. 保持病室安静、空气新鲜、温湿度适宜,避免灰尘、刺激性气味。

3.取半卧位或半坐卧位,减少说话等活动,避免不必要的体力消耗。

4.与患者有效沟通,帮助其保持情绪稳定,消除紧张、焦虑等。

5.教会患者进行缓慢的腹式呼吸。

6.病情允许情况下,鼓励患者下床适量活动,以增加肺活量。

7.遵医嘱协助胸腔穿刺抽水或胸腔药物灌注,治疗后观察症状、生命体征变化。

8.遵医嘱耳穴贴压(耳穴埋豆),可选择肺、气管、神门、皮质下、脾、肾等穴位。

(六)便溏

1.观察排便次数、量、性质及有无里急后重感。

2.保持肛周皮肤清洁。

3.遵医嘱耳穴贴压(耳穴埋豆),可选择大肠、小肠、胃、脾、交感、神门等穴位。

4.遵医嘱穴位按摩,可选择足三里、天枢、中脘、关元等穴位。

5.遵医嘱艾灸(回旋灸)腹部,以肚脐为中心,上、下、左、右旁开1~1.5寸,时间5~10分钟。

6.进食健脾养胃及健脾利湿食物,如胡萝卜、薏苡仁、赤小豆、栗子等。严重便溏者适量饮淡盐水。

(七)纳呆

1.病室空气流通、新鲜。

2.做好心理疏导,化解不良情绪。

3.遵医嘱耳穴贴压(耳穴埋豆),可选择脾、胃、交感等穴位。

4.遵医嘱穴位按摩,可选择足三里、阳陵泉、内关、脾俞、胃俞等穴位。

5.进食增加肠动力的食物,如苹果、番茄、白萝卜、菠萝等,忌肥甘厚味、甜腻之品,少食多餐。

(八)便秘

1.指导患者规律排便,适度增加运动量。

2.餐后1~2小时,以肚脐为中心顺时针腹部按摩,促进肠蠕动。

3.指导患者正确使用缓泻药。

4.遵医嘱耳穴贴压(耳穴埋豆),可选择大肠、胃、脾、交感、皮质下、便秘点等穴位。

5.遵医嘱穴位按摩,可选择天枢、脾俞、肓俞、大肠俞等穴位,寒证可加灸。

6.进食富含膳食纤维的食物,如蔬菜、菱藕、粗粮等,适当增加液体的摄入。

7.遵医嘱给予药熨法,用中药热罨包,取穴神阙或涌泉。

(九)恶心、呕吐

1.保持病室整洁,光线色调柔和,无异味刺激。

2.遵医嘱及时、准确给予止吐药物,必要时记录出入量。

3.保持口腔及床单位清洁,协助淡盐水或漱口水漱口。

4. 体质虚弱或神志不清者呕吐时应将头偏向一侧,以免呕吐物误入气管,引起窒息。

5. 选择易消化的食物,如蔬菜、水果、山药、小米、百合等;少食多餐,每日 4~6 餐;避免进食易产气、油腻或辛辣的食物;呕吐后不要立即进食,休息片刻后进清淡的流食或半流食;频繁呕吐时,宜进食水果和富含电解质的饮料,以补充水分和钾离子。

6. 因呕吐不能进食或服药者,可在进食或服药前先滴姜汁数滴于舌面,稍等片刻再进食,以缓解呕吐。

7. 指导患者采用放松术,如聆听舒缓的音乐、做渐进式的肌肉放松等。

8. 遵医嘱耳穴贴压(耳穴埋豆),可选择脾、胃、神门等穴位。

9. 遵医嘱穴位注射,可选择足三里、合谷、内关等穴位。

10. 遵医嘱穴位贴敷,取穴神阙。

三、中医特色治疗护理

(一)药物治疗

1. 内服中药　中药汤剂应温服,服药后观察效果和反应。

2. 注射给药

(1)康莱特注射液:①对薏苡仁油、大豆磷脂、甘油过敏者慎用;②建议使用中心静脉置管给药;③使用带终端滤器的一次性输液器。

(2)复方苦参碱注射液:严格控制输液速度,不宜超过每分钟 40 滴。

(二)特色技术

1. 中药外敷:①遵医嘱阿是穴贴敷;②保留时间 6~8 小时。

2. 耳穴贴压(耳穴埋豆)。

3. 穴位注射。

4. 穴位按摩。

5. 穴位贴敷。

6. 药熨法。

四、健康指导

(一)生活起居

1. 避免受凉,勿汗出当风。

2. 保证充分的休息,咯血者绝对卧床。

3. 经常做深呼吸,尽量把呼吸放慢。

4. 戒烟酒,注意避免被动吸烟。

(二)饮食指导

1. 气虚痰湿证　进食益气化痰的食品,如糯米、枸杞子、大米、山药、大麦、白扁豆、南瓜、蘑菇等。食疗方:糯米山药粥。

2.阴虚内热证　进食滋阴润肺的食品,如蜂蜜、核桃、百合、银耳、秋梨、葡萄、萝卜、莲子、芝麻等。食疗方:核桃雪梨汤。

3.气滞血瘀证　进食行气活血、化瘀解毒的食品,如山楂、桃仁、大白菜、芹菜、白萝卜、生姜、大蒜等。食疗方:白萝卜丝汤。

4.痰热蕴结证　进食清肺化痰的食品,如生梨、白萝卜、荸荠等,咯血者可吃海带、荠菜、菠菜等。食疗方:炝拌荸荠海带丝。

5.气阴两虚证　进食益气养阴的食品,如莲子、桂圆、瘦肉、蛋类、鱼肉,山药、海参等。食疗方:皮蛋瘦肉粥、桂圆山药羹。

6.阳虚气衰证　进食益气化痰的食品,如山药、百合、白果、杏仁等。食疗方:山药百合粥。

(三)情志调理

1.采用暗示疗法、认知疗法、移情调志法,帮助患者建立积极的情志状态。

2.指导患者倾听五音中的商调音乐,抒发情感,缓解紧张焦虑的心态,达到调理气血阴阳的作用。

3.指导患者进行八段锦、简化太极拳锻炼。

4.责任护士多与患者沟通,了解其心理状态,及时予以心理疏导。

5.鼓励家属多陪伴患者,亲朋好友给予情感支持。

6.鼓励病友间相互交流治疗体会,提高认知,增强治疗信心。

五、护理难点

(一)上腔静脉综合征患者的静脉通路问题

解决思路如下。

1.探索不易导致感染的下腔中心静脉置管方法。

2.制订股静脉置管的护理规范及操作流程。

3.只能选择下肢浅静脉穿刺时,首选外踝前静脉。

(二)强迫体位患者如何预防压疮

解决思路如下。

1.合理选择护理器具,如多功能护理床、翻身板、防压疮气垫/软垫等。

2.中医药特色预防措施的挖掘。

3.提高患者对皮肤护理的依从性。

六、护理效果评价

见:肺积(肺癌)中医护理效果评价表

见:肺积(肺癌)护理效果评价量表

附表1 肺积(肺癌)中医护理效果评价表

医院： 科室： 入院日期： 出院日期： 住院天数：

患者姓名： 性别： 年龄： ID： 文化程度：

纳入中医临床路径:是□ 否□

证候诊断:气虚痰湿证□ 阴虚内热证□ 气滞血瘀证□ 痰热蕴结证□

气阴两虚证□ 阳虚气衰证□ 其他□

(一)护理效果评价

主要症状	主要辨证施护方法	中医护理技术	护理效果
咳嗽、咳痰□	1.体位□ 2.咳痰/深呼吸训练□ 3.拍背□ ____次数/天 4.口腔清洁/漱口□ ____次数/天 5.饮食指导□ ____次数/天 6.其他护理措施	1.耳穴贴压□ 应用次数:____次 应用时间:____天 2.其他:____ 应用次数:____次 应用时间:____天 (请注明,下同)	好 □ 较好□ 一般□ 差 □
咯血□	1.体 位□ 2.咳痰方法□ 3.口腔清洁□ 4.情志护理□ 5.饮食指导□ 6.其他护理措施	1.其他:____ 应用次数:____次 应用时间:____天	好 □ 较好□ 一般□ 差 □
发热□	1.活 动□ 2.皮肤护理□ 3.饮食指导□ 4.其他护理措施	1.穴位按摩□ 应用次数:____次 应用时间:____天 2.其他:____ 应用次数:____次 应用时间:____天	好 □ 较好□ 一般□ 差 □
胸痛□	疼痛评分:____分 1.观 察□ 2.体 位□ 3.咳痰方法□ 4.情志护理□ 5.放松疗法□ 6.其他护理措施	1.耳穴贴压□ 应用次数:____次 应用时间:____天 2.艾 灸□ 应用次数:____次 应用时间:____天 3.中药外敷□ 应用次数:____次 应用时间:____天 4.其他:____ 应用次数:____次 应用时间:____天	好 □ 较好□ 一般□ 差 □

（续表）

主要症状	主要辨证施护方法	中医护理技术	护理效果
胸闷气促□	1.体 位□ 2.情志护理□ 3.腹式呼吸□ 4.活 动□ 5.胸腔抽水/灌注□ 5.其他护理措施	1.耳穴贴压□ 应用次数：＿＿次 应用时间：＿＿天 2.其他：＿＿＿ 应用次数：＿＿次 应用时间：＿＿天	好 □ 较好□ 一般□ 差 □
便溏□	1.皮肤护理□ 2.饮食/水□ 3.其他护理措施	1.耳穴贴压□ 2.穴位按摩□ 应用次数：＿＿次 应用时间：＿＿天 3.艾 灸□ 应用次数：＿＿次 应用时间：＿＿天 4.其他：＿＿＿ 应用次数：＿＿次 应用时间：＿＿天	好 □ 较好□ 一般□ 差 □
纳呆□	1.饮 食□ 2.情志护理□ 3.其他护理措施	1.耳穴贴压□ 应用次数：＿＿次 应用时间：＿＿天 2.穴位按摩□ 应用次数：＿＿次 应用时间：＿＿天 3.其他：＿＿＿ 应用次数：＿＿次 应用时间：＿＿天	好 □ 较好□ 一般□ 差 □
便秘□	1.饮 食□ 2.腹部按摩□ 3.排便指导□ 4.饮食指导□ 5.其他护理措施	1.耳穴贴压□ 应用次数：＿＿次 应用时间：＿＿天 2.穴位按摩□ 应用次数：＿＿次 应用时间：＿＿天 3.中药热罨包□ 应用次数：＿＿次 应用时间：＿＿天 4.其他：＿＿＿ 应用次数：＿＿次 应用时间：＿＿天	好 □ 较好□ 一般□ 差 □
恶心、呕吐□	1.口腔清洁□ 2.饮 食□ 3.情志护理□ 4.放松疗法□ 5.饮食指导□ 6.药物治疗□ 7.其他护理措施	1.耳穴贴压□ 应用次数：＿＿次 应用时间：＿＿天 2.穴位注射□ 应用次数：＿＿次 应用时间：＿＿天 3.穴位贴敷□ 应用次数：＿＿次 应用时间：＿＿天 4.其他：＿＿＿ 应用次数：＿＿次 应用时间：＿＿天	好 □ 较好□ 一般□ 差 □
其他□ （请注明）	1. 2. 3.		好 □ 较好□ 一般□ 差 □

（二）护理依从性及满意度评价

评价项目		患者对护理的依从性			患者对护理的满意度		
		依从	部分依从	不依从	满意	一般	不满意
中医护理技术	中药湿敷						
	耳穴贴压(耳穴埋豆)						
	艾 灸						
	穴位按摩						
	穴位贴敷						
	穴位注射						
	中药热罨包						
健康指导		/	/	/			
签 名		责任护士签名：			上级护士或护士长签名：		

（三）对本病中医护理方案的评价

实用性强□   实用性较强□   实用性一般□   不实用□

改进意见：

（四）评价人（责任护士）

姓名：_____ 技术职称：_____ 完成日期：_____ 护士长签字：_____

附表2 肺积(肺癌)护理效果评价量表

分级症状	无(0分)	轻(2分)	中(4分)	重(6分)	实施前评价		实施后评价	
					日期	分值	日期	分值
咳嗽	无	白天间断咳嗽,不影响正常生活	介于轻度和重度之间	昼夜咳嗽频繁或阵咳影响工作和睡眠				
咳痰	无	昼夜咯痰 10~60 mL	昼夜咯痰 60~100 mL	昼夜咯痰 100 mL以上				
咯血	无	痰中有血丝	痰中带血,占1/2或每日痰血10次以下	每日痰血10次以上,或咯鲜血				

（续表）

分级 症状	无 (0分)	轻(2分)	中(4分)	重(6分)	实施前评价		实施后评价	
					日期	分值	日期	分值
发热	无	37.2～37.5℃	37.6～38.0℃	38.1℃以上				
胸痛	无	偶有发作,隐隐作痛,不影响正常工作	发作频繁,疼痛重,影响工作	反复发作,疼痛剧烈难以忍受				
气急(短)	无	活动后即气急,呼吸困难(轻度发作)	休息时亦感呼吸困难	静息时喘息明显,不能平卧,影响睡眠和生活				
胸闷	无	轻度胸憋	胸闷明显,时见太息	胸闷如窒				
便溏	无	大便稀软或稍溏,每日≤3次	便溏,每日4～5次	黏液便,每日>6次				
纳呆	无	食量不减,但觉乏味	食量较前减少1/3	食量较前减少1/2				
便秘	无	大便干结,每日一行	大便秘结,两日一行	大便艰难,数日一行				
恶心呕吐	无	偶有恶心呕吐	常有恶心,每日呕吐1～2次	每日呕吐3次以上				

第二节 胃积(胃癌)中医护理方案

一、常见证候要点

(一)脾胃虚寒证

纳少,腹胀,便溏,气短,乏力。舌淡苔白。

(二)胃热伤阴证

胃脘嘈杂,灼痛,饥不欲食,口干、口渴、便干。舌红少苔乏津。

(三)气血双亏证

体表肌肤黏膜组织呈现淡白,头晕乏力,全身虚弱,舌质淡。

(四)脾虚痰湿证

脾胃纳运功能障碍及胸脘痞闷,纳呆。苔腻。

（五）气滞血瘀证

固定疼痛、肿块、出血。舌质紫暗，或见瘀斑瘀点。

（六）肝胃不和证

脘胁胀痛，嗳气，吞酸，情绪抑郁。舌淡红、苔薄白或薄黄。

二、常见症状/证候施护

（一）胃脘痛

1.观察疼痛的性质、部位、程度、持续时间、诱发因素及伴随症状，动态疼痛评估，总结疼痛发作规律。出现疼痛加剧，伴呕吐、寒热，或出现厥脱先兆症状时应立即报告医师，采取应急处理措施。

2.急性发作时宜卧床休息，注意防寒保暖。

3.指导患者采用转移注意力或松弛疗法，如缓慢呼吸、全身肌肉放松、听舒缓音乐等，以减轻患者对疼痛的敏感性。

4.遵医嘱耳穴贴压（耳穴埋豆），取脾、胃、交感、神门等穴。

5.遵医嘱艾灸，取中脘、天枢、足三里等穴。

6.遵医嘱穴位注射，取足三里、内关、合谷等穴。

（二）吞酸、嗳气

1.观察吞酸、嗳气的频率、程度、伴随症状及与饮食的关系。

2.遵医嘱使用黏膜保护药与抑酸药。黏膜保护药应在餐前半小时服用，以发挥保护作用；抑酸药应在餐后 1 小时服用，以中和高胃酸；抗生素应在餐后服用，减少抗生素对胃黏膜的刺激。

3.指导患者饭后不宜立即平卧，发作时宜取坐位，可小口频服温开水；若空腹时出现反酸、嗳气症状，应立即进食以缓解不适。

4.遵医嘱穴位按摩，取足三里、合谷、天突等穴。

5.遵医嘱耳穴贴压（耳穴埋豆），取脾、胃、交感、神门等穴。

6.遵医嘱艾灸，取胃俞、足三里、中脘等穴。

（三）腹胀

1.观察腹胀的部位、性质、程度、时间、诱发因素、排便、排气情况及伴随症状。

2.患者宜卧床休息，给予半坐卧位。鼓励饭后适当运动，保持大便通畅。

3.遵医嘱给予肛管排气，观察排便、排气情况。

4.遵医嘱中药外敷，保留时间 6～8 小时。

5.遵医嘱艾灸，取中脘、肝俞等穴。

6.遵医嘱穴位贴敷，取神阙穴。

（四）便溏

1.观察排便次数、量、性质及有无里急后重感。

2. 保持肛周皮肤清洁。

3. 严重便溏者适量饮淡盐水。

4. 遵医嘱穴位按摩,取足三里、中脘、关元等穴。

5. 遵医嘱耳穴贴压(耳穴埋豆),取大肠、小肠、胃、脾等穴。

6. 遵医嘱艾灸(回旋灸)腹部,以肚脐为中心,上、下、左、右旁开 1 ~ 1.5 寸,时间 5 ~ 10 分钟。

(五)便秘

1. 观察排便次数、性状、排便费力程度及伴随症状。

2. 指导患者规律排便,适度增加运动量,餐后 1 ~ 2 小时,取平卧位,以肚脐为中心,顺时针方向摩揉腹部,促进肠蠕动,排便时忌努挣。

3. 遵医嘱穴位按摩,取足三里、中脘等穴。

4. 遵医嘱耳穴贴压(耳穴埋豆),取大肠、小肠、胃、脾等穴。

5. 遵医嘱给予药熨法,用中药热罨包合并穴位贴敷,取穴神阙或涌泉。

三、中医特色治疗护理

(一)药物治疗

1. 内服中药　中药汤剂一般应温服。

2. 注射给药

(1)康莱特注射液:同肺癌。

(2)鸦胆子油乳剂:①少数患者有油腻感、厌食等消化道不适反应;②油乳剂如有分层停止使用。

(二)特色技术

1. 穴位注射。

2. 艾灸。

3. 耳穴贴压(耳穴埋豆)。

4. 中药外敷。

5. 穴位按摩。

6. 穴位贴敷。

7. 药熨法。

四、健康指导

(一)生活起居

1. 虚寒型患者居住向阳病室为宜,阴虚型患者居住病室温度宜略低,凉爽湿润。

2. 做好安全评估,防呕吐窒息、昏厥摔伤、自杀倾向等意外。

3. 指导患者注意保暖,避免腹部受凉。

（二）饮食指导

1. 脾胃虚寒证，宜食补中健脾的食品，如鸡蛋、瘦猪肉、羊肉、大枣、桂圆、白扁豆、山药、茯苓。

2. 胃热伤阴证，宜食滋补胃阴的食品，如莲子、山药、百合、大枣、薏苡仁、枸杞子等。

3. 气血双亏证，宜食补气养血的食品，如大枣、桂圆、山药。

4. 脾虚痰湿证，宜食健脾除湿的食品，如荸荠、马齿苋、赤小豆等。

5. 气滞血瘀证，宜食活血祛瘀的食品，如桃仁、山楂、大枣、赤小豆等。忌粗糙、坚硬、油炸、厚味之品，忌食生冷性寒之物。

6. 肝胃不和证，宜食疏肝和胃的食品，如山楂、山药、萝卜、生姜、桂花等。

7. 指导患者戒烟酒，宜食健脾养胃的食品，如山药、大枣等。避免进食过饱。

8. 便秘者，指导患者进食富含膳食纤维的食物，如蔬菜、水果、粗粮等。

9. 腹胀者，指导患者进食增加肠动力的食物，如苹果、番茄、白萝卜等，避免产气食物的摄入。

10. 吞酸、嗳气者，应避免产酸的食物，如山楂、梅子、菠萝等。

（三）情志调理

1. 针对患者忧思恼怒、恐惧紧张等不良情志，指导其采用移情相制疗法，转移其注意力。

2. 针对患者焦虑或抑郁的情绪变化，可采用暗示疗法或顺情从欲法。

3. 多与患者沟通，了解其心理状态，指导患者和家属掌握缓解疼痛的简单方法，减轻身体痛苦和精神压力，多陪伴患者，给予患者安慰、精神支持。

4. 鼓励病友间多交流疾病防治经验，提高认识，增强治疗信心。

五、护理难点

恶性贫血。

解决思路如下。

1. 遵医嘱积极纠正贫血。

2. 加强饮食调护。

3. 做好口腔和皮肤护理。

六、护理效果评价

见：胃积（胃癌）中医护理效果评价表

见：胃积（胃癌）护理效果评价量表

附表1 胃积(胃癌)中医护理效果评价表

医院：　　　科室：　　　入院日期：　　　出院日期：　　　住院天数：

患者姓名：　　性别：　　年龄：　　　ID：　　　文化程度：

纳入中医临床路径:是□　否□

证候诊断:脾胃虚寒证□　　胃热伤阴证□　　气血双亏证□　　脾虚痰湿证□

　　　　气滞血瘀证□　　肝胃不和证□　　其他□

(一)护理效果评价

主要症状	主要辨证施护方法	中医护理技术	护理效果
胃脘痛□	1.活　动□ 2.饮食护理□ 3.松弛疗法□ 4.其他护理措施	1.穴位注射□ 应用次数:___次 应用时间:___天 2.耳穴贴压□ 应用次数:___次 应用时间:___天 3.艾　灸□ 应用次数:___次 应用时间:___天 4.其他:___ 应用次数:___次 应用时间:___天 (请注明:下同)	好　□ 较好□ 一般□ 差　□
吞酸、嗳气□	1.体　位□ 2.饮　食□ 3.胃黏膜保护药/抑酸药护理□ 4.其他护理措施	1.穴位按摩□ 应用次数:___次 应用时间:___天 2.耳穴贴压□ 应用次数:___次 应用时间:___天 3.艾　灸□ 应用次数:___次 应用时间:___天 4.其他:___ 应用次数:___次 应用时间:___天	好　□ 较好□ 一般□ 差　□
腹胀□	1.体　位□ 2.活　动□ 3.饮食护理□ 4.肛管排气 5.其他护理措施	1.中药外敷□ 应用次数:___次 应用时间:___天 2.艾　灸□ 应用次数:___次 应用时间:___天 3.穴位贴敷□ 应用次数:___次 应用时间:___天 4.其他:___ 应用次数:___次 应用时间:___天	好　□ 较好□ 一般□ 差　□
便溏□	1.反灸疗埋□ 2.饮食护理□ 3.其他护理措施	1.穴位按摩□ 应用次数:___次 应用时间:___天 2.耳穴贴压□ 应用次数:___次 应用时间:___天 3.艾　灸□ 应用次数:___次 应用时间:___天 4.其他:___ 应用次数:___次 应用时间:___天	好　□ 较好□ 一般□ 差　□
便秘□	1.饮食护理□ 2.排便指导□ 3.摩揉腹部□ 4.其他护理措施	1.穴位按摩□ 应用次数:___次 应用时间:___天 2.耳穴贴压□ 应用次数:___次 应用时间:___天 3.中药导管滴入□ 应用次数:___次 应用时间:___天 4.中药热罨包□ 应用次数:___次 应用时间:___天 5.穴位贴敷□ 应用次数:___次 应用时间:___天 6.其他:___ 应用次数:___次 应用时间:___天	好　□ 较好□ 一般□ 差　□

（续表）

主要症状	主要辨证施护方法	中医护理技术	护理效果
其他□ （请注明）	1. 2. 3.		好　□ 较好□ 一般□ 差　□

（二）护理依从性及满意度评价

评价项目		患者对护理的依从性			患者对护理的满意度		
		依从	部分依从	不依从	满意	一般	不满意
中医护理技术	中药外敷						
	穴位注射						
	艾　灸						
	耳穴贴压						
	穴位按摩						
	中药热罨包						
	穴位贴敷						
健康指导		/	/	/			
签　　名		责任护士签名：			上级护士或护士长签名：		

（三）对本病中医护理方案的评价

实用性强□　　实用性较强□　　实用性一般□　　不实用□

改进意见：

（四）评价人（责任护士）

姓名：_____　技术职称：_____　完成日期：_____　护士长签字：_____

附表2　胃积（胃癌）护理效果评价量表

分级 / 症状	无（0分）	轻（2分）	中（4分）	重（6分）	实施前评价		实施后评价	
					日期	分值	日期	分值
胃脘痛	无	偶有	介于二者之间	持续存在				
反酸	无	每月发生	每周发生	每日发生				

(续表)

症状\分级	无(0分)	轻(2分)	中(4分)	重(6分)	实施前评价		实施后评价	
					日期	分值	日期	分值
嗳气或反胃	无	每月发生	每周发生	每日发生				
腹胀	无	食后发作	每周发生	整日存在				
便溏	无	每日1次	每日2~3次	每日大于3次				
便秘	无	偶有	介于轻重之间	4~5天大便1次				

第三节 肝积(肝癌)中医护理方案

一、常见证候要点

(一)肝郁脾虚证

神疲乏力,两胁胀痛,嗳气纳呆,泛吐酸水,或恶心呕吐,大便溏薄。舌质淡,舌苔白。

(二)气滞血瘀证

右胁下积块,按之质硬,持续胀痛或刺痛,或窜及两胁,舌质紫暗或有瘀斑。苔薄白。

(三)湿热蕴结证

右胁下积块,增长迅速,发热,口苦口干,恶心欲吐,纳少,目黄身黄,小便短赤,大便干或溏。舌红苔黄腻。

(四)湿瘀搏结证

右胁下积块,质硬,腹痛且胀,或面目黄而晦暗,或胸腹壁青筋暴露,小便少。舌质暗淡或青紫舌,或有瘀斑瘀点,舌苔白厚或滑腻。

(五)肝阴亏虚证

形体消瘦,腰酸无力,右胁下积块疼痛,低热或午后潮热,五心烦热,手足心热,口干喜饮,吐衄便血,小便不利。舌红少苔。

二、常见症状/证候施护

(一)肝区疼痛

1. 观察疼痛的性质、部位、程度、持续时间及伴随症状,动态疼痛评估,如疼痛剧烈,伴恶心呕吐,腹部及肿块有明显压痛,或出现厥脱症状时,应及时报告医师进行处理。

2. 保持环境安静,避免噪声及不必要的人员走动。

3.发作时宜卧床休息,注意防寒保暖。

4.指导患者采用转移注意力或松弛疗法,如缓慢呼吸、全身肌肉放松、听舒缓音乐等,以减轻患者对疼痛的敏感性。

5.遵医嘱耳穴贴压(耳穴埋豆),取肝、交感、神门、内分泌等穴。

6.遵医嘱穴位按摩,取足三里、肝俞、期门、阳陵泉等穴。

(二)腹胀

1.观察腹胀的部位、性质、程度、时间、诱发因素,排便、排气情况及伴随症状。

2.患者宜卧床休息,给予半坐卧位。鼓励饭后适当运动,保持大便通畅。

3.遵医嘱给予肛管排气,观察排便、排气情况。

4.遵医嘱中药外敷,保留时间 6~8 小时。

5.遵医嘱艾灸,取中脘、天枢、肝俞等穴。

6.遵医嘱穴位贴敷,取穴神阙穴。

(三)纳呆

1.病室空气流通、新鲜。

2.做好心理疏导,化解不良情绪。

3.遵医嘱耳穴贴压(耳穴埋豆),可选择脾、胃、交感等穴位。

4.遵医嘱穴位按摩,可选择足三里、阳陵泉、内关、脾俞、胃俞等穴位。

5.进食增加肠动力的食物,如苹果、番茄、白萝卜、菠萝等,忌肥甘厚味、甜腻之品,少食多餐。

(四)恶心、呕吐

1.观察呕吐物的量、色、性质,及时记录并报告医师。

2.呕吐后,遵医嘱以温开水或漱口液漱口。

3.遵医嘱耳穴贴压(耳穴埋豆),取脾、胃、交感、膈等穴位。

4.遵医嘱艾灸,取中脘、关元、足三里、神阙等穴。

5.遵医嘱穴位注射,取足三里、合谷、内关等穴。

6.遵医嘱穴位贴敷,取神阙穴。

(五)发热

1.注意观察体温变化及汗出情况。

2.病室凉爽,光线明亮,空气保持湿润。

3.卧床休息,限制活动量,避免劳累。

4.协助擦干汗液,温水清洗皮肤,及时更换内衣,切忌汗出当风。

5.遵医嘱穴位按摩,可选择合谷、曲池或耳尖、大椎放血(营养状况差者慎用)。

6.进食清热生津之品,如苦瓜、冬瓜、猕猴桃、荸荠等,忌辛辣、香燥、助热动火之品。阴虚内热者,多进食滋阴润肺之品,如蜂蜜、藕、杏仁、银耳、梨等。

三、中医特色治疗护理

（一）药物治疗

1. 内服中药

（1）出血患者，中药汤剂宜偏凉服。

（2）胃纳不佳者，中药宜浓煎，多次少量，以饭后或饭前1小时为宜。

（3）对胃有刺激性的药宜饭后服，补益药宜饭前服。

2. 注射给药

（1）复方苦参碱注射液：严格控制输液速度，不宜超过每分钟40滴。

（2）艾迪注射液：①使用前后应以生理盐水（NS）冲洗；②关注患者的肝肾功能检查（含斑蝥有毒）。

（二）特色技术

1. 中药外敷。

2. 穴位按摩。

3. 耳穴贴压（耳穴埋豆）。

4. 穴位注射。

5. 艾灸。

6. 穴位贴敷。

四、健康指导

（一）生活起居

1. 保持心情愉快，避免不良因素的刺激，控制情绪波动，防止病情恶化。

2. 适当活动，勿劳累。

（二）饮食指导

1. 肝郁脾虚证　宜食疏肝健脾理气的食品，高热量易消化清淡饮食，忌食土豆、芋头等壅阻气机食品，对纳呆呕逆严重者，配合使用陈皮、砂仁等代茶饮，以增进食欲。

2. 气滞血瘀证　宜食活血化瘀的食品，如瓜蒌、丝瓜、菠菜、茄子等，忌辛辣刺激，肥甘厚味。

3. 湿热蕴结证　宜食清热解毒食品，饮食宜清淡为主，可服清凉饮品。

4. 湿瘀搏结证　宜食清热利湿之品，饮食宜清淡柔软为主，可服清凉饮品，病情允许可多饮水，忌油腻辛辣油炸食物，可用玉米须煎汤代茶饮，便秘时可予蜂蜜温开水冲服。

5. 肝肾阴亏证　宜食滋养肝肾的食品，可用生地汁粳米煮粥，出血时禁食。

（三）情志调理

1. 畅情志，多与患者沟通交流，减轻患者心理压力，树立治病信心。

2. 化疗前注重宣教，消除患者对化疗不良反应的恐惧，积极配合治疗。

五、护理难点

长期卧床患者如何预防压疮。

解决思路如下。

1. 合理选择护理器具,如多功能护理床、翻身板、防压疮气垫/软垫等。

2. 中医药特色预防措施的挖掘。

3. 提高患者对皮肤护理的依从性。

六、护理效果评价

见:肝积(肝癌)中医护理效果评价表

见:肝积(肝癌)护理效果评价量表

附表1　肝积(肝癌)中医护理效果评价表

医院:　　　　科室:　　　　入院日期:　　　出院日期:　　　住院天数:

患者姓名:　　　性别:　　　年龄:　　　　ID:　　　　　文化程度:

纳入中医临床路径:是□　否□

证候诊断:肝郁脾虚证□　　气滞血瘀证□　　湿热蕴结证□　　湿瘀搏结证□

　　　　肝肾阴亏证□　　其他□

(一)护理效果评价

主要症状	主要辨证施护方法	中医护理技术		护理效果
肝区疼痛□	疼痛评分:____分 1. 观　　察□ 2. 体　　位□ 3. 转移注意力□ 4. 放松疗法□ 5. 其他护理措施	1. 耳穴贴压□　应用次数:____次　应用时间:____天 2. 穴位按摩□　应用次数:____次　应用时间:____天 3. 其他:____　应用次数:____次　应用时间:____天 (请注明,下同)		好　□ 较好□ 一般□ 差　□
腹胀□	1. 观　　察□ 2. 体　　位□ 3. 活　　动□ 4. 其他护理措施	1. 中药外敷□　应用次数:____次　应用时间:____天 2. 艾　　灸□　应用次数:____次　应用时间:____天 3. 穴位贴敷□　应用次数:____次　应用时间:____天 4. 其他:____　应用次数:____次　应用时间:____天		好　□ 较好□ 一般□ 差　□
纳呆□	1. 饮　　食□ 2. 情志护理□ 3. 其他护理措施	1. 耳穴贴压□　应用次数:____次　应用时间:____天 2. 穴位按摩□　应用次数:____次　应用时间:____天 3. 其他:____　应用次数:____次　应用时间:____天		好　□ 较好□ 一般□ 差　□

（续表）

主要症状	主要辨证施护方法	中医护理技术	护理效果
恶心、呕吐□	1.呕吐物观察□ 2.口腔护理□ 3.其他护理措施	1.耳穴贴压□　应用次数：＿＿次　应用时间：＿＿天 2.艾　　灸□　应用次数：＿＿次　应用时间：＿＿天 3.穴位注射□　应用次数：＿＿次　应用时间：＿＿天 4.穴位贴敷□　应用次数：＿＿次　应用时间：＿＿天 5.其他：＿＿＿　应用次数：＿＿次　应用时间：＿＿天	好　□ 较好□ 一般□ 差　□
发热□	1.观　　察□ 2.活　　动□ 3.皮肤护理□ 4.饮食指导□ 5.其他护理措施	1.穴位按摩□　应用次数：＿＿次　应用时间：＿＿天 2.其他：＿＿＿　应用次数：＿＿次　应用时间：＿＿天	好　□ 较好□ 一般□ 差　□
其他□ （请注明）	1. 2. 3.		好　□ 较好□ 一般□ 差　□

（二）护理依从性及满意度评价

评价项目		患者对护理的依从性			患者对护理的满意度		
		依从	部分依从	不依从	满意	一般	不满意
中医护理技术	中药外敷						
	穴位注射						
	耳穴贴压（耳穴埋豆）						
	穴位按摩						
	艾　　灸						
	穴位贴敷						
健康指导		/	/	/			
签　　名		责任护士签名：			上级护士或护士长签名：		

（三）对本病中医护理方案的评价

　　实用性强□　　实用性较强□　　实用性一般□　　不实用□

　　改进意见：

（四）评价人（责任护士）

姓名：_____　技术职称：_____　完成日期：_____　护士长签字：_____

附表2　肝积（肝癌）护理效果评价量表

分级 症状	无 (0分)	轻(2分)	中(4分)	重(6分)	实施前评价		实施后评价	
					日期	分值	日期	分值
胁痛	无	胁肋部不适偶有疼痛,生活及睡眠不干扰	疼痛明显,发作较频,不能忍受,要求服止痛药	疼痛剧烈,难以忍受,生活及睡眠受干扰。须服止痛药,生活、睡眠严重受干扰				
胸闷善太息	无	胸闷不适偶有太息	胸闷较明显,时见太息	胸闷明显,时时太息				
痞块	无	肋下未触及痞块,但特殊检查见占位性病变	肋下触及痞块,在3 cm以内,质较硬,表面可不平	肋下触及痞块,在3 cm以上,质坚硬,表面可触及结节				
纳呆	无	饮食无味,食量稍减	食欲差,食量减少1/3	无食欲,食量减少2/3及2/3以上				
脘闷	无	胃脘不适	胃脘闷胀不舒	胃脘闷胀明显				
情绪抑郁	无	情绪低落,言语减少,偶有怒气	忧郁寡言,表情淡漠,易怒	悲观失望,沉默不语,常常发怒				
嗳气	无	偶有嗳气,嗳声较轻	嗳气较频,嗳声较响	嗳气频作,嗳声响亮				
恶心呕吐	无	偶有恶心,欲呕	常有恶心,呕吐每日2～4次	恶心不息,呕吐频作,每日4次以上				
大便溏泄	无	大便稀软不成形,日行2～3次	烂便、溏便,日行4～5次或稀便日行1～2次	稀水样便,日行3次以上				
神疲乏力	无	精神不振,不耐劳力,但可坚持日常轻体力活动	精神疲乏,勉强坚持日常轻体力活动	精神极度疲乏,四肢无力,不能坚持日常活动				

（续表）

症状＼分级	无（0分）	轻（2分）	中（4分）	重（6分）	实施前评价		实施后评价	
					日期	分值	日期	分值
腹胀	无	腹部轻度胀满，食后腹胀，半小时缓解	腹部胀满，食后腹胀明显，半小时到1小时内缓解	腹部明显发胀，食后尤甚，2小时内不能缓解				
面色晦暗	无	面色萎暗，不润泽	面色暗黑，无光	面色黧黑，干枯				
形体消瘦	无	轻度消瘦，体重较前下降2 kg	消瘦，体重较前下降2～4 kg	明显消瘦，体重较前下降4 kg以上				
大便干结	无	大便干结，每日一行	大便秘结，排便困难，两日一行	大便秘结，排便艰难，三日及以上一行				
口黏不欲饮	无	口淡不爽，不思饮。口中发黏，唾液偏稠	口中黏腻，唾液黏稠不思饮，饮后无不适	不欲饮，饮后恶心				
心烦	无	偶有心烦	时有心中懊恼	常常心烦如焚				
易怒	无	偶有怒气	易怒	常常发怒				
黄疸	无	轻微目黄	目、身、溲发黄	目、身、溲深黄，皮肤瘙痒				
口苦	无	晨起口微苦	口中发苦，食而无味	口中甚苦，食不知味				
口干咽燥	无	口、咽微干，饮水可缓解	口干少津，咽干，饮水后能缓解	口干、咽燥、欲饮水，饮水后也难缓解				
溲赤	无	小便发黄	小便黄而少	小便黄赤不利				
发热	正常	午后间断低热（37.2～37.9℃）	持续低热	发热不退（≥38℃）				
烦渴	无	轻度口渴，日饮水量达2 000 mL	口渴明显，日饮水量达2 000～2 500 mL	烦渴，频繁饮水，日饮水量大于2500 mL				

（续表）

分级 症状	无 (0分)	轻(2分)	中(4分)	重(6分)	实施前评价		实施后评价	
					日期	分值	日期	分值
五心 烦热	无	晚间手足心微 热,偶有心烦	手足心热,不欲 衣被,时有心烦	手足心灼热,不 欲衣被,握冷物则 舒,终日心烦不宁				
头晕	无	头晕眼花,时发 时止	头晕,如坐舟 车,步态不稳	眩晕易仆,视物 旋转,站立不稳				
耳鸣	无	耳鸣轻微,间歇 发作或仅在安静 环境中出现	耳鸣较重,时时 显现,在嘈杂环境 中仍有耳鸣,或伴 轻度听力障碍	耳鸣严重,昼夜 不停,影响工作和 睡眠,或伴有中度 以上听力障				
腰酸	无	晨起腰酸捶打 可止	持续腰酸,劳则 加重	腰酸如折,休息 不止				
膝软	无	轻微膝软无力	膝软不任重物	膝软无力,不欲 行走				
失眠	无	睡而不稳,晨醒 过早	每日睡眠不足4 小时	彻夜难眠				
盗汗	无	寐则汗微出	寐则汗出,但不 湿衣	寐则汗出如水, 湿衣				
出血	无	偶有牙宣、鼻 衄、肌衄或便血	反复牙宣、鼻 衄、肌衄、便血或 吐血,量不多	牙宣、鼻衄、肌 衄、便血或吐血, 量多难止				
臌胀	无	腹大胀满	腹部胀大,按之 如水囊,青筋可见	腹大如鼓,脐心 突起,青筋暴露				
青筋 暴露	无	腹壁上青筋隐 约可见	腹壁上青筋 显露	青筋显露并有 迂曲				

第四节　外感发热(上呼吸道感染)中医护理方案

一、常见证候要点

(一)风寒束表证

恶寒重,发热轻,无汗,头项强痛,鼻塞声重,鼻涕清稀,或有咽痒咳嗽,痰白质稀,口不渴,肢节酸痛。舌苔薄白。

(二)风热犯表证

发热重,微恶风寒,鼻塞流黄浊涕,身热有汗或无汗,头痛,咽痛,口渴欲饮或有咳嗽痰黄。舌苔薄黄。

(三)暑湿袭表证

恶寒发热,头重,胸腹闷胀,恶呕腹泻,肢倦神疲,或口中黏腻,渴不多饮。舌苔白腻。

(四)卫气同病证

自觉发热重,烦渴,小便短赤,舌红苔黄,恶寒或恶风,或高热寒战,流涕,咽痒咽痛,头痛头胀,喷嚏。舌红苔薄黄或黄腻。

二、常见症状/证候施护

(一)恶寒、发热

1. 观察体温变化及汗出情况。

2. 汗出较甚切忌当风,并及时更衣;风寒束表者注意保暖。

3. 保持口腔清洁,鼓励多饮温开水。

4. 遵医嘱物理降温。

5. 遵医嘱刮痧,取合谷、曲池、大椎、太阳、风池等穴。

6. 遵医嘱中药保留灌肠。

7. 遵医嘱中药泡洗。

(二)头痛

1. 观察头痛部位、性质、程度、伴随症状及持续时间。

2. 改变体位时动作要缓慢。

3. 遵医嘱穴位按摩,取太阳、印堂、百会、合谷、风池等穴。

4. 遵医嘱耳穴贴压(耳穴埋豆),取神门、皮质下、肺等穴。

(三)咳嗽、咳痰

1. 观察咳嗽的性质、程度、持续时间、规律以及痰液的量、颜色、性状等。

2. 咳嗽剧烈时取半卧位。

3.指导患者有效咳嗽及咳痰方法,翻身拍背。

4.遵医嘱耳穴贴压(耳穴埋豆),取肺、气管、神门、下屏尖等穴。

(四)鼻塞、流涕

1.观察鼻塞情况及涕液颜色、性质等。

2.掌握正确的擤涕方法。

3.遵医嘱穴位按摩,鼻塞时按摩迎香、鼻通等穴。

4.遵医嘱耳穴贴压(耳穴埋豆),取肺、内鼻、外鼻、气管等穴。

三、中医特色治疗护理

(一)药物治疗

1.内服中药

(1)辛温解表剂宜趁热服,药后加被安卧或啜服热稀粥,以助汗出。

(2)辛凉解表剂、化湿解表剂宜偏凉服。

2.注射给药。

3.外用中药。

(三)特色技术

1.刮痧。

2.中药保留灌肠。

3.中药泡洗。

4.穴位按摩。

5.耳穴贴压(耳穴埋豆)。

四、健康指导

(一)生活起居

1.年老体弱、反复外感者练习太极拳、八段锦等中国传统养生保健操,以增强体质。

2.衣食顺应四时,起居有常,春生、夏长、秋收、冬藏。

(二)饮食指导

饮食清淡易消化、忌食辛辣油腻之品,忌烟酒。

1.风寒束表证 宜食解表散寒的食品,如生姜、葱白、红糖等。食疗方:红糖生姜饮等。

2.风热犯表证 宜食疏风清热、宣肺化痰的食品,如西瓜汁、荸荠汁、金银花茶等。

3.暑湿袭表证 宜食清热解暑、理气化湿的食品,如丝瓜、冬瓜、绿豆汤等。

4.卫气同病证 宜食养阴透热、益肺生津的食品,如藕汁、梨汁、荸荠汁等。

(三)情志调理

1.加强与患者沟通,避免不良情绪。

2. 向患者讲解本病的发生、发展及转归。

五、护理难点

患者存在乱用药的情况。

解决思路如下。

向患者解释遵医嘱用药的重要性和必要性,告知患者有些药乱吃是会产生巨大不良反应的。

六、护理效果评价

见:外感发热(上呼吸道感染)中医护理效果评价表

见:外感发热(上呼吸道感染)护理效果评价量表

附表1　外感发热(上呼吸道感染)中医护理效果评价表

医院:　　　　科室:　　　　入院日期:　　　　出院日期:　　　　住院天数:

患者姓名:　　　性别:　　　年龄:　　　ID:　　　　　文化程度:

纳入中医临床路径:是□　否□

证候诊断:风寒束表证□　　　风热犯表证□　　　暑湿袭表证□

　　　　　卫气同病证□　　　其他□

(一)护理效果评价

主要症状	主要辨证施护方法	中医护理技术	护理效果
恶寒、发热□	1. 监测体温□ 2. 口腔护理□ 3. 物理降温□ 4. 其他护理措施	1.刮　　痧□　应用次数:＿＿次　应用时间:＿＿天 2.中药保留灌肠□　应用次数:＿＿次　应用时间:＿＿天 3.中药泡洗□　应用次数:＿＿次　应用时间:＿＿天 4.其他＿＿　应用次数:＿＿次　应用时间:＿＿天 (请注明,下同)	好　□ 较好□ 一般□ 差　□
头痛□	1.病情观察□ 2.其他护理措施	1.穴位按摩□　应用次数:＿＿次　应用时间:＿＿天 2.耳穴贴压□　应用次数:＿＿次　应用时间:＿＿天 3.其他＿＿　应用次数:＿＿次　应用时间:＿＿天	好　□ 较好□ 一般□ 差　□
咳嗽、咳痰□	1.病情观察□ 2.体位护理□ 3.有效咳嗽咳痰□ 4.翻身拍背□ 5.其他护理措施	1.耳穴贴压□　应用次数:＿＿次　应用时间:＿＿天 2.其他＿＿　应用次数:＿＿次　应用时间:＿＿天	好　□ 较好□ 一般□ 差　□

（续表）

主要症状	主要辨证施护方法	中医护理技术			护理效果
鼻塞、流涕□	1.病情观察□ 2.有效擤涕□ 3.其他护理措施	1.穴位按摩□ 应用次数：＿＿次 应用时间：＿＿天 2.耳穴贴压□ 应用次数：＿＿次 应用时间：＿＿天 3.其他：＿＿＿ 应用次数：＿＿次 应用时间：＿＿天			好 □ 较好□ 一般□ 差 □
其他□ （请注明）	1. 2. 3.				好 □ 较好□ 一般□ 差 □

（二）护理依从性及满意度评价

评价项目		患者对护理的依从性			患者对护理的满意度		
		依从	部分依从	不依从	满意	一般	不满意
中医护理技术	刮痧						
	中药保留灌肠						
	中药泡洗						
	穴位按摩						
	耳穴贴压（耳穴埋豆）						
健康指导		／	／	／			
签 名		责任护士签名：			上级护士或护士长签名：		

（三）对本病中医护理方案的评价

实用性强□　　实用性较强□　　实用性一般□　　不实用□

改进意见：

（四）评价人（责任护士）

姓名：＿＿＿＿　技术职称：＿＿＿＿　完成日期：＿＿＿＿　护士长签字：＿＿＿＿

附表2 外感发热(上呼吸道感染)护理效果评价量表

分级 症状	无 (0分)	轻(2分)	中(4分)	重(6分)	实施前评价		实施后评价	
					日期	分值	日期	分值
恶寒 发热	36.0~ 37.4℃	37.5~37.9℃	38.0~38.9℃	39.0℃以上				
头痛	无	偶尔发生	经常发生	整日发生,不易 缓解				
咳嗽 咳痰	从不	白天间断咳嗽, 程度轻微	频繁咳嗽,但不 影响睡眠	昼夜频咳或阵 咳,影响睡眠				
鼻塞 流涕	无	偶尔发生	经常发生	整日发生,不易 缓解				

下　篇
中医内科健康教育流程

第十一章　心病科中医健康教育流程

第一节　心衰(心力衰竭)患者健康宣教流程及内容

一、入院日健康宣教

1.您的主管医生_____、_____。护士长_____。责任护士_____、
_____。

2.病房环境及规章制度宣教,包括环境、物品摆放、陪护、探视、禁用电器、呼叫器使用、被服数量,以及床档、餐板的使用等。

3.住院期间请您穿患者服。佩戴腕带,出院时才可以取下。

4.在给药及治疗前,护士要核对您的身份:①问您姓名;②核对腕带。

5.为了您的用药安全,请按时服用口服药。不要将口服药放在抽屉里,因口服药的外包装已去除,易受潮及变质。

6.入院检查及注意事项:①需明晨空腹抽血及做腹部 B 超者,请您在夜间 12 点后不要吃任何东西及喝水,以免影响检查结果。次日晨留取二便标本。②做心电图时请摘下手表,不要讲话。

7.戒除不良嗜好:①戒烟。烟草中的成分容易刺激并损坏人体心血管系统,加速动脉粥样硬化的形成,长期下去会导致动脉狭窄、心肌缺氧缺血,最终出现心律失常、心绞痛、心肌梗死等不同症状。②限酒。乙醇有兴奋神经、促进和加快血液循环的作用,心脏病患者饮酒会加重心脏负荷,诱发心脏病。

8.患者危险因素的评估及宣教,包括压疮、跌倒、烫伤、冻伤、坠床等。请您理解床旁悬挂各种安全标识的目的和意义,并给予协助和支持。

9.您目前的饮食是

□流食　□半流食　□普食　□糖尿病饮食　□低盐　□低脂　□低嘌呤

二、住院期间健康宣教

(一)疾病概念

心衰又称"心力衰竭",是指心脏不能搏出同静脉回流及全身组织代谢所需的血液供应。各种原因引起心肌收缩力减弱,从而使心排血量减少,不足以满足机体的需求,从而

产生的疾病表现。

（二）辨证宣教

1. 喘促

（1）观察患者面色、血压、心率、心律、脉象及心电示波变化，慎防喘脱危象（张口抬肩、稍动则咳喘欲绝，烦躁不安，面色灰白或面青唇紫，汗出肢冷，咳吐粉红色泡沫样痰）。

（2）遵医嘱控制输液速度及总量。

（3）遵医嘱准确使用解痉平喘药物。使用强心药物后，注意观察患者有无出现纳差、恶心、呕吐、头痛、乏力、黄视、绿视及各型心律失常等洋地黄中毒症状。

（4）穴位按摩风门、肺俞、合谷等以助宣肺定喘。

（5）喘脱的护理：①立即通知医师，配合抢救，安慰患者，稳定患者恐惧情绪。②给予端坐位或双下肢下垂坐位，遵医嘱给予 20% ~ 30% 乙醇湿化、中高流量面罩吸氧。③遵医嘱准确使用镇静、强心药，如吗啡、洋地黄类药物等。

2. 胸闷、心悸

（1）协助患者取舒适卧位，加强生活护理，限制探视，减少气血耗损，保证充足的睡眠。

（2）予以间断低流量吸氧，并观察吸氧后的效果。

（3）嘱患者平淡情志，勿七情过极。保持情绪稳定，避免焦虑、紧张及过度兴奋。

（4）做好患者心理护理，消除其恐惧感，避免不良的情绪刺激，必要时让亲属陪伴，给予亲情支持。

3. 神疲乏力

（1）卧床休息，限制活动量；减少交谈，限制探视，减少气血耗损。

（2）加强生活护理，勤巡视，将常用物品放置在患者随手可及的地方。注意患者安全，如加设床档。外出检查时有人陪同，防跌倒、坠床等。

（3）大便秘结时，可鼓励多食蜂蜜、水果、粗纤维蔬菜。予腹部按摩中脘、中极、关元等穴位，促进肠蠕动，帮助排便。必要时遵医嘱使用缓泻药。

4. 尿少、肢肿

（1）准确记录 24 小时出入量，限制摄入量（入量比出量少 200 ~ 300 mL），正确测量每日晨起体重（晨起排空大、小便，穿轻薄衣服，空腹状态）。

（2）遵医嘱给予少盐、易消化、高维生素、高膳食纤维饮食，忌饱餐。选用有利尿作用的食品，如芹菜、海带、赤小豆、西瓜等，也可用玉米须煎水代茶饮。

（3）做好皮肤护理，保持床单位整洁干燥，定时翻身，协助患者正确变换体位，避免推、拉、扯等动作，预防压疮。可使用减压垫、气垫床、翻身枕等预防压疮的辅助工具。温水清洁皮肤，勤换内衣裤、勤剪指甲。对会阴部水肿患者做好会阴清洗，防止尿路感染。对男性患者可予吊带托起阴囊防止摩擦，减轻水肿。下肢水肿者，可抬高双下肢，利于血液回流。

（4）应用利尿药后观察患者用药后效果,定期复查电解质,观察有无水、电解质紊乱。

（5）形寒肢冷者注意保温,可用艾叶煎水浴足,温阳通脉促进血液循环。

（6）中药汤剂宜浓煎,少量多次温服,攻下逐水药宜白天空腹服用。

（三）情志疏导

1.指导患者注意调摄情志,宜平淡静志,避免七情过极和外界不良刺激,不宜用脑过度,避免情绪波动。

2.劝慰患者正确对待因病程较长造成的体虚、易急躁的情绪变化,帮助患者保持心情愉快,消除因病产生的紧张心理,树立战胜疾病的信心和勇气,以利于疾病的好转或康复。

3.告知患者诱发心力衰竭的各种因素,使患者对疾病有正确的认识,掌握相关的医学知识,积极主动加强自我保健,增强遵医行为。

（四）评估

1.评估患者面色、血压、心率、心律、脉象及心电示波变化。

2.评估患者胸闷、心悸情况。

三、出院前健康宣教

1.心力衰竭患者应避免过度劳累和精神刺激,要节欲或避孕。

2.天气转冷时要注意加强室内保暖措施,防止上呼吸道感染,减少发作诱因。

3.识别心力衰竭。当出现急性心力衰竭症状,如突然呼吸困难、不能平卧,或急性肺水肿症状,如气急、发绀、咯粉红色泡沫样痰,应及时送医院救治。

4.舒畅情志,避免情绪激动。

5.预防便秘。心动过缓患者避免排便时屏气,以免迷走神经兴奋而加重心动过缓。

6.出院带的药物是_____,_____,_____。请您按时足量服用。如有疑问请电话咨询。

7.请您保留好"出院复诊提示卡",留下准确的1～2个电话号码或邮箱,以便我们进行随访。

8.您下次复查的时间是:20_____年_____月_____日,星期_____。

9.您的主治医师是_____,坐诊时间为每周_____上午,周_____下午,请您预约就诊。

第二节 胸痹心痛(慢性稳定性心绞痛) 患者健康宣教流程及内容

一、入院日健康宣教

1. 您的主管医生_____、_____。护士长_____。责任护士_____、_____。

2. 病房环境及规章制度宣教,包括环境、物品摆放、陪护、探视、禁用电器、呼叫器使用、被服数量,以及床档、餐板的使用等。

3. 住院期间请您穿患者服。佩戴腕带,出院时才可以取下。

4. 在给药及治疗前护士要核对您的身份:①问您姓名;②核对腕带。

5. 为了您的用药安全,请按时服用口服药。不要将口服药放在抽屉里,因口服药的外包装已去除,易受潮及变质。

6. 入院检查及注意事项:①需明晨空腹抽血及做腹部 B 超时,请您在夜间 12 点后不要吃任何东西及喝水,以免影响检查结果。请明日晨留取二便标本。②做心电图时请摘下手表,不要讲话。③心脏彩超。

7. 戒除不良嗜好:①戒烟。烟草中的成分容易刺激并损坏人体的心血管,加速动脉粥样硬化的形成,长期下去会导致动脉狭窄、心肌缺氧缺血,最终表现为心律失常、心绞痛、心肌梗死等。②限酒。乙醇有兴奋神经、促进和加快血液循环的作用,心脏病患者喝酒会因此加重心脏负荷,导致心脏病发作。③限饮茶。茶叶中的咖啡酮、茶碱都是兴奋剂,能增强心脏的功能。大量喝浓茶会使人心跳加快,会导致发病或病情加重。服药时,切忌饮茶,以防影响药物吸收。

8. 患者危险因素的评估及宣教,包括压疮、跌倒、烫伤、冻伤、坠床等。请您理解床旁悬挂各种安全标识的目的和意义,并给予协助和支持。

9. 您目前的饮食是
□流食 □半流食 □普食 □糖尿病饮食 □低盐 □低脂 □低嘌呤

二、住院期间健康宣教

(一)疾病概念

胸痹(慢性稳定型心绞痛),多因邪痹心络、气血不畅所致。在中医学中是膻中或心前区憋闷疼痛,甚则胸痛彻背、喘息不得卧为主的一种病症。常伴有心悸、气短、自汗。轻者仅感胸闷如窒、呼吸欠畅,重者有胸痛,严重者心痛彻背、背痛彻心。多与寒邪内侵、饮食不当、情志失调、年老体虚等因素有关。多见于中年以上,常因操劳过度、抑郁恼怒或多饮暴食、感受寒冷而诱发。

（二）辨证宣教

1. 心血瘀阻证

（1）膳食：①宜多食禽类、鱼类、核桃、花生、水果、蔬菜。②忌油腻肥甘之品。

（2）保持大便通畅，避免因大便干过度用力而出现危险。

（3）汤剂宜温热服，以利温通心阳、活血化瘀。

2. 痰浊闭阻证

（1）膳食：①宜食山楂、洋葱、番茄、紫菜、竹笋、萝卜等。②忌食肥甘厚腻生冷之品，戒酒，以免助湿生痰。③食疗：荷叶粥。荷叶一张煎汤，再加粳米 100 g 煮粥，早、晚服用。

（2）咳嗽痰多时，可定时变换体位，以利排痰。

（3）生活应劳逸结合，不宜久坐久卧。

3. 寒凝心脉证

（1）居室宜温暖向阳，避免感受风寒，注意保暖。

（2）饮食宜温热，忌生冷，可用少量干姜、川椒调味，或热饮姜糖水。食疗：生姜、葱白煎汤热饮。

（3）中药宜温热服。

（4）保持情绪稳定，避免恐惧感。

4. 心肾阴虚证

（1）饮食宜清淡、滋润，如木耳、香菇、芹菜等。食疗：首乌芹菜粥。何首乌 50 g，芹菜 100 g，瘦猪肉末 100 g，盐和味精适量，煮粥。失眠心烦者，可以黄连粉 1 g，琥珀粉 1.5 g，用蜜调匀，睡前服。

（2）保持心情愉快，使气机条达，不可抑郁忧伤，或情绪波动太大，也应避免过于劳累紧张。

5. 气阴两虚证

（1）应以休息为主，可适度活动，以不引起心绞痛为宜。

（2）膳食：宜服益气健脾之品，如黄芪粥、莲子粥，扁豆粥等，也可食木耳、香菇等养阴之品。汤药宜温服。

6. 阳气虚衰证

（1）应卧床休息，保持室内安静温暖，以护其阳。

（2）饮食宜温热、易消化，忌生冷之品。

（三）护理指导

1. 起居指导　室内宜安静，温湿度适宜，空气清新。胸痛发作时，绝对卧床休息，谢绝探视，以减少气血耗伤。

2. 膳食指导　宜低盐、低脂、清淡饮食，多吃水果蔬菜，忌烟，限酒、茶、咖啡；少食多餐，不宜过饱。

3. 情志疏导　保持心情舒畅,避免紧张、恼怒,使气机通畅,以利血行。

4. 用药指导

(1)严格按医嘱用药,切勿擅自调节输液速度。

(2)服用抗血栓药物过程中,注意观察有无牙龈出血、鼻出血、血尿、皮下瘀点、瘀斑等现象,并及时告知医护人员。

(四)临证宣教

1. 硝酸甘油见光易分解,应放在棕色瓶中,6个月更换一次,以防药物受潮、变质而失效。

2. 若感到不适,如头晕、胸闷、心悸、胸痛加重时请及时呼叫医护人员。

3. 发作时立即休息,并舌下含服硝酸甘油或速效救心丸,同时呼叫医护人员。

4. 尽量避免劳累、情绪激动等诱发因素。

(五)评估

1. 密切观察胸痛的部位、性质、持续时间、诱发因素及伴随症状。

2. 观察心率、心律、血压、脉搏,呼吸频率、节律,面唇色泽及有无头晕、黑蒙等伴随症状。

三、出院前健康宣教

1. 外出时随身携带硝酸甘油、速效救心丸、病情卡,在家时把药放在固定位置,家属也要知道药的固定位置,如出现头晕、心慌、胸闷、胸痛、气短,要及时服药,如15分钟仍无缓解应及时就医。

2. 合理调整饮食,低盐、低脂饮食,少食辛辣食物及烟、酒,多吃新鲜蔬菜水果。少量多餐,每餐勿过饱。

3. 避免紧张、劳累、情绪激动、便秘、感染等诱发因素。

4. 硝酸甘油见光易分解,应放在棕色瓶中,6个月更换一次,以防药物受潮、变质而失效。

5. 出院带的药物是_____,_____,_____。请您按时足量服用。如有疑问请电话咨询。

6. 请您保留好"出院复诊提示卡",留下准确的1~2个电话号码或邮箱,以便我们进行随访。

7. 您下次复查的时间是:20_____年_____月_____日,星期_____。

8. 您的主治医师是_____,坐诊时间为每周_____上午,周_____下午,请您预约就诊。

第三节 促脉证(阵发性心房颤动) 患者健康宣教流程及内容

一、入院日健康宣教

1.您的主管医生_____、_____。护士长_____。责任护士_____、_____。

2.病房环境及规章制度宣教,包括环境、物品摆放、陪护、探视、禁用电器、呼叫器使用、被服数量,以及床档、餐板的使用等。

3.住院期间请您穿患者服。佩戴腕带,出院时才可以取下。

4.在给药及治疗前护士要核对您的身份:①问您姓名;②核对腕带。

5.为了您的用药安全,请按时服用口服药。不要将口服药放在抽屉里,因口服药的外包装已去除,易受潮及变质。

6.入院检查及注意事项:①需明晨空腹抽血及做腹部 B 超时,请您在夜间 12 点后不要吃任何东西及喝水,以免影响检查结果。请明日晨留取二便标本。②做心电图时请摘下手表,不要讲话。③心脏彩超。

7.戒除不良嗜好:①戒烟。烟草中的成分容易刺激并损坏人体的心血管,加速动脉粥样硬化的形成,长期下去会导致动脉狭窄、心肌缺氧缺血,最终表现为心律失常、心绞痛、心肌梗死等不同症状。②限酒。乙醇有兴奋神经、促进和加速血液循环的作用,心脏病患者喝酒会因此加重心脏负荷,导致心脏病发作。③限饮茶:茶叶中的咖啡酮、茶碱都是兴奋剂,能增强心脏的功能。大量喝浓茶会使人心跳加快,会导致发病或病情加重。服药时,切忌饮茶,以防影响药物吸收。

8.患者危险因素的评估及宣教,包括压疮、跌倒、烫伤、冻伤、坠床等。请您理解床旁悬挂各种安全标识的目的和意义,并给予协助和支持。

9.您目前的饮食是
□流食 □半流食 □普食 □糖尿病饮食 □低盐 □低脂 □低嘌呤

二、住院期间健康宣教

(一)疾病概念

促脉(阵发性心房颤动)是由于多重折返小波引起间歇性快速而不规则的心房节律,是起搏点在心房的异位性心动过速。发作时心房发生 350～600 次/分不规则的冲动,引起不协调的心房颤动。

（二）辨证宣教

1.心悸

（1）严密观察心率、心律、呼吸、面色、血压等变化。重症患者遵医嘱持续心电监护。患者出现呼吸不畅、面色苍白、大汗或自觉濒死感时，并报告医师并留置静脉通路，遵医嘱予吸氧、药物治疗，配合做好急救工作。

（2）心悸发作时，卧床休息，取舒适体位，尽量减少搬动患者；病室保持安静，避免噪声干扰，减少探视。

（3）遵医嘱中药泡洗。

（4）遵医嘱穴位贴敷，取关元、气海、膻中、足三里、太溪、复溜、内关、三阴交等穴。

（5）遵医嘱耳穴贴压，取心、肺、肾、神门、皮质下等穴；伴失眠者可配交感、内分泌等穴。

（6）遵医嘱穴位按摩，取神门、心俞、肾俞、三阴交、内关等穴；伴汗出者可加合谷穴。

2.胸闷胸痛

（1）密切观察胸闷胸痛的部位、性质、持续时间、诱发因素及伴随症状，遵医嘱监测心率、心律、脉搏、血压等变化。绝对卧床休息，遵医嘱给予氧气吸入。出现异常或胸痛加剧、汗出肢冷时，报告医师，配合处理。遵医嘱用药，并观察服药后症状缓解程度。

（2）遵医嘱穴位贴敷，取心俞、膈俞、脾俞、肾俞、内关、膻中等穴。

3.气短乏力

（1）卧床休息，限制活动，减少探视。

（2）加强巡视和生活护理，做好患者安全防护。

（3）遵医嘱中药泡洗。

4.夜寐不安

（1）环境安静舒适，光线宜暗，床被褥松软适宜，避免噪声。

（2）遵医嘱穴位按摩，睡前按摩神门、三阴交、中脘等穴。

（3）遵医嘱耳穴贴压，取心、脾、神门、三焦、皮质下、肝等穴。

（4）遵医嘱中药泡洗，每晚睡前30分钟遵医嘱予中药泡足。

（三）护理指导

1.情志疏导

（1）对心悸发作时自觉心慌恐惧的患者有专人守护，以稳定情绪。

（2）指导患者平淡静志，避免七情过激和外界不良刺激。消除患者的紧张心理，树立战胜疾病的信心和勇气，以利于疾病的好转或康复。

（3）告知患者诱发促脉证的各种因素，使患者对疾病有正确的认识，积极主动加强自我保健，提高患者的依从性。

2.饮食指导

(1)气阴两虚证:宜食补气、性平、味甘或甘温,营养丰富、容易消化的食品,如大枣、花生、山药等。忌食破气耗气、生冷性凉、油腻厚味、辛辣的食品,避免煎炸食物。

(2)心虚胆怯证:宜食滋阴清热养阴安神的食品,如柏子玉竹茶。忌食辛辣香燥食品。

(3)痰热内扰证:宜食清化痰热、补中益气、滋养心阴的食品,如荸荠、甘蔗等;也可选用薏苡仁、大枣、山药、莲子等熬粥食用。

(4)气虚血瘀证:宜食补气、化瘀通络、行气活血的食品,如山药、菱角、荔枝、葡萄、鲢鱼、鳝鱼等。也可食用桃仁、油菜等活血祛瘀的食品。忌食破气耗气、生冷酸涩、油腻厚味、辛辣等食品。

3.生活起居

(1)合理安排休息与活动,协助患者制订合理作息时间,不宜晚睡,睡前不宜过度兴奋。最好在上午、下午各有一次卧床休息或短暂睡眠的时间,以30分钟为宜。

(2)季节交替温差变化大时,注意预防感冒。

(3)发作期静卧休息,缓解期适当锻炼,根据患者情况制订活动计划,活动量应按循序渐进的原则,以不引起胸闷、心悸等不适症状为度。活动中密切观察患者心率、呼吸、血压变化,如有头晕、气促、汗出、胸闷痛等症状要停止活动,休息缓解,严重不适时应及时报告医师处理。

(4)指导患者养成每天定时排便的习惯,排便时勿过于用力屏气,保持排便通畅。

(四)评估

1.严密观察心率、心律、呼吸、面色、血压等变化。

2.密切观察胸闷胸痛的部位、性质、持续时间、诱发因素及伴随症状。

三、出院前健康宣教

1.保持环境安静,舒适、安全、温湿度适宜,避免噪声干扰。注意季节气候变化,顺应四时增减衣物,避免外邪侵袭。

2.起居有常,早睡早起,保证充足睡眠,不贪黑熬夜。

3.注意劳逸结合,发作时宜静卧休息,缓解期适当活动及锻炼,改善全身血液循环,以增强心脏功能。不做剧烈运动,可散步、打太极拳、做广播操等有氧运动,以微微汗出为度。

4.避免各种诱发因素,忌七情过激、饱餐、便秘、劳累、感染等。

5.饮食以清淡、易消化、营养丰富为主,可选用低动物脂肪、低胆固醇、低热量、低盐、高维生素及高蛋白食物,忌烟、酒、咖啡、浓茶等辛辣刺激性食物及肥甘厚味,不宜过饱,少量多餐。

6. 调畅情志,及时疏泄不良情志,保持心情愉快、乐观,情绪稳定。避免观看恐怖电影和小说等。

7. 出院带的药物是_____,_____,_____。请您按时足量服用。如有疑问请电话咨询。

8. 请您保留好"出院复诊提示卡",留下准确的1~2个电话号码或邮箱,以便我们进行随访。

9. 您下次复查的时间是:20_____年_____月_____日,周_____。

10. 您的主治医师是_____,坐诊时间为每周_____上午,周_____下午,请您预约就诊。

第四节　眩晕(原发性高血压)患者健康宣教流程及内容

一、入院日健康宣教

1. 您的主管医生_____、_____。护士长_____。责任护士_____、_____。

2. 病房环境及规章制度宣教,包括环境、物品摆放、陪护、探视、禁用电器、呼叫器使用、被服数量,以及床档、餐板的使用等。

3. 住院期间请您穿患者服。佩戴腕带,出院时才可以取下。

4. 在给药及治疗前,护士要核对您的身份:①问您姓名;②核对腕带。

5. 为了您的用药安全,请按时服用口服药。不要将口服药放在抽屉里,因口服药的外包装已去除,易受潮及变质。

6. 入院检查及注意事项:①需要明晨空腹抽血及腹部 B 超检查时,如血常规、凝血系列、肝功能、感染系列等,请您在夜间 12 点后不要吃任何东西及喝水,以免影响检查结果。请明晨留取二便标本。②做心电图时请摘下手表,不要讲话。

7. 危险因素的评估及宣教,包括压疮、跌倒、烫伤、坠床等。请您理解床旁悬挂各种安全标识的目的和意义,并给予协助和支持。

8. 您目前的饮食是
□流食　□半流食　□普食　□糖尿病饮食　□低盐　□低脂　□低嘌呤

二、住院期间健康宣教

(一)疾病概念

眩晕(原发性高血压)系因风阳上扰、痰瘀内阻,使脑窍失养、脑髓不充所致。以头晕目眩、视物旋转为主要临床表现。眩是眼花,晕是头晕,二者常同时出现,故统称为"眩晕"。本病为慢性起病,逐渐加重,或反复发作。

(二)辨证宣教

1.肝阳上亢

(1)起居指导:居室宜凉爽通风,光线柔和,整洁安静,避免噪声刺激;患者应卧床休息闭目养神,眩晕严重时,不能起床活动,此时要注意预防坠床、跌倒。患者需要帮助时,请按呼叫器请求帮助。当眩晕缓解后,还需休息一段时间,起坐动作不宜太快,少做旋转、弯腰动作,减少头部转动,行走时可用拐杖辅助。如果怕光线刺激可戴太阳眼镜,以减少眩晕发作。

(2)情志疏导:保持情绪稳定,避免情绪过度波动,扰动心神,造成心悸;中医讲怒伤肝,以免肝阳妄动,上扰清窍,加重眩晕头痛等。

(3)饮食宜清淡、低盐,多食新鲜水果、蔬菜。忌食辛辣、油腻及动物内脏,忌暴饮暴食。

(4)穴位按摩:太冲、合谷、三阴交等穴。

2.肾精不足

(1)起居指导:居室温度适宜,阳虚者宜住温暖处,阳光充足,避免风寒;阴虚者注意室内凉润,通风良好,光线不可过强,保持安静。卧床休息,保证充足睡眠。

(2)辨证施膳:多食用营养丰富、易消化、滋补肝肾之品,如黑芝麻、动物内脏等。忌食阴虚者禁食羊肉、辛辣之品。

(3)穴位按摩:足三里、肾俞、肝俞等穴。

3.气血亏虚

(1)起居指导:居室向阳、温暖、安静。患者应动静结合,劳逸适度。重病患者以卧床休息为主,康复期可参加户外活动,如散步、练导引等体育锻炼。

(2)辨证施膳:饮食应少食多餐,多进补益气血之品,如山药、大枣等。忌食辛辣、油腻及动物内脏,忌暴饮暴食。

(3)艾灸:气海、三阴交、足三里等穴。

4.痰浊中阻

(1)起居指导:居室宜宽敞明亮、干燥、通风,温度适宜。患者宜卧床休息。

(2)辨证施膳:宜清淡饮食,多食新鲜果蔬清热利湿之物,如西瓜、冬瓜等。

(3)穴位按摩:内关、中脘、风池等穴。

(三)临证宣教

1.出现剧烈头痛、心悸、气急、恶心、呕吐、视物模糊、肢体运动障碍、意识模糊,甚至抽搐、昏迷等症状,提示血压急剧升高。

2.服用降压药后出现晕厥、恶心、乏力等症状提示可能发生了急性低血压反应,应立即卧床。

3. 严格控制食盐的摄入量(每日 <6 g,因高盐可以增加血容量,升高血压),尽量减少食用"看不见"的盐,如酱油、味精、方便面佐料、咸菜酱菜等腌制品。

4. 戒烟、限酒:烟中的尼古丁可使血压升高;少量饮酒可起到活血的作用,量多可引起心率加快,血压升高。

5. 调畅情志:保持心情舒畅,避免情绪大起大落,使血压波动,引起不良后果。

(四)自我保健方法

1. 按摩头部 两手食指或中指擦抹前额,再用手掌按摩头两侧太阳穴,然后将手指分开,由前额向枕后反复梳理头发,每次 5~10 分钟。按摩头部可清头目、平肝阳,使头脑清醒、胀痛眩晕减轻,血压随之下降。

2. 按腰背、点血压点 两手握拳,用力从上而下按摩腰背部,每次 3~5 分钟,可补肾腰、疏通经脉、降低血压。血压点在第 6 颈椎两侧 5 cm 处,点穴按压可以通经活络、降低血压。

3. 按摩耳背 按摩耳郭背面降压沟(由内上方斜向下方的凹沟处),对应耳郭前面的凸起(即对耳轮),能降压。用手指或指间关节压住沟的凹陷处,从上而下按摩,每次 3~5 分钟,每日 3~5 次,使局部酸胀,发热,微微发红,即达到了效果。

4. 揉腹肚 仰卧,双手重叠加压,顺时针方向按揉腹肚每次 3~5 分钟。揉腹肚可疏通腹气,健脾和胃,调节升降。

(五)评估

1. 观察眩晕发作的次数、持续时间、伴随症状及血压等变化。

2. 观察头痛的性质、持续时间、发作次数及伴随症状。

3. 观察患者心率、心律、血压、呼吸、神色、汗出等变化。

三、出院前健康宣教

1. 保持良好的心理状态,稳定情绪。

2. 注意劳逸结合,切忌过劳和纵欲过度。根据个人爱好和体能进行适当运动,如散步、打太极拳、养花、作画,增加业余爱好,提高生活情趣。运动时间开始为 10~15 分钟,一般 30 分钟,3~5 次/周,运动应循序渐进,逐渐增加运动量,以活动后无明显不适为宜。饥饿时或饭后 1 小时不宜做运动,运动中若出现胸闷、心慌应立即停止。

3. 为避免强光刺激,外出时佩戴变色眼镜。不宜从事高空作业。

4. 遵医嘱按时服药,忌乱用药和突然停药。定期测量血压,并记录,观察血压动态变化,以便及时就诊。

5. 保持适当的体重,特别是肥胖患者。

6. 出院带的药物是_____,_____,_____。请您按时足量服用。如有疑问请电话咨询。

7. 请您保留好"出院复诊提示卡",留下准确的 1～2 个电话号码或邮箱,以便我们进行随访。

8. 您下次复查的时间是:20 ＿＿＿＿年＿＿＿＿月＿＿＿＿日,星期＿＿＿＿。

9. 您的主治医师是＿＿＿＿,坐诊时间为每周＿＿＿＿上午,周＿＿＿＿下午,请您预约就诊。

第十二章　肺病科中医健康教育流程

第一节　哮病(支气管哮喘)患者
健康宣教流程及内容

一、入院日健康宣教

1. 您的主管医生_____、_____。护士长_____。责任护士_____、
_____。

2. 病房环境及规章制度宣教,包括环境、物品摆放、陪护、探视、禁用电器、呼叫器使用、被服数量,以及床档、餐板的使用等。

3. 住院期间请您穿患者服。佩戴腕带,出院时才可以取下。

4. 在给药及治疗前,护士要核对您的身份:①问您姓名;②核对腕带。

5. 为了您的用药安全,请按时服用口服药。不要将口服药放在抽屉里,因口服药的外包装已去除,易受潮及变质。

6. 入院检查及注意事项:①需明晨空腹抽血及做腹部 B 超者,请您在夜间 12 点后不要吃任何东西及喝水,以免影响检查结果。请次日早晨留取二便标本。②做心电图时请摘下手表,不要讲话。

7. 戒除不良嗜好:①戒烟。吸烟是哮喘的诱发因素,易引起气管痉挛,影响排痰功能,进而引起胸闷、憋喘、呼吸困难。②忌酒。乙醇可诱发哮喘发作。

8. 患者危险因素的评估及宣教,包括压疮、跌倒、烫伤、冻伤、坠床等。请您理解床旁悬挂各种安全标识的目的和意义,并给予协助和支持。

9. 您目前的饮食是
□流食　□半流食　□普食　□糖尿病饮食　□低盐　□低脂　□低嘌呤

二、住院期间健康宣教

(一)疾病概念

哮病多由先天禀赋不足,宿痰内伏于肺,又因饮食、情志、劳倦再感六淫之邪气而发,以发作时喉中痰鸣有声,呼吸急促,甚则张口抬肩,鼻翼翕动,喘息不得卧为临床表现。多见于西医学中支气管哮喘、过敏性哮喘。

（二）辨证宣教

1. 冷哮证　冷哮患者病室宜向阳、温暖。胸部保暖,注意四时气候变化,御寒保暖。中药汤剂一般宜热服。忌生冷之品,可加生姜、葱白调味。

2. 热哮证

（1）热哮患者室温宜偏凉,病室空气新鲜,防止灰尘或药物、花草等产生的刺激性气味,严禁吸烟。

（2）热哮患者禁食辛辣、刺激、烟酒之品,可食用冬瓜、黄瓜等,多饮水。保持大便通畅。

（3）哮喘发作伴有表热证者,针刺曲池、大椎、合谷等穴。

3. 肺脾虚证

（1）患者卧床休息,保暖,适时增添衣被。

（2）给予氧气吸入,并保持其通畅。

（3）宜食具有补脾益气、醒脾开胃消食之品,如粳米、薏苡仁、栗子、山药、大枣等。忌食性质寒凉、易损伤脾气之品,如苦瓜、黄瓜、冬瓜等。

4. 肺肾气虚证

（1）避开过敏原,按医嘱给予治疗,穴位按摩大椎、肺俞、足三里等,发作前 1～2 小时服药以缓解症状。

（2）饮食中忌鱼腥、烟酒、海鲜发物。

（3）居室内不要放置花草,禁止养狗、猫等宠物及铺设地毯。

（三）护理指导

1. 起居指导　起居有常,避免烟尘异味及过敏源等诱发因素刺激和外邪侵袭。

2. 饮食有节　宜食清淡、富营养、易消化的食物,忌烟酒,不宜过甜、过咸、过饱。

3. 怡情悦志　保持心情舒畅,善于控制自己的情绪,防止七情内伤。

4. 服药须知

（1）按时服药,中药宜温服、分服。如呈规律性发作可在发作前 1 小时给药。

（2）应用糖皮质激素请注意:①口服激素应饭后服用,以减少对胃黏膜的刺激。②长期服药者应补充钙剂及维生素 D,以防骨质疏松。③不要擅自减量、加量或停药。

（四）评估

1. 观察呼吸频率、节律、深浅,发作持续时间。

2. 观察咳嗽的性质、程度、持续时间、规律,以及痰的量、颜色、性状。

3. 观察胸闷的性质、持续时间、诱发因素及伴随症状等。

三、出院前健康宣教

1. 起居有常,注意四时气候变化,防寒保暖。

2. 居室内切勿放置花草,禁止养宠物及铺设地毯。

3. 戒烟酒,忌食海鲜发物等易引发过敏的食物。积极寻找过敏原,预防哮喘复发。

4. 保持良好的情绪,防止七情内伤诱发哮喘发作。

5. 坚持锻炼身体以增强体质,劳逸结合。

6. 您若感有憋喘、咳嗽、咳痰、胸闷等不适,请及时就医。

7. 出院带的药物是_____,_____。请您按时足量服用。如有疑问请电话咨询。

8. 请您保留好"出院复诊提示卡",留下准确的1~2个电话号码或邮箱,以便我们进行随访。

9. 您下次复查的时间是:20_____年_____月_____日,星期_____。

10. 您的主治医生是_____,坐诊时间是每周_____上午,周_____下午,请您预约就诊。

第二节　喘证(慢性阻塞性肺疾病急性发作期)患者健康宣教流程及内容

一、入院日健康宣教

1. 您的主管医生_____、_____。护士长_____。责任护士_____、_____。

2. 病房环境及规章制度宣教,包括环境、物品摆放、陪护、探视、禁用电器、呼叫器使用、被服数量,以及床档、餐板的使用等。

3. 住院期间请您穿患者服。佩戴腕带,出院时才可以取下。

4. 在给药及治疗前,护士要核对您的身份:①问您姓名;②核对腕带。

5. 为了您的用药安全,请按时服用口服药。不要将口服药放在抽屉里,因口服药的外包装已去除,易受潮及变质。

6. 入院检查及注意事项:①需明晨空腹抽血及做腹部B超者,请您在夜间12点后不要吃任何东西及喝水,以免影响检查结果。请次日早晨留取二便标本。②做心电图时请摘下手表,不要讲话。

7. 戒除不良嗜好:①戒烟,烟草中的有害物质对呼吸道有刺激作用。②限酒。

8. 患者危险因素的评估及宣教,包括压疮、跌倒、烫伤、冻伤、坠床等。请您理解床旁悬挂各种安全标识的目的和意义,并给予协助和支持。

9. 您目前的饮食是

□流食　□半流食　□普食　□糖尿病饮食　□低盐　□低脂

二、住院期间健康宣教

（一）疾病概念

慢性阻塞性肺疾病（COPD）是一种具有气流受限特征的疾病，气流受限不完全可逆，呈进行性发展，与肺对有害气体或有害颗粒的异常炎症反应有关。本病与慢性支气管炎和肺气肿密切相关。COPD 急性发作时患者呼吸困难、咳嗽、咳痰症状在基线水平上有急性加重，需要调整治疗方案。

（二）辨证宣教

1. 咳嗽咳痰

（1）保持病室空气新鲜、温湿度适宜，温度保持在 18～22℃，湿度控制在 50%～60%。减少环境的不良刺激，避免接触寒冷或干燥空气、烟尘、花粉及刺激性气体等。

（2）使患者保持舒适体位，咳嗽胸闷者取半卧位或半坐卧位，持续性咳嗽时，可频饮温开水，以减轻咽喉部的刺激。

（3）每日清洁口腔 2 次，保持口腔卫生，有助于预防口腔感染、增进食欲。

（4）密切观察咳嗽的性质、程度、持续时间、规律以及咳痰的颜色、性状、量及气味，有无喘促、发绀等伴随症状。

（5）加强气管湿化，痰液黏稠时多饮水，在心肾功能正常的情况下，每天饮水 1 500 mL 以上，必要时遵医嘱行雾化吸入，痰液黏稠无力咳出者可行机械吸痰。

（6）协助翻身拍背，指导患者掌握有效咳嗽、咳痰、深呼吸的方法。

（7）指导患者正确留取痰标本，及时送检。

（8）遵医嘱给予止咳、祛痰药物，用药期间注意观察药物疗效及不良反应。

（9）遵医嘱耳穴贴压（耳穴埋豆），根据病情需要，可选择肺、气管、神门、皮质下等穴位。

（10）遵医嘱穴位贴敷，三伏天时根据病情需要，可选择肺俞、膏肓、定喘、天突等穴位。

（11）遵医嘱拔罐疗法，根据病情需要，可选择肺俞、膏肓、定喘、脾俞、肾俞等穴位。

（12）饮食宜清淡、易消化，少食多餐，避免油腻、辛辣刺激及海腥发物。可适当食用化痰止咳的食疗方，如杏仁、梨、陈皮粥等。

2. 喘息气短

（1）保持病室安静、整洁、空气流通、温湿度适宜，避免灰尘、刺激性气味。

（2）密切观察生命体征变化，遵医嘱给予吸氧，一般给予鼻导管、低流量、低浓度持续给氧，1～2 L/min，可根据血气分析结果调整吸氧的方式和浓度，以免引起二氧化碳潴留，氧疗时间每天不少于 15 小时。

（3）根据喘息气短的程度及伴随症状，取适宜体位，如高枕卧位、半卧位或端坐位，必要时安置床上桌,以利患者休息;鼓励患者缓慢深呼吸,以减缓呼吸困难。

(4)密切观察患者喘息气短的程度、持续时间及有无短期内突然加重的征象,评价缺氧的程度。观察有无皮肤红润、温暖多汗、球结膜充血、搏动性头痛等二氧化碳潴留的表现。

(5)指导患者进行呼吸功能锻炼,常用的锻炼方式有缩唇呼吸、腹式呼吸等。

(6)耳穴贴压(耳穴埋豆)。根据病情需要,遵医嘱可选择交感、心、胸、肺、皮质下等穴位。

(7)穴位按摩。根据病情需要,遵医嘱可选择列缺、内关、气海、足三里等穴位。

(8)艾灸疗法。根据病情需要,遵医嘱可选择大椎、肺俞、命门、足三里、三阴交等穴位。

(9)指导患者进食低糖、高脂肪、高蛋白、高维生素饮食,忌食辛辣、煎炸之品。

3. 发热

(1)保持病室整洁、安静,空气清新流通,温湿度适宜。

(2)体温 37.5 ℃ 以上者,每 6 小时测体温、脉搏、呼吸 1 次;体温 39.0 ℃ 以上者,每 4 小时测体温、脉搏、呼吸 1 次,或遵医嘱执行。

(3)采用温水擦浴、冰袋等物理降温措施。患者汗出时,及时协助擦拭和更换衣服、被服,避免汗出当风。

(4)做好口腔护理,鼓励患者经常漱口,可用金银花液等漱口,每日饮水 ≥2 000 mL。

(5)饮食以清淡、易消化、富营养为原则。多食新鲜水果和蔬菜,进食清热生津之品,如苦瓜、冬瓜、绿豆、荸荠等,忌煎炸、肥腻、辛辣之品。

(6)遵医嘱使用发汗解表药时,密切观察体温变化、汗出情况以及药物不良反应。

(7)刮痧疗法。感受外邪引起的发热,遵医嘱刮痧疗法,可选择大椎、风池、肺俞、脾俞等穴位。

4. 腹胀、纳呆

(1)保持病室整洁、空气流通,避免刺激性气味,及时倾倒痰液,更换污染被褥、衣服,以促进患者食欲。

(2)保持口腔清洁,去除口腔异味,咳痰后及时用温水或漱口液漱口。

(3)与患者有效沟通,积极开导,帮助其保持情绪稳定,避免不良情志刺激。

(4)鼓励患者多运动,以促进肠蠕动,减轻腹胀。对病情较轻者鼓励其下床活动,可每日散步 20~30 分钟,或打太极拳等。对病情较重者指导其在床上进行翻身、四肢活动等主动运动,或予四肢被动运动,每日顺时针按摩腹部 10~20 分钟。

(5)耳穴贴压(耳穴埋豆)。根据病情需要,遵医嘱可选择脾、胃、三焦、胰、胆等穴位。

(6)穴位按摩。根据病情需要,遵医嘱可选择足三里、中脘、内关等穴位。

(7)穴位贴敷。根据病情需要,遵医嘱可选择中脘、气海、关元、神阙等穴位。

(8)饮食宜清淡易消化,忌肥甘厚味、甜腻之品,正餐进食量不足时,可安排少量多餐,避免在餐前和进餐时过多饮水,避免豆类、芋头、红薯等产气食物的摄入。

(三)情志疏导

1. 本病缠绵难愈,患者精神负担较重,易出现焦虑、抑郁,责任护士多与患者沟通,了解其心理状态,及时予以心理疏导。

2. 责任护士应主动介绍疾病知识,使患者了解引起肺胀的原因和转归,指导排痰和呼吸功能锻炼,鼓励患者积极防治,消除消极悲观态度及焦虑情绪,克服对疾病的恐惧心理,改善患者的治疗依从性。

3. 鼓励病友间多沟通交流防治疾病的经验,指导患者学会自我排解烦恼及忧愁,通过适当运动、听音乐、书法、绘画等移情易性,保持乐观开朗情绪,避免忧思恼怒对人体的不利影响。

4. 鼓励家属多陪伴患者,给予患者情感支持,增强其治疗疾病的信心。

(四)评估

1. 密切观察咳嗽的性质、程度、持续时间、规律,咳痰的颜色、性状、量及气味,有无喘促、发绀等伴随症状。

2. 密切观察患者喘息气短的程度、持续时间及有无短期内突然加重的征象,评价缺氧的程度。观察有无皮肤红润、温暖多汗、球结膜充血、搏动性头痛等二氧化碳潴留的表现。

三、出院前健康宣教

1. 避免刺激性气体,定时通风,定期用醋熏蒸消毒。起居有常,注意四时气候变化,防寒保暖。

2. 患者戒烟,保持口腔清洁。适当活动,避免劳累。

3. 保持心情舒畅、心情愉快。

4. 坚持锻炼身体以增强体质,劳逸结合。

5. 每日饮水量要超过 1 500 mL,以稀释痰液,并尽量将痰液咳出。

6. 预防上呼吸道感染,避免剧烈咳嗽。

7. 您若感觉有憋喘、咳嗽、咳痰、胸闷等不适,请及时就医。

8. 出院带的药物是_____,_____,_____。请您按时足量服用。如有疑问请电话咨询。

9. 请您保留好"出院复诊提示卡",留下准确的 1~2 个电话号码或邮箱,以便我们进行随访。

10. 您下次复查的时间是:20_____年_____月_____日,星期_____。

11. 您的主治医师是_____,坐诊时间为每周_____上午,周_____下午,请您预约就诊。

第三节　肺胀(慢性阻塞性肺疾病稳定期)患者健康宣教流程及内容

一、入院日健康宣教

1. 您的主管医生＿＿＿＿＿＿、＿＿＿＿＿＿。护士长＿＿＿＿＿＿。责任护士＿＿＿＿＿、＿＿＿＿＿。

2. 病房环境及规章制度宣教,包括环境、物品摆放、陪护、探视、禁用电器、呼叫器使用、被服数量,以及床档、餐板的使用等。

3. 住院期间请您穿患者服。佩戴腕带,出院时才可以取下。

4. 在给药及治疗前,护士要核对您的身份:①问您姓名;②核对腕带。

5. 为了您的用药安全,请按时服用口服药。不要将口服药放在抽屉里,因口服药的外包装已去除,易受潮及变质。

6. 入院检查及注意事项:①需明晨空腹抽血及做腹部B超者,请您在夜间12点后不要吃任何东西及喝水,以免影响检查结果。请次日早晨留取二便标本。②做心电图时请摘下手表,不要讲话。

7. 戒除不良嗜好:①戒烟。烟草中的有害物质对呼吸道有刺激作用。②限酒。

8. 患者危险因素的评估及宣教,包括压疮、跌倒、烫伤、冻伤、坠床等。请您理解床旁悬挂各种安全标识的目的和意义,并给予协助和支持。

9. 您目前的饮食是

□流食　□半流食　□普食　□糖尿病饮食　□低盐　□低脂

二、住院期间健康宣教

(一)疾病概念

因反复发作迁延不愈,使肺气胀满,不能敛降所致,胸中胀满,痰涎壅盛,喘咳上气,动后尤显。病位在肺,表现为咳、痰、喘。

(二)辨证宣教

1. 痰热犯肺

(1)起居指导:室内空气宜新鲜,室温不宜过高。高热患者必须卧床休息,多饮水,可用金银花、芦根等煎水代茶。

(2)穴位指导:按摩大椎、曲池、合谷、内关等穴,用泻法。

2. 痰湿阻肺

(1)起居指导:病室宜温暖,空气新鲜,干燥通风。保持呼吸道通畅,对久病体弱卧床者,可采用翻身拍背、体位引流等帮助排痰。

（2）辨证施膳：饮食以清淡、易消化为宜，可食赤小豆、山药等健脾利湿化痰之品，忌肥甘、辛辣、过咸食物。

（三）护理指导

1. **起居指导**　病室保持安静，空气流通，避免对流风。

2. **情志疏导**　本病缠绵难愈，嘱患者保护乐观的态度，树立战胜疾病的信心。

3. **用药指导**　中药汤剂一般宜温服，服药后避风寒。慎用镇静催眠药，以免诱发或加重肺性脑病。患者烦躁不安时要警惕呼吸衰竭、电解质紊乱。

（四）临证宣教

1. 自发性气胸

（1）胸痛、呼吸困难、咳嗽时，立即通知医护人员。

（2）消除紧张、恐惧心理，配合治疗。

（3）有胸腔闭式引流者：①引流瓶放在低于患者胸部的地方，以防反流；②注意不要踢倒或打破引流瓶；③嘱患者翻身时不要扭曲和受压；④体位改变时，用手固定好胸腔引流管，避免其移动而刺激胸膜，引起疼痛。

2. 肺性脑病

（1）当患者出现精神紊乱、狂躁、昏迷、抽搐等症状时，立即告知医护人员。

（2）控制感染：严格按照医嘱服药；按时探视，防止交叉感染。

（3）保持呼吸道通畅，以免加重肺性脑病。定时翻身、拍背；若痰液黏稠，给予超声雾化，以湿化气管、稀释痰液。

（4）膳食指导：宜采用低热量、清淡可口、易消化的饮食。有心力衰竭并四肢水肿的患者给予低盐饮食。

（五）评估

1. 观察咳嗽的性质、持续时间、程度，痰的色、质、量。

2. 观察喘息气短的程度。

3. 腹胀、便秘情况。

三、出院前健康宣教

1. 避免刺激性气体，定时通风。由于久病体虚，患者要注意天气变化，适当增减衣物。

2. 患者戒烟，保持口腔清洁。适当活动，避免劳累。

3. 保持心情舒畅、心情愉快。

4. 每日饮水量要超过 1 500 mL，以稀释痰液，并尽量将痰咳出。

5. 气胸患者出院后 3～6 个月不要做牵拉动作及扩胸运动，以防诱发气胸。

6. 预防上呼吸道感染，避免剧烈咳嗽。

7.您若感觉有憋喘、咳嗽、咳痰、胸闷等不适,请及时就医。

8.出院带的药物是_____,_____,_____。请您按时足量服用。如有疑问请电话咨询。护士站电话_____,医生站电话_____。

9.请您保留好"出院复诊提示卡",留下准确的1～2个电话号码或邮箱,以便我们进行随访。

10.您下次复查的时间是:20_____年_____月_____日,星期_____。

11.您的主治医师是_____,坐诊时间为每周_____上午,周_____下午,请您预约就诊。

第四节　肺痿(肺间质纤维化)患者健康宣教流程及内容

一、入院日健康宣教

1.您的主管医生_____、_____。护士长_____。责任护士_____、_____。

2.病房环境及规章制度宣教,包括环境、物品摆放、陪护、探视、禁用电器、呼叫器使用、被服数量,以及床档、餐板的使用等。

3.住院期间请您穿患者服。佩戴腕带,出院时才可以取下。

4.在给药及治疗前,护士要核对您的身份:①问您姓名;②核对腕带。

5.为了您的用药安全,请按时服用口服药。不要将口服药放在抽屉里,因口服药的外包装已去除,易受潮及变质。

6.入院检查及注意事项:①需明晨空腹抽血及做腹部B超者,请您在夜间12点后不要吃任何东西及喝水,以免影响检查结果。请次日早晨留取二便标本。②做心电图时请摘下手表,不要讲话。

7.戒除不良嗜好:①戒烟。烟草中的有害物质对呼吸道有刺激作用。②限酒。

8.患者危险因素的评估及宣教,包括压疮、跌倒、烫伤、冻伤、坠床、管道滑脱、走失等。请您理解床旁悬挂各种安全标识的目的和意义,并给予协助和支持。

9.您目前的饮食是
□流食　□半流食　□普食　□糖尿病饮食　□低盐　□低脂

二、住院期间健康宣教

(一)疾病概念

肺痿系因六淫邪气反复袭肺,邪滞气管,痹阻肺络,肺气不足,阴津亏耗所致,是一种慢性间质肺病。主要表现为进行性呼吸困难伴有刺激性干咳、限制性通导引能障碍,病情持续进展,最终因呼吸衰竭而死亡。

(二)辨证宣教

1.风热犯肺证

(1)病室空气新鲜,温度适宜。患者应卧床休息,保暖,适时增添衣被。

(2)高热患者必须卧床休息,多饮水,可用金银花、芦根等煎水代茶。

(3)按摩大椎、曲池、合谷、内关等穴。

2.燥热伤肺证

(1)病室空气新鲜,保持一定湿度,患者卧床休息,多饮水。

(2)保持呼吸道通畅,久病体弱卧床者,可采用翻身拍背、体位引流等方法帮助排痰。

(3)饮食以易消化、清淡为宜,可食赤小豆、山药等健脾利湿化痰之品,忌肥甘、辛辣、过咸食物。

3.痰热壅肺证

(1)痰液黏稠难以咳出时,给予雾化吸入,定时翻身拍背,必要时吸痰,保持呼吸道通畅。

(2)饮食宜清淡、易消化,禁辛辣、刺激之品。

4.痰瘀阻肺证

(1)注意卧床休息,病室温湿度不宜过高。缓解期可适当活动,勿劳累。

(2)保持呼吸道通畅,憋喘加重时可根据需要给予氧气吸入,使 $SPO_2 > 90\%$ 以上。

5.肺脾气虚证

(1)饮食有节,以清淡、易消化为主,配食健脾利湿化痰之品,如薏苡仁、赤豆、山药,忌食糯米等黏甜食品及肥厚油腻之品。

(2)病情严重者,应绝对卧床休息,必要时吸氧。

6.肺肾亏虚证

(1)注意卧床休息,胸闷气短加重时给予氧气吸入,可食芡米、薏苡仁、枸杞子等补气食物。

(2)观察有无心悸、少尿、浮肿情况,严格记录出入量。

(三)护理指导

1.起居指导　保持病室安静,温湿度适宜,空气流通,避免对流风,避免灰尘、烟雾、花草产生的刺激性气味。

2.情志疏导

(1)本病缠绵难愈,保持乐观的态度,树立战胜疾病的信心。

(2)解除患者思想顾虑,消除紧张情绪。

(3)满足患者的心理需求,积极配合治疗与护理。

(4)协调好周围的人际关系,培养"知足常乐"的思想及幽默风趣感。

(5)用药指导:严格按医嘱用药。中药汤剂一般宜温服,服后避风寒,观察效果和反应;患者烦躁不安时要警惕呼吸衰竭、电解质紊乱,切勿随意使用镇静催眠药,以免诱发或加重肺性脑病。

3.饮食护理

(1)少量多餐。指导患者进食优质蛋白、高热量、高维生素饮食,如蛋类、糙米、玉米面、荞麦面、水果和蔬菜等,可多给予木耳、紫菜、海带、蘑菇等。

(2)少吃辛辣、煎炸等刺激性油腻食品,以清淡为宜。

(3)重症患者可予软食或半流食。

(4)多饮水,及时补充水分,增加液体摄入量。如患者不能进食,可予静脉补液。伴有心力衰竭的患者,饮水要适量。

(5)忌烟酒及过甜、过咸的食物,以免加重咳嗽、气喘等症状。

(四)评估

1.观察胸闷憋喘的程度及伴随症状。

2.观察咳嗽的性质、持续时间、程度,痰的色、质、量。

三、出院前健康宣教

1.充分休息,保证睡眠。根据四时气候变化随时增减衣物,注意保暖,预防感冒。

2.避免刺激性气体,定时通风。

3.鼓励患者适当户外活动,平时注意锻炼身体,以增强体质、改善肺功能。

4.平时少接触灰尘、烟雾等刺激性气味。居室内切勿放置花草,禁止养宠物及铺设地毯。

5.坚持呼吸肌功能锻炼。

6.若感憋喘、咳嗽、咳痰、胸闷等不适,请及时就医。

7.请您保留好"出院复诊提示卡",留下准确的1~2个电话号码或邮箱,以便我们进行随访。

8.出院带的药物是_____,_____,_____。请您按时足量服用。如有疑问请电话咨询。

9.您下次复查的时间是:20_____年_____月_____日,星期_____。

10.您的主治医师是_____,坐诊时间为每周_____上午,周_____下午,请您预约就诊。

第十三章　脑病科中医健康教育流程

第一节　中风(脑出血急性期)患者
健康宣教流程及内容

一、入院日健康宣教

1.您的主管医生_____、_____。护士长_____。责任护士_____、
_____。

2.病房环境及规章制度宣教,包括环境、物品摆放、陪护、探视、禁用电器、呼叫器使用、被服数量,以及床档、餐板的使用等。

3.住院期间请您穿患者服。佩戴腕带,出院时才可以取下。

4.在给药及治疗前,护士要核对您的身份:①问您姓名;②核对腕带。

5.为了您的用药安全,请按时服用口服药。不要将口服药放在抽屉里,因口服药的外包装已去除,易受潮及变质。

6.检查及注意事项,需要明晨空腹抽血或做腹部 B 超时,请您在夜间 12 点后不要吃任何东西及喝水,以免影响检查结果。请明晨留取二便标本。

7.餐具、盆子、便盆等物品可自带。由于条件有限,夜间陪护只能提供陪伴床,被子、枕头请自带,谢谢您的理解与配合。

8.您目前的饮食是

□流食　□半流食　□普食　□糖尿病饮食　□低盐　□低脂　□低嘌呤

二、住院期间健康宣教

(一)疾病概念

本病多是在内伤机损的基础上,复因劳逸失度,情志不遂,饮酒饱食或外邪侵袭等触发,引起脏腑阴阳失调,血随气逆,肝阳暴涨,内风旋动,夹痰夹火,横窜经脉,蒙蔽神窍,从而发生猝然昏仆、半身不遂诸症,相当于西医学的脑出血、脑血栓形成、脑栓塞、蛛网膜下腔出血、脑血管痉挛等疾病。病因多为内伤机损、劳欲过度、饮食不节、情志所伤、气虚邪中,临床常分为中经络、中脏腑。

(二)辨证宣教

1.中经络　中经络者以半身不遂、口眼㖞斜、偏身麻木、言语不利为主要临床表现。

常分为肝阳暴亢、风火上扰证,风痰瘀血阻脉络证,痰热腑实、风痰上扰证,气虚血瘀证,阴虚风动证。

(1)肝阳暴亢、风火上扰证:①保持居室安静,严格限制探视,避免噪声、暴怒、抑郁,保持情绪稳定。②入睡困难、辗转反侧、烦躁不安者,可适当给予镇静药或睡前按摩涌泉穴100次。③饮食宜清淡甘寒为主,如绿豆、芹菜、菠菜、冬瓜、黄瓜、丝瓜、橘、梨,忌羊肉、鸡肉、狗肉、鲢鱼、韭菜、大蒜、葱等辛香走窜之品。

(2)风痰瘀血阻脉络证:①眩晕重者,应安静卧床休息,防止摔倒。②病情平稳后,可以进行功能锻炼。若舌苔变黄腻,口臭,便秘,则说明可能已转化为痰热腑实证,应立即告知医师。③饮食宜黑大豆、藕、香菇、桃、梨,忌羊肉、牛肉、狗肉、鸡肉、乌梅等。

(3)痰热腑实,风痰上扰证:①室温不宜过高,衣被不可太厚,避免冷风直接吹入。②如出现嗜睡、朦胧,说明病情加重向中腑转化,应立即告知医师。③饮食宜清热、化痰润燥为主,如萝卜、绿豆、丝瓜、冬瓜、梨、香蕉、芹菜等,忌羊肉、牛肉、鸡肉、对虾、鱼肉、韭菜、辣椒、大蒜等。

(4)气虚血瘀证:①由于气虚,卫阳不固,体弱多汗,因此病房要求温暖避风,汗多者及时擦干,更换被服。②手足肿胀者可以温水浸泡以消肿化瘀,然后自动或被动地做屈伸运动,以疏通经络、消除肿胀。③饮食宜益气、健脾通络,如山药苡仁汤、黄芪粥、莲子粥、白菜、冬瓜、丝瓜、木耳、赤小豆等。

(5)阴虚风动证:①病房宜通风凉爽,但避免凉风直接吹入。②避免情志刺激,勿惊恐、郁怒,防止复中。③饮食以养阴清热为主,如百合莲子粥、薏苡仁粥、甲鱼汤、淡菜汤、面汤、银耳汤、黄瓜、鹿角菜汤、芹菜等。

2.中脏腑　中脏腑以突然昏迷而半身不遂等证,或以九窍闭塞为主要临床表现。中脏腑辨闭证与脱证。闭证属实,脱证属虚。闭证当辨阳闭与阴闭,阳闭有瘀热痰火之象,阴闭有寒湿痰浊之征。

(1)风失上扰清窍证:①将指甲剪短,双手握固软物,以免因肢体强痉拘挛、躁动不安而伤。②强痉的肢体应轻轻按摩,疏松缓解肌肉筋脉的拘挛。保持功能位,切忌强劲拉伸,以免损伤肌肉关节。③若有便秘,应及时告知医师,可给予生大黄粉1~3g口服或鼻饲以通腑泄热。④饮食可加白菜汤、丝瓜汤、萝卜汤、芹菜汤、小米粥、面汤、橘汁、西瓜汁、油菜、鲜木瓜汤等,忌油腻、厚味肥甘、生湿助火之品。

(2)痰湿蒙蔽心神证:①保持肢体功能位置,防止足下垂和肩关节脱臼,四肢不温,应注意保暖。②饮食宜偏温性食物,如石菜花、萝卜汤、糯米、油菜、南瓜等。

(3)邪热内闭心窍证:①病情凶险,密切观察病情变化,如有频繁呃逆、抽搐、呕血出现时,及时告知医师。②神昏高热时,可用冰块物理降温及乙醇擦浴。③口噤不开时,及时告知医护人员,加牙垫,避免咬伤舌头。

(4)元气败脱,心神散乱证:①元阳败脱为危重阶段,应立即告知医师,积极抢救。②口腔用湿纱布覆盖口部,湿润空气。③注意保暖,适当给予热水袋,水温不宜过高,以免烫伤。

(三)情志疏导

解除因突发此病而产生恐惧、急躁、忧虑等情绪,避免不良刺激,正视现实,鼓起勇气,积极进行补偿性和适应性的功能锻炼,明白通过治疗和锻炼后遗症可得到治疗,身体可以逐渐康复。增强自信心,情绪乐观。

(四)身体护理

1. 皮肤护理

(1)床铺柔软舒适,保持垫褥平整清洁干燥,勤换床单及内衣。

(2)定时更换体位,2小时协助翻身1次,翻身的同时可用红花油对原来受压部位进行按摩。注意观察面色及呼吸变化,如有异常不得擅自变换体位,要在医护人员的指导下进行。

(3)大小便失禁患者,便后温水擦洗,局部皮肤涂滑石粉、松花粉,保持会阴部、臀部皮肤清洁干燥。使用便盆时,抬高臀部,将便盆轻轻放入,避免皮肤擦伤。

2. 口腔护理

(1)神志清醒患者,应饭后漱口,早、晚两次刷牙,以保持口腔清洁。

(2)昏迷患者用生理盐水棉球擦拭口腔,及时清除分泌物,湿纱布覆盖口部,以湿润所吸入之空气。

(3)并发口腔炎、舌炎时,可用金喉健喷雾外喷,补充维生素。

3. 眼部护理

(1)用生理盐水纱布覆盖眼部以免角膜干燥。

(2)伴有结膜炎时可遵医嘱用眼药水点眼,1日数次,同时禁食辛辣及其他动肝火之品。

(3)患者睡眠时其他人可用清洁手使患者的上、下眼睑闭合,以保护眼睛。

(五)康复训练

在偏瘫恢复初期,往往把治疗放在首位,这是一个误区,应把治疗和康复放在同等的位置。

(六)评估

1. 密切观察神志、瞳孔、心率、血压、呼吸、汗出等生命体征的变化。

2. 观察患侧肢体的感觉、肌力、肌张力、关节活动度的变化。

3. 密切观察痰的色、量、质,有无喘促、发绀等症状。

4. 观察体温的变化。

5. 观察二便的色、量、质。

三、出院前健康宣教

1. 保持良好的生活习惯,定时作息,保证充足睡眠。坚持适当运动与体育锻炼,选择自己感兴趣且体力所能的活动,如散步、跳舞、打太极拳等,避免过度劳累。

2. 注意保持愉快的心情、稳定的情绪,避免过于激动和紧张焦虑。

3. 合理安排膳食,控制脂肪摄入,选择清淡、含粗纤维多的食物,控制好体重。

4. 康复锻炼。尽可能地在日常生活中进行动作训练,如编制毛线、拣豆子、拨算珠、写字、户外活动等,促进肢体功能和生活自理能力恢复。

5. 定期到医院复查血糖、血脂和血压。积极治疗原发疾病,坚持正确服药以防脑梗死再发。

6. 如出现手指麻木无力、短暂失明或短暂说话困难、眩晕、步态不稳等现象,可能为脑缺血先兆,应立即到医院检查,以便及早给予处理。

7. 按时用药。出院带的药物是_____,_____。请您按时足量服用。如有疑问请电话咨询。

8. 请您保留好"出院复诊提示卡",留下准确的 1~2 个电话号码或邮箱,以便我们进行随访。

9. 您下次复查的时间是:20 _____ 年 _____ 月 _____ 日 ,星期_____。

10. 您的主治医师是_____,坐诊时间为每周_____上午,周_____下午,请您预约就诊。

第二节　痴呆(阿尔茨海默病)患者健康宣教流程及内容

一、入院日健康宣教

1. 您的主管医生_____、_____。护士长_____。责任护士_____、_____。

因为患者生活自理能力受限,所以一定要遵医嘱留陪人。

2. 病房环境及规章制度宣教,包括环境、物品摆放、陪护、探视、禁用电器、呼叫器使用、被服数量,以及床档、餐板的使用等。

3. 住院期间请患者穿患者服。佩戴腕带,出院时才可以取下。

4. 在给药及治疗前,护士要核对患者的身份:①问您姓名;②核对腕带。

5. 为了患者的用药安全,请按时服用口服药,不要放在抽屉里,因口服药的外包装已去除,易受潮及变质。对于生活不能自理患者,由护理人员给予口服药。

6. 检查及注意事项:①明晨空腹抽血查相关的项目如血常规、血型、凝血系列、肝功能、感染系列等,并留取尿标本,请患者在夜间 12 点后不要吃任何东西及喝水,以免影响检查结果。②做心电图时请摘下手表,不要讲话。③遵守磁共振的注意事项及禁忌。

7. 危险因素的评估及宣教,包括压疮、跌倒、烫伤、冻伤、坠床等。请您理解床旁悬挂各种安全标识的目的和意义,并给予协助和支持。

8.伴随疾病的宣教:糖尿病需低糖、冠心病需低脂、高血压需低盐饮食等。

9.您目前的饮食是

□流食　□半流食　□普食　□糖尿病饮食　□低盐　□低脂　□低嘌呤

□特殊饮食

二、住院期间健康宣教

(一)疾病概念

阿尔茨海默病即老年痴呆症,是一种进行性发展的致死性神经退行性疾病,临床表现为认知和记忆功能不断恶化,日常生活能力进行性减退,并有各种神经精神症状和行为障碍。

(二)辨证宣教

1.认知功能减退的护理

(1)保持病室安静整洁,将患者安置于重点病房安全位置,以免受到伤害。

(2)加强认知功能训练,包括记忆力、定向力、计算力、智能训练等,延缓衰退速度。

(3)体能锻炼。尽可能多活动,以维持和保留原有的能力。

(4)安全防护,注意防走失,防跌倒坠床等意外发生。认知障碍患者外出时可佩带身份识别卡,并由家人陪同防走失,降低意外事件的发生。

(5)遵医嘱选用以下中医护理特色技术中的1~2项:①脑电仿生电刺激仪刺激头部腧穴改善脑功能。②穴位按摩,取穴百会、神庭、太冲、太溪等。③耳穴贴压,取穴心、神门、肾、脑等。④灸法,取穴百会、足三里、风池、神阙等。

2.情感改变的护理

(1)保持病室安静整洁,避免人多惊扰。

(2)护理人员态度和蔼,使患者心情舒畅,保证充足睡眠。

(3)鼓励患者多与他人交流,保证良好的人际关系。

(4)指导患者家属多给予情感支持。

3.行为改变的护理

(1)保持病室安静整洁,做好患者生活护理,使其生活舒适。

(2)培养及训练患者维持正常生活的能力,保持患者个人整洁。

(3)对有抑郁、幻觉、自杀倾向的患者,嘱患者家属专人看护,做好安全防护。

(三)情志疏导

1.多与患者沟通,了解其心理状态,缓解患者的焦虑、恐惧等不良情绪。

2.鼓励患者多与他人交流,保证良好的人际关系。

3.创造和睦的家庭环境,取得家人及社会支持。

(四)综合能力训练

1.生活能力训练　选择与日常生活密切相关的内容,如进食、穿衣、洗漱、家务等训练,每日活动安排从简单到复杂。

2.智能训练

(1)回忆与生命回顾:帮助患者回忆并讲述往事,可借用图片、物品、音乐等激发远期记忆,可多次反复训练,强化记忆。

(2)定向力训练:包括时间、地点、人物等方面,通过放置醒目的标志、熟悉的物品,反复训练,使其逐步形成时间、空间等观念。

(3)分析、判断、推理能力训练:训练排列数字和简单的数字运算,训练推理能力,从物品、工具、食品中选取一种,让其说出与其同类的东西,并按要求进行分类。

3.体能训练 根据身体情况,选择合适的体能训练,如做老年体操、跳舞等。要循序渐进,不可过劳。

(五)评估

1.评估患者记忆力、定向力、计算力等认知功能。

2.评估患者行为改变。

三、出院前健康宣教

1.严格控制血压在 140/90 mmHg 以下,年龄越小,控制越严,最好每天监测血压变化,至少每周测一次血压。

2.若正在服用降压药物,不可随意停药,应按医嘱增减降压药物。

3.24 小时稳定控制血压,使血压波动较小,不可将血压降得过低。

4.有效控制血糖、血脂、血黏度。

5.减轻体重,达到正常标准。戒烟酒,宜低盐、低脂饮食。坚持有氧锻炼,如慢跑、游泳、骑自行车、打太极拳等。

6.出院带的药物是_____,_____,_____。请您按时足量服用。如有疑问请电话咨询。

7.请您保留好"出院复诊提示卡",留下准确的 1~2 个电话号码或邮箱,以便我们进行随访。

8.您下次复查的时间是:20 _____年_____月_____日,星期_____。

9.您的主治医师是_____,坐诊时间为每周_____上午,周_____下午,请您预约就诊。

第三节 颤证(帕金森病)患者
健康宣教流程及内容

一、入院日健康宣教

1.您的主管医生_____、_____。护士长_____。责任护士_____、

_____。

2.病房环境及规章制度宣教,包括环境、物品摆放、陪护、探视、禁用电器、呼叫器使用、被服数量,以及床档、餐板的使用等。

3.住院期间请您穿患者服。佩戴腕带,出院时才可以取下。

4.在给药及治疗前,护士要核对您的身份:①问您姓名;②核对腕带。

5.为了您的用药安全,请按时服用口服药。不要将口服药放在抽屉里,因口服药的外包装已去除,易受潮及变质。

6.检查及注意事项:需要明晨空腹抽血时,请您在夜间12点后不要吃任何东西及喝水,以免影响检查结果。请明晨留取二便标本。

7.为了您的健康,请您戒烟,禁酒。

8.您目前的饮食是

□流食　□半流食　□普食　□糖尿病饮食　□低盐　□低脂　□低嘌呤
□特殊饮食

二、住院期间健康宣教

(一)疾病概念

颤证是以头部或肢体摇动颤抖、不能自制为主要临床表现的一种病症。轻者表现为头摇动或手足微颤;重者可见头部振摇、肢体颤动不止,甚则肢节拘急、失去生活自理能力。西医命名为帕金森病。

(二)辨证宣教

1.肝风内动

(1)病室宜安静、凉爽,避免噪声。

(2)保持情绪稳定,避免不良刺激。

(3)饮食以易消化、补益为主,如大枣、羊肉等。

(4)可按摩足三里、曲池等穴,以改善患者的睡眠,缓解肢体的拘挛。

2.痰浊阻滞

(1)室温不宜过高。

(2)饮食以清淡、偏凉润为主,如蜂蜜、雪梨、西瓜、苦瓜等,忌食辛辣醇酒。

(3)鼓励患者多饮白开水或果汁,以泻热而通利小便。

(4)注意精神调养,避免忧、思、郁、怒等不良刺激,保持良好的心理状态。

3.瘀血阻滞

(1)协助患者在床上做足底按摩,或耳穴贴压,以促进全身血液循环。

(2)多食有疏利作用的食品,如大蒜、洋葱等。

(3)指导患者积极进行体力活动,做姿势和步态的训练,进行联合动作、协调动作的锻炼。

(4)用被动或辅助操练以克服肌强直,使关节做全程活动。

4.气血两虚

(1)病室宜温暖避风。

(2)饮食宜低脂、易消化、富营养,多食瘦肉、蛋类、大豆等。可配合食疗,如莲杞粥、参茸汤等。

(3)防止直立性低血压的发生,嘱患者不要突然起立,可先在床边坐 1～2 分钟再站起来,或从椅子上慢慢站起。

(4)晚上将床尾抬高 7～10 cm,穿弹性长筒袜,促进下肢静脉回流。

(5)艾灸足三里穴。

5.阴阳两虚

(1)艾灸神阙穴。

(2)此型为危重难治之候,重点预防压疮及感染。

(3)若出现咽喉肌强直,给予流食、半流食,配合饮品如参茸汤。

(三)加强肢体功能锻炼

本病早期应坚持一定的体力活动,主动进行肢体功能锻炼,四肢各关节做最大范围的屈伸、旋转等活动,以预防肢体挛缩、关节僵直的发生。晚期患者做被动肢体活动和肌肉、关节的按摩,以促进肢体血液循环。

(四)评估

1.观察运动障碍的程度,运动幅度、速度。

2.观察患者震颤的程度、节律、幅度及伴随症状。

3.观察肌强直的部位、程度、步态等。

三、出院前健康宣教

1.饮食有节,调养脾胃,起居有常,不妄劳作。

2.舒畅情志,保持乐观情绪。

3.预防颤证:应注意生活调摄,保持情绪稳定,心情舒畅,避免忧思郁怒等不良精神刺激;饮食宜清淡、富营养,忌暴饮暴食及嗜食肥甘厚味,戒除烟酒等不良嗜好。

4.颤证患者生活要有规律,保持心情愉快和情绪稳定。平时注意加强肢体功能锻炼,适当参加体力能及的体育活动,如打太极拳、八段锦、内养功等。

5.坚持服药和定期复查,发现异常及时就医。

6.出院带的药物是_____,_____,_____。请您按时足量服用。如有疑问请电话咨询。

7.请您保留好"出院复诊提示卡",留下准确的 1～2 个电话号码或邮箱,以便我们进行随访。

8.您下次复查的时间是:20_____年_____月_____日,星期_____。

9.您的主治医师是_____,坐诊时间为每周_____上午,周_____下午,请您预约就诊。

第四节 面瘫(面神经炎)患者健康宣教流程及内容

一、入院日健康宣教

1.您的主管医生_____、_____。护士长_____。责任护士_____、_____。

2.病房环境及规章制度宣教,包括环境、物品摆放、陪护、探视、禁用电器、呼叫器使用、被服数量,以及床档、餐板的使用等。

3.住院期间请您穿患者服。佩戴腕带,出院时才可以取下。

4.在给药及治疗前,护士要核对您的身份:①问您姓名;②核对腕带。

5.为了您的用药安全,请按时服用口服药。不要将口服药放在抽屉里,因口服药的外包装已去除,易受潮及变质。

6.检查及注意事项:需要明晨空腹抽血时或做腹部B超时,请您在夜间12点后不要吃任何东西及喝水,以免影响检查结果。请明晨留取二便标本。

7.为了您的健康,请您戒烟,禁酒。

8.您目前的饮食是
□流食 □半流食 □普食 □糖尿病饮食 □低盐 □低脂 □低嘌呤
□特殊饮食

二、住院期间健康宣教

(一)疾病概念

面瘫多为脉络空虚,营卫失调,风寒、风热之邪乘虚侵袭面部筋络,以致气血阻滞,肌肉纵缓而不收。本病是以口、眼向一侧㖞斜为主要表现的病症。病情为本虚标实,病位在经筋络。周围性面神经麻痹可参照本病护理。

(二)辨证宣教

1.风寒型

(1)减少外出,面部保暖,避免直接吹风,夏天不宜使用空调,冬天出门注意室内外温度的差别,使用围巾、戴口罩等措施,保护患部以免受凉。

(2)灸翳风穴,以疏风散寒,温经通络。

(3)饮食、中药宜温服。

2.风热型

(1)卧床休息,发热时定时测量体温,密切观察病情变化。

(2)高热者给予穴位注射曲池、合谷穴,并注意观察用药后汗出情况,及时更换衣服。

(3)面部疼痛者穴位按摩攒竹、太阳、下关、颊车、地仓、合谷等穴,活血祛瘀,解痉镇痛。

(三)情志疏导

鼓励患者适当参加文娱活动,以愉悦情志,气血调达流畅。加强对疾病本身的认识,缓解内心压抑,多与人沟通,更应积极配合治疗,加强功能锻炼,尽快康复。创造温馨气氛,增强其治病信心。

(四)危重证候救治

出现面肌痉挛、倒错等重症危象时,及时报告医师,积极救治。

(五)评估

1.观察口眼㖞斜的程度和方向。

2.观察患侧眼睑闭合的程度。

3.观察面肌痉挛抽搐发生的时间、性质、程度等情况。

三、出院前健康宣教

1.饮食有节,注意保暖,起居有常,不妄劳作。

2.舒畅情志,保持乐观情绪。

3.对面瘫患者鼓励其坚持面部按摩。指导患者锻炼面部肌群运动功能,如鼓气、咬齿、蹙额、抬眉、示齿、吹哨、闭眼,每日可做数次,每次以不感觉疲劳为宜。

4.坚持服药和定期复查,发现异常及时就医。

5.出院带的药物是_____,_____,_____。请您按时足量服用,如有疑问请电话咨询。

6.请您保留好"出院复诊提示卡",留下准确的 1~2 个电话号码或邮箱,以便我们进行随访。

7.您下次复查的时间是:20_____年_____月_____日,星期_____。

8.您的主治医师是_____,坐诊时间为每周_____上午,周_____下午,请您预约就诊。

第十四章　肝病科中医护理健康教育流程

第一节　积聚(肝硬化)患者健康宣教流程及内容

一、入院日健康宣教

1. 您的主管医生＿＿＿＿＿＿、＿＿＿＿＿＿。护士长＿＿＿＿＿。责任护士＿＿＿＿＿、＿＿＿＿＿。

2. 病房环境及规章制度宣教,包括环境、物品摆放、陪护、探视、禁用电器、呼叫器使用、被服数量,以及床档、餐板的使用等。

3. 住院期间请您穿患者服。佩戴腕带,出院时才可以取下。

4. 在给药及治疗前,护士要核对您的身份:①问您姓名;②核对腕带。

5. 为了您的用药安全,请按时服用口服药。不要将口服药放在抽屉里,因口服药的外包装已去除,易受潮及变质。

6. 入院检查及注意事项:①如需要明晨空腹抽血查相关的项目如血常规、血型、凝血系列、肝功能、传染病八项等或者腹部B超者,请您在夜间12点后不要吃任何东西及喝水,以免影响检查结果。②请明日晨留取二便标本。

二、住院期间健康宣教

(一)疾病概念

积聚系因七情、饮食、寒湿等致病因素交错夹杂,血瘀、虫积、食积、燥屎、痰凝等搏结所致。以腹腔内有可触及、有形可征的包块为主要临床表现。病位在肝、脾。相当于西医学中的腹部肿瘤、肝脾大、内脏下垂、肠梗阻等。

(二)辨证宣教

1. 湿热内阻证

(1)病室保持安静、整洁,室温宜偏低。

(2)饮食宜清淡、易消化,富含维生素,可多食藕汁、西瓜汁、绿豆汤、冬瓜汤等清热祛湿,忌油腻、海鲜、辛辣等。

(3)中药汤剂宜凉服。

2.肝脾血瘀证

(1)保持病室整洁,空气清新,温湿度适宜。

(2)饮食宜稀软,宜食理气活血化瘀的食品,如金橘、柚子、橙子、扁豆、萝卜、山楂等。

(3)病室安静、整洁,空气清新,温湿度适宜,生活规律,劳逸结合,适当运动,保证睡眠质量。

(4)指导患者保持乐观的情绪,避免悲观情绪的刺激。

3.肝郁脾虚证

(1)患者宜住在凉温适宜的病室,保持空气新鲜、环境安静。

(2)做好情志调护,减轻患者思想负担,叮嘱患者听音乐、散步以调节情志,精神愉快、气机畅达则脾运有序。

(3)给予软食,宜进食薏苡仁、萝卜、山药、扁豆等健脾食物,适当服用黄芪粥、党参粥、核桃粥等健脾之品,以及柑橘、佛手、萝卜等理气食物。少食甜食、糖类。忌辛热、酒及油腻之品。

(4)中药汤剂宜温服。

4.脾虚湿盛证

(1)患者住在凉温适宜的病室,保持空气新鲜。

(2)给予软食,宜进食薏苡仁、萝卜、山药、扁豆等健脾食物,适当服用黄芪粥、党参粥、核桃粥等健脾之品。少食甜食、糖类。忌辛热、酒及油腻之品。

(3)中药汤剂宜温服。

(4)做好情志调护,减轻患者思想负担,嘱患者听音乐、散步以调节情志,精神愉快、气机畅达则湿浊易化。

5.肝肾阴虚证

(1)病室保持安静、整洁,温湿度适宜。

(2)饮食宜滋补肝肾的食品,如百合、枸杞、栗子、木耳、鸭肉、甲鱼、瘦肉等。

(3)畅情志,避免郁怒、悲伤等情志的刺激。

(4)中药汤剂宜温服。

6.脾肾阳虚证

(1)保持病室整洁,空气清新,起居有常,避免劳累,保证充足的睡眠。

(2)饮食宜温补脾肾的食品,如韭菜、胡桃、山药、羊肉、牛肉、鸡肉等。

(3)采取有效的情志转移法,如深呼吸、全身肌肉放松、听音乐等。

(4)中药汤剂宜温服。

7.肝阳气虚证

(1)保持病室整洁,空气清新,温湿度适宜。

(2)饮食宜温阳补气为主,可食黄芪粳米粥等。

（3）针对患者忧思恼怒、恐惧紧张等不良情志,指导患者采用移情相制疗法。

（4）中药汤剂宜温服。

（三）临证宣教

对肝肿物特殊治疗术的患者:

（1）术前说明肝肿物特殊治疗术的风险,签署知情同意书。

（2）术前要求检查血常规、凝血酶原时间、肝功能,必要时进行心、肾检查及胸部 X 线检查。

（3）穿刺前不必禁食,可进食少量清淡食物。

（4）向患者解释穿刺的目的、意义、方法,消除顾虑和紧张情绪,并训练其屏息呼吸方法(深呼吸、呼气、憋住气片刻),以利术中配合。向患者说明穿刺时要抑制咳嗽与深呼吸,以免针头划伤肝组织引起出血。穿刺前测量血压、脉搏。术前 30 分钟予以止血药肌内注射。

（5）术后要求:①患者平卧 6 小时。②每隔 30 分钟测脉搏、血压 1 次。③24 小时后松解腹带。④术后 1 周内避免剧烈活动。

（四）情志护理

1. 对焦虑的患者,加强健康教育,针对疾病恰当解释,使患者和家属对疾病有正确的认识,不思少虑,防止思多伤脾。

2. 对于恐惧或急躁易怒的患者,加强与患者沟通,介绍成功病例,增强患者治疗的信心;向患者说明疾病和情志的关系,鼓励患者积极面对疾病,提高患者治疗的依从性;采用移情易性、澄心静志疗法,以疏导情志,稳定情绪。

3. 对于情绪低落或悲观失望的患者,鼓励患者积极参与社会活动,多与家人、同事、朋友沟通,建立良好的人际关系,争取社会支持,以利康复。

4. 病情稳定时,进行体育锻炼,如练导引、打太极拳、八段锦、五禽戏等。

（五）评估

1. 观察疼痛的部位、性质、程度、发作的时间、伴随症状。

2. 观察腹胀的部位、性质、程度、时间、诱发因素。

3. 密切观察黄疸伴随症状如黄疸迅速加深,伴高热、腹水、神志恍惚、烦躁等急黄证。

4. 观察患者饮食情况、口腔气味、口中感觉、伴随症状及舌质舌苔的变化。

三、出院前健康宣教

1. 注意锻炼身体,避免过劳。保持心情愉快,避免精神刺激。

2. 饮食上少食肥甘厚味及辛辣之品。

3. 出院后定期复查肝功能、凝血、血常规等指标,监测病情变化。

4. 按时、按量服药,口服药应研碎服用。

5. 出院带的药物是_____，_____，_____。请您按时足量服用。如有疑问请电话咨询。

6. 请您保留好"出院复诊提示卡"，留下准确的 1～2 个电话号码或邮箱，以便我们进行随访。

7. 您下次复查的时间是：20 _____年_____月_____日，星期_____。

8. 您的主治医师是_____，坐诊时间是每周_____上午，周_____下午，请您预约就诊。

第二节　酒癖(酒精性脂肪性肝病)
患者健康宣教流程及内容

一、入院日健康宣教

1. 您的主管医生_____、_____。护士长_____。责任护士_____、_____。

2. 病房环境及规章制度宣教，包括环境、物品摆放、陪护、探视、禁用电器、呼叫器使用、被服数量，以及床档、餐板的使用等。

3. 住院期间请您穿患者服。佩戴腕带，出院时才可以取下。

4. 在给药及治疗前，护士要核对您的身份：①问您姓名；②核对腕带。

5. 为了您的用药安全，请按时服用口服药。不要将口服药放在抽屉里，因口服药的外包装已去除，易受潮及变质。

6. 入院检查及注意事项：①如需要明晨空腹抽血查相关的项目如血常规、血型、凝血系列、肝功能、传染病八项等或者腹部 B 超者，请您在夜间 12 点后不要吃任何东西及喝水，以免影响检查结果。②请明日晨留取二便标本。

二、住院期间健康宣教

(一)疾病概念

酒癖是因素体脾虚，过量饮酒，湿热毒邪蕴结体内，损伤肝脾，肝失疏泄，脾失健运，迁延日久，气血痰湿相互搏结，停于胁下，形成积块，后期病及于肾，肝脾肾同病，气滞、血瘀、水停，正虚交织错杂于腹中，形成腹大膨隆之酒臌之证。

(二)辨证宣教

1. 肝郁脾虚证

(1)保持病室整洁，空气清新，温湿度适宜。

(2)饮食宜疏肝解郁、行气止痛之品，如丝瓜、菠菜、茄子等。

(3)情志舒畅，保持情绪稳定，减少外界不良刺激，避免抑郁、恼怒不良刺激，增强信心,配合医护。

2. 痰瘀互结证

(1)保持病室整洁,空气清新,温湿度适宜。

(2)饮食以清淡、松软易消化、稀软温热为宜,禁食辛辣油腻之品,忌烟酒。

(3)中药汤剂宜温服。

3. 痰湿内阻证

(1)保持病室安静整洁,空气清新,温湿度适宜。

(2)饮食宜忌尤为重要,避免饮食过量,禁食辛辣肥甘厚味,以防助湿化痰。

(3)中药汤剂宜温服。

4. 湿热内蕴证

(1)保持病室安静整洁,空气清新,宜居凉温适宜的病室。

(2)饮食宜偏凉、滑利渗湿之品,如西瓜、藕、赤小豆,便秘者多食蔬菜水果。

(3)中药汤剂宜凉服。

5. 肝肾不足证

(1)保持病室整洁,空气清新,温湿度适宜,宜居向阳病房。

(2)饮食可食瘦肉、大枣、紫河车等补养气血之物。

(3)中药汤剂宜温服。

(4)注意休息,避免劳累,避免强体力活动,保证充足的睡眠。

6. 肝阳气虚证

(1)保持病室安静整洁,空气清新,宜居向阳病房。

(2)饮食以温阳补气为主,可食黄芪粳米粥等。

(3)中药汤剂宜温服。

(4)注意休息,避免劳累。

(三)护理指导

1. 生活起居

(1)保持病室整洁,空气清新,起居有常,避免劳累,保证充足的睡眠。

(2)积极治疗原发疾病,戒酒,纠正不良生活习惯。

(3)在医师指导下用药,避免加重肝脏负担和肝功能损害。

2. 情志调理

(1)对于焦虑的患者,加强健康教育,针对病情恰当解释,使患者和家属对疾病有正确的认识,不思少虑,防止思多伤脾。

(2)对于恐惧或急躁易怒的患者,加强与患者的沟通,介绍成功病例,增强患者治疗的信心;向患者说明疾病和情志的关系,鼓励患者积极面对疾病,提高患者治疗的依从性;采用移情易性、澄心静志疗法,以疏导情志,稳定情绪。

（3）对于情绪低落或悲观失望的患者，鼓励患者积极参与社会活动，多与家人、同事、朋友沟通，建立良好的人际关系，争取社会支持，以利康复。

（4）病情稳定时，进行体育锻炼，如导引术、太极拳、八段锦、五禽戏等。

（四）评估

1.观察疼痛的部位、性质、程度、发作的时间、伴随症状。

2.观察患者饮食状况、口腔气味、口中感受、伴随症状及舌质舌苔的变化。

三、出院前健康宣教

1.注意锻炼身体，适当运动，避免熬夜，勿过劳。

2.饮食上注意控制总热量，宜进食高蛋白、低脂肪、低热量的食物，少食肥甘厚味及辛辣之品，少量多餐，戒烟、酒。

3.调畅情志，保持愉快心情，避免精神刺激，切忌郁闷和情绪的大起大落。

4.出院后定期复查肝功能、凝血、血常规等指标，监测病情变化。

5.按时、按量服药，口服药应研碎服用。

6.出院带的药物是_____，_____，_____。请您按时足量服用。如有疑问请电话咨询。

7.请您保留好"出院复诊提示卡"，留下准确的1~2个电话号码或邮箱，以便我们进行随访。

8.您下次复查的时间是:20_____年_____月_____日,星期_____。

9.您的主治医师是_____,坐诊时间为每周_____上午,周_____下午,请您预约就诊。

第三节 肝着（慢性乙型病毒性肝炎）患者健康宣教流程及内容

一、入院日健康宣教

1.您的主管医生_____、_____。护士长_____。责任护士_____、_____。

2.病房环境及规章制度宣教，包括环境、物品摆放、陪护、探视、禁用电器、呼叫器使用、被服数量，以及床档、餐板的使用等。

3.住院期间请您穿患者服。佩戴腕带，出院时才可以取下。

4.在给药及治疗前，护士要核对您的身份:①问您姓名;②核对腕带。

5.为了您的用药安全,请按时服用口服药。不要将口服药放在抽屉里,因口服药的外包装已去除,易受潮及变质。

6. 入院检查及注意事项:①如需要明晨空腹抽血查相关的项目如血常规、血型、凝血系列、肝功能、传染病八项等或者腹部 B 超者,请您在夜间 12 点后不要吃任何东西及喝水,以免影响检查结果。②晨起留取二便标本。

二、住院期间健康宣教

(一)疾病概念

慢性乙型肝炎(简称乙肝)是指乙肝病毒检测为阳性,病程超过半年或发病日期不明确而临床有慢性肝炎症状者。

(二)辨证宣教

1. 湿热蕴结证

(1)保持病室整洁,病室宜选择阴面,空气清新,起居有常,避免劳累。

(2)饮食以偏凉为宜,可选用有滑利渗湿清热之品,如黄瓜、西瓜、冬瓜、黄花菜、鲫鱼、赤小豆、山慈菇、芹菜等,保持大便通畅。

(3)中药汤剂宜温凉服。

2. 肝郁气滞证

(1)保持病室整洁,病室宜凉爽宜人,空气清新。

(2)饮食宜疏肝解郁,行气止痛之品。常食丝瓜、菠菜、萝卜、茄子等。

(3)保持心情愉悦,适当参加社交文体活动,如打太极拳、爬山、跳舞。

3. 肝郁脾虚证

(1)保持病室整洁,空气清新,减少外界不良刺激,保持情志舒畅。

(2)给予软食,宜进食薏苡仁、山药、扁豆等健脾食物,适当服用黄芪粥、党参粥、核桃粥等健脾之品,以及柑橘、佛手、萝卜等理气食物。少食甜食、糖类。忌辛热、酒及油腻之品。

(3)中药汤剂温服。

(4)生活起居规律,保持心情舒畅,避免抑郁、恼怒等情志刺激。

4. 肝肾阴虚证

(1)病室宜安静整洁,温度适宜。

(2)饮食宜滋阴养血,可食桑葚、枸杞、银耳、百合、山药、黑芝麻、花生等食物。

(3)中药汤剂宜温服。

5. 脾肾阳虚证

(1)病室安静整洁,空气清新,温湿度适宜。

(2)饮食以温热为宜,忌生冷、瓜果,若脾虚食后腹胀,应少食牛奶、豆类等产气食品,以及硬固、粗糙的食物。

(3)注意保暖,避免受凉,劳逸结合。

6. 瘀血阻络证

(1)病室安静整洁,空气清新,宜居温凉适宜的病房。

(2)饮食不宜过冷、过热、过硬之物,吞咽缓慢,防止络破血出。

(3)避免精神紧张、重体力活动,注意休息。

7. 肝阳气虚证

(1)病室安静整洁,空气清新,温湿度适宜,宜居向阳病房。

(2)饮食易温阳补气为主,可食黄芪粳米粥等。

(3)注意休息,避免劳累,适当运动,如打太极拳、散步、八段锦等。

(三)护理指导

1. 生活起居

(1)保持病室整洁,空气清新,起居有常,避免劳累,保证充足的睡眠高热。

(2)积极治疗原发疾病,戒酒,纠正不良生活习惯。

(3)在医师指导下用药,避免加重肝脏负担和肝功能损害。

2. 情志调理

(1)多与患者沟通,了解其心理状态,指导其保持乐观情绪。

(2)指导患者采用移情相制疗法,转移其注意力。针对患者焦虑或抑郁的情绪变化。

(3)鼓励家属多陪伴患者,给予患者心理支持。指导患者和家属了解本病的相关知识,掌握控制疼痛的简单方法,如深呼吸、全身肌肉放松、听音乐等。

(4)鼓励病友间多沟通,交流疾病防治经验,提高认识,增强治疗信心。

(四)评估

1. 观察疼痛的部位、性质、程度、发作的时间、伴随症状以及与气候、饮食、情志、劳倦的关系。

2. 观察腹胀的部位、性质、程度、时间、诱发因素及伴随症状,观察腹胀发作的规律,定期测量腹围及体重。

3. 密切观察黄疸伴随症状,如黄疸迅速加深,伴高热水、神志恍惚、烦躁等。

三、出院前健康宣教

1. 保持良好心态和愉快心情,以正确的态度对待疾病,增强治疗信心,保持精神乐观。

2. 保持充足的休息和睡眠,可积累能量消除疲劳,调整机体各器官生理功能,提高人体免疫力,促进肝功能恢复。

3. 饮食上少食肥甘厚味及辛辣之品,告知患者饮食不当易诱发胆囊炎的机制,使患者了解疾病与饮食的相关性,并嘱家属协同做好监督工作。

4. 指导家属给予患者心理支持,多陪伴患者,多了解本病相关知识,给予充分理解和支持。

5. 出院后定期复查肝功能、凝血、血常规等指标,监测病情变化。

6. 按时、按量服药,口服药应研碎服用。

7. 出院带的药物是＿＿＿＿＿,＿＿＿＿＿,＿＿＿＿＿。请您按时足量服用。如有疑问请电话咨询。

8. 请您保留好"出院复诊提示卡",留下准确的1~2个电话号码或邮箱,以便我们进行随访。

9. 您下次复查的时间是:20＿＿＿＿年＿＿＿＿月＿＿＿＿日,星期＿＿＿＿。

10. 您的主治医师是＿＿＿＿,坐诊时间是每周＿＿＿＿上午,周＿＿＿＿下午,请您预约就诊。

第四节　胁痛(胆石症)患者健康宣教流程及内容

一、入院日健康宣教

1. 您的主管医生＿＿＿＿＿＿、＿＿＿＿＿＿。护士长＿＿＿＿。责任护士＿＿＿＿、

＿＿＿＿＿。

2. 病房环境及规章制度宣教,包括环境、物品摆放、陪护、探视、禁用电器、呼叫器使用、被服数量,以及床档、餐板的使用等。

3. 住院期间请您穿患者服。佩戴腕带,出院时才可以取下。

4. 在给药及治疗前,护士要核对您的身份:①问您姓名;②核对腕带。

5. 为了您的用药安全,请按时服用口服药。不要将口服药放在抽屉里,因口服药的外包装已去除,易受潮及变质。

6. 入院检查及注意事项:①如需要明晨空腹抽血查相关的项目如血常规、血型、凝血系列、肝功能、传染病八项等或者腹部B超者,请您在夜间12点后不要吃任何东西及喝水,以免影响检查结果。②请明晨留取二便标本。

二、住院期间健康宣教

(一)疾病概念

胁痛是指一侧或两侧胁肋部发生以疼痛为主要表现的病症,又称胁肋痛、季肋痛或胁下痛。胁痛病位在肝胆,涉及脾、胃、肺、肾等脏腑。相当于西医学中的急慢性肝炎、胆囊炎、胆道结石、胆道蛔虫、肋间神经痛等。

(二)辨证宣教

1. 肝气郁结证

（1）情志舒畅，保持稳定情绪，心境坦然，避免抑郁、愤怒等不良刺激，增强信心，配合治疗和护理。

（2）保持充足的睡眠和休息，常因多次剧痛而精神倦怠、睡眠不佳，故环境宜安静幽雅，必要时予以催眠药，防止剧烈活动。

（3）饮食宜疏肝解郁、行气止痛之品。常食瓜蒌、丝瓜、菠菜、茄子等。

（4）针灸止痛，取内关、鸠尾、阳陵泉、太冲等穴；耳针取胆、交感、十二指肠等穴埋针以缓解症状。

2. 瘀血停滞证

（1）注意休息，减少劳累，避免强力劳动以防病情加重。

（2）饮食不宜过冷、过热、过硬，吞咽缓慢，防止络破血出。

（3）观察病情变化，必要时对症护理。如有低热者可予地骨皮露；牙宣出血者予茅根猪肉羹、仙鹤草大枣汤等清润之品。

3. 肝胆湿热证

（1）注意观察，伴高热者宜卧床休息，待热退症解，可逐渐增加活动量；便秘者，可用生大黄10 g泡服，保持大便通畅；有胆石症者若出现剧痛、辗转不宁，及时报告医师，早做处理；针灸止痛或予以镇痛药缓解其症；伴黄疸者常有皮肤瘙痒，可予洗浴、止痒剂等。

（2）饮食忌油腻、海腥、辛辣等物。

4. 肝阴不足证

（1）休息勿劳，以防病情反复；避免情志刺激而呈虚实并见之象。

（2）饮食、汤药宜温服。常食瘦肉、大枣、母鸡、紫河车、鳖甲等补养气血之物。

（3）热敷：用生姜、葱白、韭菜、艾叶，加盐同炒后，热敷患处。

（三）护理指导

1. 情志护理　护士以良好的语言、和蔼的态度、积极的行为，调动患者潜在的积极性。根据每个患者不同的心理特点，进行心理劝慰开导。同时尊重、同情、关爱患者。取得家属合作，避免对患者有不良的精神刺激，帮助其树立战胜疾病的信心。情志舒畅，开散郁结之气，以达到情舒病除的目的。

2. 饮食护理　节制饮食，饥饱适宜。宜食清淡之品，忌寒凉、油腻、发物及不易消化的食物，如鱼、肉、蛋、牛奶、花生及含胆固醇高的食物。恶心呕吐剧烈者，应暂禁食，待病情好转后，逐渐进食易消化的流食或软食。

3. 病情观察　密切观察体温、血压及舌苔、脉象的变化。注意疼痛的部位、性质、程度，局部压痛、腹肌紧张度，是否有黄疸。

4. 服药护理　中药汤剂宜温服，以助药力。服药后注意观察药物的反应及病情变化。

5. **口腔护理** 保持口腔清洁。饭后及时漱口,口苦咽干者,嘱其多漱口或饮果汁等。

6. **注意休息** 生活起居要有规律,勿受寒凉潮湿侵袭。

（四）临证宣教

1. 气滞胁痛常与情志抑郁有关,医护人员应设法安慰患者,解释病情,消除恐惧,并使患者身心愉快,心情舒畅。

2. 严密观察胁痛病情发展,特别是湿热胁痛伴有高热者、血瘀胁痛伴有出血者、虚证胁痛伴有昏迷者,往往病情凶险,变化突然,必须密切观察,随时做好抢救准备。

3. 气滞胁痛或湿热胁痛而结石阻于胆络者,或血瘀胁痛而胁下块状者,经外科会诊,决定手术治疗时,应及时做好术前准备及专科记录。

（五）评估

1. 观察疼痛的部位、性质、程度、持续时间、诱发及缓解因素,与饮食、体位、睡眠的关系。

2. 观察胀满的部位、性质、程度、时间、诱发因素及伴随症状。

3. 观察嗳气、恶心、呕吐的频率、程度与饮食的关系。

4. 观察患者饮食状况、口腔气味及舌质、舌苔的变化。

三、出院前健康宣教

1. 怡养精神,保持乐观情绪;起居有常,避免过度劳倦。

2. 饮食营养,谨和五味,注意卫生宣导,加强保健制度。饭前便后勤洗手,饮食清洁,预防传染性肝炎的发生。

3. 劳动中不可强力过猛,避免碰撞伤及胁肋,协助患者予以舒适体位。

4. 加强锻炼,增强体质,但应劳逸结合,选择适合自己的锻炼方法,循序渐进,坚持不懈,不可半途而废。

5. 预防慢性胆道疾病,如胆石症、寄生虫感染等。

6. 出院带的药物是_____,_____,_____。请您按时足量服用。如有疑问请电话咨询。

7. 请您保留好"出院复诊提示卡",留下1~2个电话号码或邮箱,以便我们进行随访。

8. 您下次复查的时间:20_____年_____月_____日,星期_____。

9. 您的主治医师是_____,坐诊时间是每周_____上午,周_____下午,请您预约就诊。

第五节 肝内胆管结石急性发作期
患者健康宣教流程及内容

一、入院日健康宣教

1. 您的主管医生_____、_____。护士长_____。责任护士_____、

_____。

2. 病房环境及规章制度宣教,包括环境、物品摆放、陪护、探视、禁用电器、呼叫器使用、被服数量,以及床档、餐板的使用等。

3. 住院期间请您穿患者服。佩戴腕带,出院时才可以取下。

4. 在给药及治疗前,护士要核对您的身份:①问您姓名;②核对腕带。

5. 为了您的用药安全,请按时服用口服药。不要将口服药放在抽屉里,因口服药的外包装已去除,易受潮及变质。

6. 检查及注意事项:需要明晨空腹抽血或做腹部 B 超时,请您在夜间 12 点后不要吃任何东西及喝水,以免影响检查结果,请明晨留取二便标本。

7. 您目前的饮食是
□流食　□半流食　□普食　□糖尿病饮食　□低盐　□低脂　□低嘌呤
□特殊饮食

二、住院期间健康宣教

(一)疾病概念

肝内胆管结石是指原发于胆管系统(包括肝内胆管)内的结石,结石的性质大多为含有多量胆红素钙的色素性混合结石,胆囊内一定存在结石。当出现明显的腹痛、恶寒发热黄瓶,三大症状中二者或二者以上者,即为急性发作期。急性发作期分为梗阻型和胆管炎型。梗阻型表现为间歇性黄疸、肝区和胸腹部持续性不适、消化功能减退等胆道梗阻症状。胆管炎型表现为急性化脓性胆管炎,即腹痛、恶寒、发黄。

(二)辨证宣教

1. 疼痛

(1)评估疼痛的部位、诱因、程度、性质持续时间及伴随症状,做好疼痛评分,可应用疼痛自评工具"数字评分法(NRS)"评分,记录具体分值。出现剧烈绞痛、腹膜炎或厥脱先兆应立即报告医师,协助处理。

(2)卧床休息,取屈膝仰卧位或右侧卧位,缓慢深呼吸。

(3)遵医嘱穴位按摩,取右侧的肝俞、胆俞,强刺激胆囊穴、侠溪、太冲等穴。

(4)遵医嘱耳穴贴压,取腹痛点、脾俞等穴。

(5)遵医嘱穴位贴敷,取肝俞、胆俞等穴。

2. 发热

(1)观察体温变化及汗出情况,保持皮肤清洁,及时更换汗湿的衣被。

(2)高热者宜卧床休息,恶寒时注意保暖,根据需要物理降温。

(3)保持口腔清洁,遵医嘱使用中药漱口液漱口。

3.黄疸

(1)观察巩膜、皮肤的色泽、黄染程度、二便颜色及伴随症状。

(2)皮肤瘙痒时,告知患者勿搔抓,修剪指甲,用温水清洗,禁用肥皂水擦洗。

(3)遵医嘱耳穴贴压,取肝、胆、脾、胃等穴。

(4)遵医嘱予中药保留灌肠。

4.恶心呕吐

(1)观察呕吐物的色、质、量,持续时间、诱发因素及伴随症状。

(2)呕吐时取半卧位,从上至下按摩胃部,以降胃气。

(3)可含服姜片,以缓解呕吐。

5.便秘

(1)评估排便次数、排便费力程度,观察大便性状、量。

(2)腹部按摩。

(三)护理指导

1.生活起居

(1)避免受凉,养成定时排便的习惯,保证充足休息和睡眠。

(2)避免终日静坐少动,适度运动,如散步、练导引术、打太极拳等。

(3)着棉质、透气、柔软衣服,勿搔抓皮肤,禁用碱性淋浴用品。

2.情志调理

(1)指导患者保持心情舒畅,心胸豁达,精神愉快。

(2)主动介绍疾病知识,使患者了解疾病的发生发展。

(3)鼓励病友间相互交流治疗体会,提高认知度,增强治疗信心。

(4)鼓励家属多陪伴患者,给予情感支持。

3.饮食指导 规律进食,禁烟酒、煎炸等食品,减少高脂食品的摄入。

(1)肝胆蕴热证宜食疏肝解郁、清热利胆的食品,如萝卜、丝瓜、绿豆等。

(2)肝胆湿热证宜食清热利胆、化湿通下的食品,如苦瓜、冬瓜、绿豆等。

(3)便溏者宜食山楂、乌梅,少食粗纤维的食品,如芹菜、韭菜等。

(4)便秘者宜食清热、润肠通便的食品,如白萝卜等。

(5)食材宜采用煮、蒸、烩的烹饪方法。

(6)含钙食品勿与富含草酸、植酸的食品混合烹制、同餐食用。

(四)评估

1.评估疼痛的部位、诱因、程度、性质、持续时间及伴随症状。

2.观察体温变化及汗出情况。

3.观察巩膜、皮肤的色泽、黄染程度、二便颜色及伴随症状。

4.观察呕吐物的色、质、量,持续时间、诱发因素及伴随症状。

5.评估排便次数、排便费力程度,观察大便性状、量。

三、出院前健康宣教

1.保持情绪稳定、心情愉快,避免精神紧张。

2.规律进食,禁烟酒、油炸等的食品,减少高脂食物的摄入。

3.起居规律,注意休息,保持充足睡眠,防寒保暖,保持大便通畅。

4.适当运动,勿久坐,宜着棉质、透气、柔软衣服,勿搔抓皮肤,禁用碱性淋浴用品。

5.出院带的药物是_____,_____,_____。请您按时足量服用。如有疑问请电话咨询。

6.化疗后定期门诊复查 AFP、肝功能、B 超、CT 等,出现不适症状随时就诊。

7.您下次复查的时间是:20 _____年_____月_____日,星期_____。

8.您的主治医师是_____,坐诊时间为每周_____上午,周_____下午,请您预约就诊。

第十五章　脾胃病科中医健康教育流程

第一节　胃脘痛(慢性胃炎)患者
健康宣教流程及内容

一、入院日健康宣教

1.您的主管医生＿＿＿＿＿＿、＿＿＿＿＿＿。护士长＿＿＿＿＿。责任护士＿＿＿＿、
＿＿＿＿。

2.病房环境及规章制度宣教,包括环境、物品摆放、陪护、探视、禁用电器、呼叫器使
用、被服数量,以及床档、餐板的使用等。

3.住院期间请您穿患者服。佩戴腕带,出院时才可以取下。

4.在给药及治疗前,护士要核对您的身份:①问您姓名;②核对腕带。

5.为了您的用药安全,请按时服用口服药。不要将口服药放在抽屉里,因口服药的
外包装已去除,易受潮及变质。

6.入院检查及注意事项:①如需要明晨空腹抽血查相关的项目,如血常规、血型、凝
血系列、肝功能、传染病八项等或者腹部B超者,请您在夜间12点后不要吃任何东西及
喝水,以免影响检查结果。②请明晨留取二便标本;③做胃镜检查。

二、住院期间健康宣教

(一)疾病概念

胃脘痛是以上腹胃脘部近心前区经常发生疼痛为主症,往往兼见胃脘部痞满、
嗳气、吐酸、倒饱、纳呆、胁胀等症,常反复发作,多因情志郁怒、饮食不节,或因外邪
侵扰、药物刺激等,使脾胃失健、胃络受损而出现溃疡。相当于西医学中的胃及十二
指肠溃疡。

(二)辨证宣教

1.肝胃气滞证

(1)病室凉爽通风宜人。

(2)进食疏肝理气的食物,如香橼、佛手、山楂、桃仁、山药、萝卜、生姜等。忌食壅阻
气机的食物,如豆类、红薯、南瓜等。食疗方金橘山药粟米粥。

（3）调摄精神,疏导情绪,保持心情舒畅,多听轻音乐等,气机通畅。

2. 肝胃郁热证

（1）病室通风,舒适凉爽。适当参加活动,如做内养功等。

（2）恼怒抑郁是导致疼痛的重要原因,故应避免各种情志刺激,使患者心胸开阔,心情舒畅,配合治疗。

（3）每日晨起饮温盐水2杯以清胃泄热,饮食多予疏肝解热之品,如菊花饮、荷叶粥。疼痛发作时,宜少食多餐。食后不可即怒,怒后不可即食,进食前后保持平静愉快的情绪。忌辛辣烟酒、烤熏甜腻之品。

（4）注意口腔卫生,胃酸过多者用淡盐水漱口。

（5）禁用温热疗法止痛。

3. 脾胃湿热证

（1）病室清爽干燥,通风良好,发热者宜卧床静养。

（2）饮食宜清淡爽口,进食疏肝清热的食物,如栀子、杏仁、薏苡仁、莲子、菊花等,食疗方:菊花饮等。忌食辛辣、厚腻、烟酒等助热生湿之品。

（3）忧思伤脾,脾气愈虚,加重病情,故应避免忧思焦虑的情绪,保持精神愉悦。

4. 脾胃气虚证

（1）病室安静整洁,温湿度适宜,阳光充足。

（2）进食清热除湿的食物,如荸荠、百合、马齿苋、赤小豆等。食疗方:赤豆粥。

（3）慎风寒,多加衣被,防止外感;注意休息,不妄过劳,腹部保暖。

5. 脾胃虚寒证

（1）进食温中健脾的食物,如猪肚、羊肉、鸡肉、桂圆、大枣、莲子、生姜等。食疗方:桂圆糯米粥。

（2）室温略高而温暖,甚避风寒,多着衣被。多休息,少劳累,劳逸适度。

（3）汤药宜温服,服药后宜进热粥、热饮,以助药力。疼痛时饮生姜红糖汤,以温胃止痛。

6. 胃阴不足证

（1）病室湿润凉爽,空气新鲜,适当休息,减少活动。

（2）进食健脾和胃的食物,如蛋类、莲子、山药、白扁豆、百合、大枣、薏苡仁、枸杞等。忌油炸食物、羊肉、狗肉、酒类等助火之品。食疗方:山药百合大枣粥、山药枸杞薏米粥等。

（3）补充津液,多饮水或果汁,或石斛、麦冬煎汤代茶饮。

（4）大便干结者,可服用蜂蜜、白木耳以养胃润肠通便。

7. 胃络瘀阻证

（1）病室安静舒适,避免噪音;卧床修养,勿令过劳。

（2）进食活血祛瘀食物,如桃仁、山楂、大枣、赤小豆、生姜等。忌粗糙、坚硬、油炸、厚味之品,忌食生冷性寒之物。食疗方:大枣赤豆莲藕粥。

(3)患者因疼痛或出血,精神紧张恐惧而悲观,故应安慰患者,疏导情志,树立信心,安心养病。

(三)临证宣教

1.胃出血

(1)大出血患者应绝对卧床休息,取平卧位并将下肢略抬高,以保证脑部供血。呕吐时头偏向一侧,清除气管分泌物、血液或呕吐物,保持呼吸道通畅。给予吸氧。

(2)呕吐者应禁食。少量出血无呕吐者,可进温凉、清淡流食。

(3)密切观察病情变化,如见患者黑便时,应立即留取标本送验,鉴别是否胃出血。

2.急腹症 若患者出现剧烈胃痛、寒战、高热或全腹硬满、疼痛拒按时,可能是穿孔,不要滥用镇痛药而贻误病情,应及时通知医师。

3.防癌变

(1)观察疼痛特点。注意疼痛的评估,遵医嘱给予相应的镇痛药。

(2)对能进食者给予易消化、营养丰富的流质或半流质饮食。

(3)不能进食者给予静脉营养支持。

(4)定期测量体重,定期监测血白蛋白和血红蛋白。

(四)评估

1.观察疼痛的部位、性质、程度、持续时间、诱发因素及伴随症状。

2.观察胀满的部位性质、程度、时间、诱发因素及伴随症状。

3.观察嗳气、反酸的频率程度、时间、诱发因素及伴随症状。

4.观察患者饮食状况、口腔气味、口中感觉、伴随症状及舌质舌苔的变化。

三、出院前健康宣教

1.生活要有一定规律,纠正不良生活习惯,勿暴饮暴食,戒烟,禁酒。

2.指导患者按医嘱正确服药,学会观察药效及不良反应,不随便停药,以减少复发。

3.嘱患者定期复诊,若上腹疼痛节律发生变化并加剧,或者出现呕血、黑便时,应立即就医。

4.注意饮食调摄,按时进餐,勿过饥过饱、过冷过热,少食油腻生冷之物,戒烟酒,注意饮食卫生。

5.查明引起胃痛的原因,积极治疗原发病症。若反复发作、迁延不愈,应定期做有关检查,防止恶变。

6.出院带的药物是_____,_____,_____。

7.请您保留好"出院复诊提示卡",留下准确的1~2个电话号码或邮箱,以便我们进行随访。

8.您下次复查的时间是:20_____年_____月_____日,星期_____。

9.您的主治医师是_____,坐诊时间是每周_____上午,周_____下午,请您预约就诊。

第二节 胃疡(消化性溃疡)患者
健康宣教流程及内容

一、入院日健康宣教

1.您的主管医生_____、_____。护士长_____。责任护士_____、
_____。

2.病房环境及规章制度宣教,包括环境、物品摆放、陪护、探视、禁用电器、呼叫器使用、被服数量,以及床档、餐板的使用等。

3.住院期间请您穿患者服。佩戴腕带,出院时才可以取下。

4.在给药及治疗前,护士要核对您的身份:①问您姓名;②核对腕带。

5.为了您的用药安全,请按时服用口服药。不要将口服药放在抽屉里,因口服药的外包装已去除,易受潮及变质。

6.入院检查及注意事项:①如需要明晨空腹抽血查相关的项目,如血常规、血型、凝血系列、肝功能、传染病八项等或者腹部 B 超者,请您在夜间 12 点后不要吃任何东西及喝水,以免影响检查结果。②晨起留取二便标本。③做胃镜检查。

二、住院期间健康宣教

(一)疾病概念

胃疡是指因情志郁怒,肝气失达,饮食不节,或因外邪侵扰,药物刺激等,使脾胃失健,胃络受损所致,以经常性胃脘疼痛为主要表现的溃疡类疾病。相当于西医学的胃及十二指肠溃疡。

(二)辨证宣教

1.肝胃郁热证

(1)与患者谈心,解除不良因素的刺激,保持情绪稳定。

(2)饮食宜清淡略带凉性。忌食煎炸类、辛燥刺激性食品。辨证施膳:双鱼汤有清胃生肌止痛的功效。

(3)注意口腔卫生,可用淡盐水漱口。

(4)宜食疏肝清热的食品,如栀子、薏苡仁、莲子、菊花等。食疗方:菊花饮等。

2.脾胃阳虚证

(1)做好生活护理,室温宜偏高,注意保暖,防止受寒。

(2)胃脘部热敷,针刺天枢、中脘,或用温针灸。

(3)宜食温中健脾的食品,如猪肚、鱼肉、桂圆、大枣、生姜、羊肉等。食疗方:桂圆糯米粥。

3.湿热阻中证

(1)注意口腔卫生,可用淡盐水漱口。

(2)宜食清热除湿的食物,如荸荠、薏苡仁、马齿苋、赤小豆等。食疗方:赤豆粥等。

4.胃阴不足证

(1)注意休息,病室应朝阳,避免劳累。

(2)宜食健脾和胃的食物,如蛋类、莲子、山药、百合、大枣、枸杞子等。忌油炸食物、羊肉、狗肉、酒类等助火之品。食疗方:山药百合大枣粥、山药枸杞莲子粥等。

(3)胃酸缺乏者可于饭后吃少许山楂片或口含话梅,以酸甘助运。

(三)护理指导

1.情志疏导

(1)责任护士多与患者沟通,了解其心理状态,指导其保持乐观情绪,规律生活,避免过度紧张与劳累。

(2)针对患者忧思恼怒、恐惧紧张等不良情志,指导患者采用移情相制疗法,转移其注意力,淡化,甚至消除不良情志;针对患者焦虑或抑郁的情绪变化,可采用暗示疗法或顺情从欲法,如精神放松法、呼吸控制训练法等,提高自我调控能力及心理应激能力。

(3)鼓励家属多陪伴患者,给予患者心理支持。

(4)鼓励病友间多沟通交流疾病防治经验,提高认识,增强治疗信心。

(5)指导患者掌握控制疼痛的简单方法,减轻身体痛苦和精神压力。

2.生活起居

(1)病室安静、整洁,空气清新无异味。

(2)生活规律,劳逸结合,适当运动,保证睡眠,急性发作时宜卧床休息。

(3)指导患者养成良好的饮食卫生习惯,制订推荐食谱,改变以往不合理的饮食结构。

(4)指导患者注意保暖,避免腹部受凉,根据气候变化及时增减衣服。

(四)评估

1.观察疼痛部位、性质、程度、持续时间、诱发因素及伴随症状。

2.观察胀满的部位、性质、程度、时间、诱发因素及伴随症状。

3.观察嗳气、反酸的频率、程度、伴随症状及与饮食的关系。

三、出院前健康宣教

1.生活要有一定规律,纠正不良生活习惯,勿暴饮暴食,戒烟,禁酒。

2.指导患者按医嘱正确服药,学会观察药效及不良反应,不随便停药,以减少复发。

3.嘱患者定期复诊,若上腹疼痛节律发生变化并加剧,或者出现呕血、黑便时,应立即就医。

4.注意饮食调摄,按时进餐,勿过饥过饱、过冷过热,少食油腻生冷之物,戒烟酒,注意饮食卫生。

5.查明引起胃痛的原因,积极治疗原发病症。若反复发作、迁延不愈,应定期做有关检查,防止恶变。

6. 出院带的药物是_____,_____,_____。

7.请您保留好"出院复诊提示卡",留下准确的1~2个电话号码或邮箱,以便我们进行随访。

8.您下次复查的时间是:20_____年_____月_____日,星期_____。

9.您的主治医生是_____,坐诊时间是每周_____上午,周_____下午,请您预约就诊。

第三节 吐酸(胃食管反流病)患者健康宣教流程及内容

一、入院日健康宣教

1.您的主管医生_____、_____。护士长_____。责任护士_____、_____。

2.病房环境及规章制度宣教,包括环境、物品摆放、陪护、探视、禁用电器、呼叫器使用、被服数量,以及床档、餐板的使用等。

3.住院期间请您穿患者服。佩戴腕带,出院时才可以取下。

4.在给药及治疗前,护士要核对您的身份:①问您姓名;②核对腕带。

5.为了您的用药安全,请按时服用口服药。不要将口服药放在抽屉里,因口服药的外包装已去除,易受潮及变质。

6.入院检查及注意事项:①如需要明晨空腹抽血查相关的项目,如血常规、血型、凝血系列、肝功能、传染病八项等或者腹部B超者,请您在夜间12点后不要吃任何东西及喝水,以免影响检查结果。②请明晨留取二便标本。

二、住院期间健康宣教

(一)疾病概念

吐酸是指患者自觉有酸水自胃脘上泛于食管、咽喉或口腔的病证。临床上常有胃灼热感、胸骨后烧灼痛、反食、嗳气等症,部分患者伴有咽部哽噎感、夜间呛咳等症状。

（二）辨证宣教

1. 肝胃郁热证

（1）病室通风，舒适凉爽。适当参加活动，如做内养功等。

（2）恼怒抑郁是导致疼痛的重要原因，故应避免各种情志刺激，使患者心胸开阔，心情舒畅，配合治疗。

（3）每日晨起饮温盐水 2 杯以清胃泄热，饮食疏肝解郁，和胃清热的食品，如菊花饮、荷叶粥。疼痛发作时，宜少食多餐。食后不可即怒，怒后不可即食，进食前后保持平静愉快的情绪。忌辛辣烟酒、烤熏甜腻之品。

（4）注意口腔卫生，胃酸过多者用淡盐水漱口。

（5）禁用温热疗法止痛。

2. 胆热犯胃证

（1）病室湿润凉爽，空气新鲜，适当休息，减少活动。

（2）宜食疏肝利胆，清热和胃的食品，如猕猴桃、甘蔗（不宜空腹食用）、白菜、蚌肉等。

（3）中药汤剂宜温凉服。

3. 中虚气逆证

（1）病室安静整洁、空气清新，温湿度适宜。

（2）宜食补中益气、健脾和胃的食物，如粳米、莲藕、香菇、山药、猪肚、莲子等。

（3）胃脘胀满疼痛欲吐者，可用盐汤探吐以涌吐宿食，缓解胃痛。

（4）反酸时指导患者饭后不宜立即平卧，发作时宜取坐位，可饮用温开水，若空腹时出现，应立即进食，以缓解不适。

4. 气郁痰阻证

（1）病室安静整洁、空气清新，阳光充足，温湿度适宜。

（2）宜食理气止郁，健脾化痰的食品，如扁豆、佛手、萝卜等。

（3）中药汤剂宜温服。

5. 瘀血阻络证

（1）病室安静舒适，避免噪音。卧床休息，勿过度劳累。

（2）宜食活血化瘀，理气通络的食品，如莲藕、丝瓜等。忌食煎炸。粗糙、硬固之品，戒烟酒。

（3）疏导情志，安慰患者，树立信心，配合治疗。

（三）护理指导

1. 生活起居

（1）季节变化时注意胃区保暖，避免受凉。

（2）由于反流易发生在夜间，睡眠时应抬高床头 30°。

（3）餐后宜取直立位或 0.5~1.5 小时后进行散步，运动时间 30~40 分钟，以身体发热、微汗、不感到疲劳为宜。

(4)睡前不进食,晚餐与入睡的间隔不少于3小时;进行腹部按摩,仰卧位双腿屈曲,用右手的掌心在腹部按顺时针方向做绕圈按摩,也可从上腹往下腹缓缓按摩,每天进行3~4次,每次5~10分钟。

2.情志调理

(1)了解患者心理状态,指导患者避免忧思恼怒,保持乐观情绪。鼓励家属多陪伴患者,给予患者心理支持。针对患者不良情绪,指导采用移情相制疗法,转移其注意力,淡化、消除不良情志;针对患者焦虑或抑郁的情绪变化,可采用暗示疗法,如言语暗示、药物暗示、情境暗示等,解除患者心理上的压力和负担。

(2)鼓励患者间沟通,交流疾病防治经验,提高对疾病的认识,增强治疗信心。

(四)评估

1.观察胃灼热感、反酸的频率、程度、伴随症状及与饮食的关系。

2.观察疼痛的部位、性质、程度、持续时间、诱发因素。

3.观察嗳气的时间、次数及伴随症状。

三、出院前健康宣教

1.生活要有一定规律,纠正不良生活习惯,注意胃部保暖。

2.注意饮食调摄,按时进餐,勿暴饮暴食,勿过饥过饱、过冷过热,少食油腻生冷之物,戒烟、禁酒。

3.夜间睡眠时宜抬高床头30°,餐后宜取直立位,睡前不宜进食,且晚餐与入睡的间隔不少于3小时。

4.调畅情志,保持心情舒畅。

5.出院带的药物是_____,_____,_____。

6.请您保留好"出院复诊提示卡",留下准确的1~2个电话号码或邮箱,以便我们进行随访。

7.您下次复查的时间是:20_____年_____月_____日,星期_____。

8.您的主治医师是_____,坐诊时间是每周_____上午,周_____下午,请您预约就诊。

第四节　久痢(溃疡性结肠炎)患者健康宣教流程及内容

一、入院日健康宣教

1.您的主管医生_____、_____。护士长_____。责任护士_____、

_____。

2.病房环境及规章制度宣教,包括环境、物品摆放、陪护、探视、禁用电器、呼叫器使用、被服数量,以及床档、餐板的使用等。

3.住院期间请您穿患者服。佩戴腕带,出院时才可以取下。

4.在给药及治疗前,护士要核对您的身份:①问您姓名;②核对腕带。

5.为了您的用药安全,请按时服用口服药。不要将口服药放在抽屉里,因口服药的外包装已去除,易受潮及变质。

6.入院检查及注意事项:①如需要明晨空腹抽血查相关的项目,如血常规、血型、凝血系列、肝功能、传染病八项等或者腹部 B 超者,请您在夜间 12 点后不要吃任何东西及喝水,以免影响检查结果。②请明晨留取二便标本;③做肠镜检查。

二、住院期间健康宣教

(一)疾病概念

溃疡性结肠炎是一种非特异性溃疡性结肠炎,是一种病因不明的直肠和结肠炎性疾病,病变限于大肠黏膜与黏膜下层,主要表现有腹泻、黏液脓血便、腹痛、里急后重等。

(二)辨证宣教

1.大肠湿热证

(1)病室安静整洁,空气清新,温湿度适宜。

(2)饮食宜清淡爽口,宜食清热化湿的食品,如瓜果煎汤饮等,忌生热助湿之品。

(3)中药汤剂宜温凉服。

(4)便次或泄泻量较多时,注意津伤阴蜕之变,必要时补液。

2.脾虚湿蕴证

(1)宜居温凉适宜病房,病房定时通风。

(2)宜食健脾益气的食品,如山药、大枣等。

(3)畅情志,慎起居,避风寒。

3.寒热错杂证

(1)病室宜温暖,多着衣被,保持室内空气清新,通风时避免直吹患者。

(2)宜食温中补虚的食品,如桂圆、大枣等。

(3)卧床休息,注意腹部保暖,腹部热敷或艾灸脐部可缓解腹泻。

4.肝郁脾虚证

(1)病房安静、整洁,空气清新,温湿度适宜。

(2)宜食疏肝健脾的食品,如山药、萝卜等。

(3)保持心情舒畅,避免悲伤、郁怒等情志的刺激,针对患者焦虑、抑郁的患者,采用有效的情志转移方法,如听音乐、深呼吸等。

5. 脾肾阳虚证

(1)病室温暖、向阳,多加衣被,黎明前应如厕,注意腹部保暖,避风寒。

(2)饮食宜清淡、温热、细软易消化之品为宜,宜食健脾补肾的食品,如山药、黑豆等。

(3)腹痛者用肉桂、小茴香等量研粉,盐炒布包敷脐部,有温肾止泻之功效。

(三)护理指导

1. 生活起居

(1)病室安静、整洁、空气清新,温湿度适宜。

(2)急性发作时宜卧床休息。

2. 情志调理

(1)多与患者沟通,了解其心理状态,指导其保持乐观情绪。

(2)指导患者采用移情相制疗法,转移其注意力。针对患者焦虑或抑郁的情绪变化,可采用暗示疗法或顺情从欲法。

(3)鼓励家属多陪伴患者,给予患者心理支持。指导患者和家属了解本病的相关知识,掌握控制疼痛的简单方法,如深呼吸、全身肌肉放松、听音乐等。

(4)鼓励病友间多沟通,交流疾病防治经验,提高认识,增强治疗信心。

(四)评估

1. 观察大便的色、质、量、气味及次数,有无里急后重等症状。

2. 观察黏液脓血便的性质、时间、诱发因素及伴随症状,有无头晕乏力、面色苍白等贫血症状

三、出院前健康宣教

1. 加强饮食卫生和水源管理,讲究个人卫生,饭前便后要洗手,防止病从口入。

2. 生活起居有节,顺应四时气候变化,防止外感风寒暑湿之邪,加强锻炼,增强脾胃健运功能。

3. 嘱患者坚持治疗,不可随意更换药物或停药。

4. 出院带的药物是_____,_____。请您按时足量服用。如有疑问请电话咨询。

5. 请您保留好"出院复诊提示卡",留下准确的1~2个电话号码或邮箱,以便我们进行随访。

6. 您下次复查的时间是:20_____年_____月_____日,星期_____。

7. 您的主治医师是_____,坐诊时间是每周_____上午,周_____下午,请您预约就诊。

第五节 大肠息肉(结肠息肉)患者健康宣教流程及内容

一、入院日健康宣教

1. 您的主管医生_____、_____。护士长_____。责任护士_____、_____。

2. 病房环境及规章制度宣教,包括环境、物品摆放、陪护、探视、禁用电器、呼叫器使用、被服数量,以及床档、餐板的使用等。

3. 住院期间请您穿患者服。佩戴腕带,出院时才可以取下。

4. 在给药及治疗前,护士要核对您的身份:①问您姓名;②核对腕带。

5. 为了您的用药安全,请按时服用口服药。不要将口服药放在抽屉里,因口服药的外包装已去除,易受潮及变质。

6. 入院检查及注意事项:①如需要明晨空腹抽血查相关的项目,如血常规、血型、凝血系列、肝功能、传染病八项等或者腹部 B 超者,请您在夜间 12 点后不要吃任何东西及喝水,以免影响检查结果。②请明晨留取二便标本;③肠镜检查。

二、住院期间健康宣教

(一)疾病概念

大肠息肉是指大肠黏膜上的单个或多个赘生物,以腹痛或腹部胀满不适,大便溏泻或黏液便,或便血、便秘等临床表现。

(二)辨证宣教

1. 脾胃虚寒证

(1)室温略高而温暖,甚避风寒,多着衣被。多休息,少劳累,劳逸适度。

(2)进食温中健脾的食物,如猪肚、羊肉、鸡肉、桂圆、大枣、莲子、生姜等。食疗方:桂圆糯米粥。少食马铃薯、汽水等,忌食生冷油腻的食品。

(3)汤药宜温服,服药后宜进热粥、热饮,以助药力。疼痛时饮生姜红糖汤,以温胃止痛。

2. 湿热蕴结证

(1)病室安静整洁,空气清新,温湿度适宜。

(2)饮食宜清谈爽口,宜食清热化湿的食品,如白萝卜、荸荠、蒲公英、百合、马齿苋、瓜果煎汤饮等,忌生热助湿之品。

(3)中药汤剂宜温凉服。

(4)便次或泄泻量较多时,注意津伤阴蜕之变,必要时补液。

3. 气滞血瘀证

（1）病室安静整洁,空气清新,

（2）宜食补脾理气的食品,如柑橘、姜、海带、白萝卜、桃仁。少食甘薯、芋芳、蚕豆、栗子等容易胀气的食品。忌食冷饮、雪糕。

（3）患者因疼痛或出血,精神紧张恐惧而悲观,故应安慰患者,疏导情志,树立信心,安心养病。

（4）中药汤剂宜温服。

4. 痰瘀互结证

（1）保持病室整洁,空气清新,温湿度适宜,病房定时通风。

（2）宜食理气化痰活血的食品,如薏苡仁、瘦猪肉、山楂、白扁豆等。忌食生冷油腻的食品。

（3）观察腹痛的部位、性质、程度、发作时间及伴随症状。

（4）中药汤剂宜温服。

（三）护理指导

1. 生活护理

（1）腹痛急性发作时宜卧床休息。

（2）减少增加腹压的姿势,如下蹲、屏气。不宜久坐、久立、久行和过度劳累。

2. 情志调理

（1）患者出现情绪烦躁时,使用安神静志法,指导患者闭目静心全身放松,平静呼吸。也可指导患者通过适当运动、欣赏音乐、书法、绘画等移情易性,保持乐观开朗情绪。

（2）鼓励病友间多沟通交流疾病防治经验,提高认识,增强治疗信心。

（四）评估

1. 密切观察腹痛的部位、性质、发作时间及诱发因素,腹部剧烈疼痛时,注意观察患者神志、血压、心率变化。

2. 观察大便的频率、次数、颜色、性状等,观察是否有脱水及电解质紊乱发生,并及时报告医师。

三、出院前健康宣教

1. 起居有常,保持规律作息,保持充足的睡眠,勿过劳。

2. 减少增加腹压的姿势,如下蹲、屏气。不宜久坐、久立、久行和劳累过度。

3. 注意饮食调摄,忌食肥甘厚味之品,多吃水果蔬菜,保持大便通畅。

4. 调畅情志,保持心情舒畅。当情绪烦躁时,可用安神静志法放松身心,亦可通过运动、听音乐、书法等移情易性,保持乐观开朗。

5. 出院带的药物是_____,_____,_____。

6.请您保留好"出院复诊提示卡",留下准确的 1~2 个电话号码或邮箱,以便我们进行随访。

7.您下次复查的时间是:20 _____ 年 _____ 月 _____ 日,星期 _____。

8.您的主治医师是 _____,坐诊时间是每周 _____ 上午,周 _____ 下午,请您预约就诊。

第十六章 肾病科中医健康教育流程

第一节 肾衰(慢性肾衰竭)患者
健康宣教流程及内容

一、入院日健康宣教

1. 您的主管医生_____、_____。护士长_____。责任护士_____、_____。

2. 病房环境及规章制度宣教,包括环境、物品摆放、陪护、探视、禁用电器、呼叫器使用、被服数量,以及床档、餐板的使用等。

3. 住院期间请您穿患者服。佩戴腕带,出院时才可以取下。

4. 在给药及治疗前,护士要核对您的身份:①问您姓名;②核对腕带。

5. 为了您的用药安全,请按时服用口服药。不要将口服药放在抽屉里,因口服药的外包装已去除,易受潮及变质。

6. 入院检查及注意事项:①需明晨空腹抽血及做腹部 B 超者,请您在夜间 12 点后不要吃任何东西及喝水,以免影响检查结果。请明晨留取二便标本。②做心电图时请摘下手表,不要讲话。

7. 戒除不良嗜好:①戒烟。烟草中的主要有害物质尼古丁有收缩血管的作用,会减少肾血流量,引起肾血管硬化,加重肾脏缺血缺氧,使慢性肾炎引起的高血压难控制。②限酒。乙醇对人体直接损害的脏器主要是肝脏,对肾脏直接损害不大,但乙醇会导致引起肾功能损害的危险因素不易控制,同时这些危险因素本身也是导致慢性肾病的病因。

8. 患者危险因素的评估及宣教,包括压疮、跌倒、烫伤、冻伤、坠床等。请您理解床旁悬挂各种安全标识的目的和意义,并给予协助和支持。

9. 您目前的饮食是

□流食 □半流食 □普食 □糖尿病饮食 □低盐 □低脂 □低嘌呤

二、住院期间健康宣教

(一)疾病概念

慢性肾衰竭(CRF)是指各种原因造成慢性进行性肾实质损害,致使肾脏明显萎缩,不能维持基本功能,临床出现以代谢产物潴留,水、电解质、酸碱平衡失调,全身各系统受累为主要表现的临床综合征。

(二)辨证宣教

1.恶心、呕吐

(1)观察和记录呕吐物的颜色、气味、性质、量及伴随症状。

(2)注意饮食卫生,脾胃虚寒者,忌食生冷瓜果,饮食清淡,忌滋腻厚味。

(3)呕吐频繁时,给予指压合谷、内关穴,以降逆止呕,或在舌面上滴姜汁数滴。

(4)遵医嘱耳穴贴压,取脾、胃、交感、神门等穴。

(5)遵医嘱中药热罨包,将吴茱萸制作成热罨包外敷于神阙穴。

(6)遵医嘱艾灸,取中脘、内关、足三里等穴。

2.乏力、腰酸痛

(1)了解诱发因素,观察疼痛的性质、部位、持续时间,观察腰部活动功能。

(2)做好体位护理。腰痛剧烈者严格卧床休息,给予舒适的体位,下床活动时带腰围保护腰部,禁忌腰部用力。

(3)肾阳虚腰酸,遵医嘱给予局部热敷,注意腰部保暖。

(4)耳穴贴压,可以取腰、肾、神门、皮质下等穴。

(5)穴位贴敷,用补肾贴贴于肾俞、关元、命门、神阙等穴。

(6)穴位按摩,取肾俞、关元、三阴交等穴。

(7)遵医嘱采用中药灌肠中药结肠透析减少体内毒素,减轻乏力不适。

3.水肿

(1)及时评估水肿的部位、程度、消长规律,监测体重、腹围、出入量等。重度水肿宜卧床休息,记24小时出入量,重点观察血压、心率、呼吸及肾功能等变化。

(2)保持皮肤清洁、干燥,衣着柔软宽松,定时翻身,防止皮肤破损、感染发生。头面眼睑水肿者应将枕头垫高。下肢水肿明显者应抬高足部。阴囊水肿者垫高阴囊,冰硝散外敷。严重胸腔积液、腹水者宜取半坐卧位。

(3)适当控制饮水量,指导患者量出为入,保持出入量平衡。

(4)使用攻下逐水剂或利尿药时,应重视血压监测、观察尿量及大便的次数和量,防止有效血容量减少导致的休克及电解质紊乱。

(5)遵医嘱给予中药泡洗,膝关节以下皮肤应全部浸没于药液中。

4.头晕,血压增高

(1)监测血压,若出现头痛剧烈、呕吐、血压明显升高、视物模糊,立即报告医师做好抢救准备。

(2)应用降压药物时,注意监测血压动态变化,避免降压速度过快,并注意观察降压药物可能对肾功能产生的影响。

（3）遵医嘱耳穴贴压，取神门、肝、降压沟、心、交感等穴。

（4）穴位按摩，取穴风池、百会、太阳等穴。

（5）穴位贴敷，取足底涌泉、关元、内关穴。

（6）中药足浴，选用红花、当归等中药对足部进行泡洗，每日1次。

（三）护理指导

1. 情志疏导

（1）本病病程长，病情易反复，患者抑郁善忧，情绪不宁，可采用顺情从欲方法，疏导患者的不良情绪，以化郁为畅，疏泄情志。

（2）患者心理压力大，可采用说理开导的方法，多与患者沟通，了解心理状况，做好针对性解释工作，给予心理支持。当患者表现为郁怒、躁动等肝阳亢盛、血压升高时，应及时给予心理疏导，避免言语、行为、环境因素等不良刺激。

（3）采用自我放松、分心移情的方法，如听音乐、做放松操等；鼓励患者培养兴趣爱好，参与力所能及的家务和社会活动，如种植花草、烹饪、棋艺等。

2. 生活起居

（1）保持病室静谧清爽，起居有时；顺应四时，避免六淫邪气入侵。

（2）保持口腔、皮肤、会阴清洁，防止感染。

（3）避免使肾损害加重的因素，如过度劳累等。慎用对肾脏有损害的药物和食物。

（4）定期监测血压，控制血压于合理范围。

（5）适当运动有利于增强体质，如太极运动、八段锦等。

（6）指导患者进行中医特色的自我保健方法，如穴位按摩等。

3. 饮食指导　在保证充足热量的情况下，实施低盐、低脂、优质低蛋白饮食，并关注钾、钠及磷的摄入。

（1）脾肾亏虚证宜食健脾益肾之品，如山药、枸杞子、白扁豆等。

（2）脾肾亏虚，湿浊潴留证宜食清热利湿的食品，如薏苡仁、冬瓜、苦瓜、鲫鱼等。

（3）脾肾衰败，浊毒内蕴证宜食和胃泄浊、补益肾气的食品，如山药、百合、薏苡仁等。

（4）出现浮肿、高血压时应低盐饮食，建议每日盐摄入量控制在 $2 \sim 3$ g，忌食腌制品。高度浮肿时遵医嘱短期内无盐饮食。当肾功能不全（GFR $\leqslant 60$ mL/min）时，应限制蛋白质摄入，蛋白质 $0.6 \sim 0.8$ g/（kg·d），且优质蛋白占50%以上。极低蛋白饮食[$0.3 \sim 0.4$ g/（kg·d）]患者，还应配合 a-酮酸治疗。

（四）评估

1. 观察和记录呕吐物的颜色、气味、性质、量及伴随症状。

2. 观察疼痛的性质、部位、持续时间，观察腰部活动功能。

3. 及时评估水肿的部位、程度、消长规律。

4. 监测血压。

三、出院前健康宣教

1. 定期到医院随访,复查肾功能、尿常规,避免复发。

2. 补其虚,去其实。慢性肾衰竭患者在服用黄芪、党参等补气药时应忌食萝卜、绿豆等凉性食物,以免降低药物的温补作用。

3. 患者治疗期间不可擅自换药、减量、过早停药或停药后不追踪观察,以免加重病情。

4. 增加抵抗力、预防感染,一旦发生感染应及早、有效治疗,可适当参加体育锻炼,严防感冒。

5. 注意调摄,起居有常,随天气变化增减衣服。春防风,夏防暑,长夏防湿,秋防燥,冬防寒,以免病中加感。

6. 保持情绪稳定,心情舒畅,避免恐惊心理。

7. 出院带的药是_____,_____,_____。请您按时足量服用。如有疑问请电话咨询。

8. 请您保留好"出院复诊提示卡",留下准确的 1~2 个电话号码或邮箱,以便我们进行随访。

9. 您下次复查的时间是:20 _____年_____月_____日,星期_____。

10. 您的主治医师是_____,坐诊时间为每周_____上午,周_____下午,请您预约就诊。

第二节 水肿(肾病综合征)患者健康宣教流程及内容

一、入院日健康宣教

1. 您的主管医生_____、_____。护士长_____。责任护士_____、_____。

2. 病房环境及规章制度宣教,包括环境、物品摆放、陪护、探视、禁用电器、呼叫器使用、被服数量,以及床档、餐板的使用等。

3. 住院期间请您穿患者服。佩戴腕带,出院时才可以取下。

4. 在给药及治疗前,护士要核对您的身份:①问您姓名;②核对腕带。

5. 为了您的用药安全,请按时服用口服药。不要将口服药放在抽屉里,因口服药的外包装已去除,易受潮及变质。

6. 入院检查及注意事项:①需明晨空腹抽血及做腹部 B 超者,请您在夜间 12 点后不要吃任何东西及喝水,以免影响检查结果。②做心电图时请摘下手表,不要讲话。

7. 戒除不良嗜好:①戒烟。烟草中的主要有害物质尼古丁有收缩血管的作用,会减少肾血流量,引起肾血管硬化,加重肾脏缺血缺氧,使慢性肾炎引起的高血压难以控制。②限酒。乙醇对人体直接损害的脏器主要是肝脏,对肾脏直接损害不大,但乙醇会导致引起肾功能损害的危险因素不易控制,同时这些危险因素本身也是导致慢性肾病的病因。

8. 患者危险因素的评估及宣教,包括压疮、跌倒、烫伤、坠床等。请您理解床旁悬挂各种安全标识的目的和意义,并给予协助和支持。

9. 您目前的饮食是

□流食　□半流食　□普食　□糖尿病饮食　□低盐　□低脂

二、住院期间健康宣教

(一)疾病概念

肾病综合征是一组由多种原因引起的肾小球滤过膜通透性增加,导致大量血浆蛋白从尿中丢失并引起一系列病理生理改变的临床症候群。临床以大量蛋白尿、低蛋白血症、高脂血症和不同程度的水肿为特征。多发于 2~8 岁小儿,其中以 2~5 岁为发病高峰。

(二)辨证宣教

1. 水肿

(1)及时评估水肿程度,监测体重、腹围、出入量等。重症水肿宜卧床休息,记 24 小时出入量,重点观察血压、心率、呼吸及肾功能等变化。

(2)保持皮肤清洁、干燥,定时翻身,防止皮肤破损、感染发生。

(3)头面、眼睑水肿者应将枕头垫高。下肢水肿明显者可抬高足部,阴囊水肿者可垫高阴囊,用冰硝散外敷。严重胸腔积液、腹水者宜取半坐卧位。

(4)使用攻下逐水药或利尿药时,应重视血压监测、观察尿量、大便的次数和量,防止有效血容量减少导致的休克及电解质紊乱。

(5)可根据水肿程度,予无盐或低盐饮食。出入量保持适当平衡。

2. 泡沫尿(蛋白尿)

(1)观察尿泡沫多少及消散时间。检测尿常规、24 小时尿蛋白定量及尿微量蛋白等。标本留取应正确、及时,避免尿液过度稀释或浓缩,防止标本污染或变性。

(2)注意观察发热、剧烈运动,以及体位改变等因素对患者泡沫尿的影响。

(3)少许泡沫尿多属肾气阴两虚证,医嘱常予补肾气、益肾阴等中药,应观察有无外感、伤食、气滞、湿困等征象,以防补益药滋腻助邪。而泡沫尿持续明显增多时常用祛风除湿中药,护理需重点观察药物不良反应。

(4)饮食上注意优质蛋白的摄入,并观察蛋白质摄入与尿蛋白定量的相关性。

(5)重视防止六淫邪气的侵袭,节制房事,保护元气。尤其是使用激素及免疫抑制剂患者,亦可根据医嘱予玉屏风散内服,或温灸足三里、气海穴以补益正气,强肾固本。

3.腰膝酸软

(1)观察疼痛的性质、部位、伴发症状,注意区别肾外因素导致的腰痛。

(2)行肾穿刺患者术后常有腰酸胀痛情况,一般术后3日内忌在腰部行各项物理治疗。

(3)遵医嘱耳穴贴压,取肾、腰骶等穴。

(4)遵医嘱艾灸,取肾俞、关元、气海等穴。

(5)遵医嘱穴位贴敷,取补益肾气的中药行穴位贴敷,取肾俞、命门、关元、神阙等穴。

4.尿量异常(少尿、无尿、多尿、夜尿)

(1)对少尿、无尿患者必须关注舌象、脉象、生命体征、神志、24小时出入量等变化,尤其重视有无高钾、高血容量、酸中毒及其对心肺功能的影响。

(2)少尿、无尿是急进、危重的症状,及时记录尿量,总出入量的变化,应根据医嘱做好消肿、利尿、逐水祛湿药物的临床用药护理及观察。

(3)出现水气凌心射肺危象时,应帮助患者取半坐卧位,吸氧,并做好各种抢救准备,密切观察患者的病情变化。

(4)对多尿、夜尿患者应观察尿量、尿比重、尿渗透压、排尿次数等。应注意补充水分,保持电解质和酸碱平衡。

(5)多尿、夜尿是肾气(阳)虚弱、下元不固、摄纳无权所致,应注意休息,适度运动,如打太极拳等,可增强体质,固护肾气。

(6)温灸肾俞、关元、足三里与命门、气海、三阴交两组穴位交替、间歇应用,能益肾气、补精气,改善多尿、夜尿症状。

5.头晕、血压增高

(1)头晕、脉弦、血压增高是肝风内扰的表现,但早期症状隐匿,应加强巡视、监测血压。眩晕发生时,尽量使患者卧床休息。若出现头痛剧烈、呕吐、脉弦滑数、血压明显升高、视物模糊,立即报告医师,做好抢救准备。

(2)病室环境整洁、安静、舒适、光线适宜。

(3)饮食宜清淡,少食肥甘厚味,用盐量遵医嘱。

(4)取神门、肝、降压沟、心、交感等穴位耳穴贴压改善睡眠,降低血压。也可取风池、百会、太阳等穴位,按摩5~10分钟,缓解头晕头痛症状。

(5)穴位贴敷,醋调吴茱萸外敷涌泉穴。

(6)中药足浴,选用红花、当归等中药对足部进行泡洗,每日1次。

(三)护理指导

1.情志疏导

(1)顺情从欲:本病病程长,病情易反复,患者抑郁善忧,情绪不宁,护士应积极疏导患者的不良情绪,以化郁为畅,疏泄情志。

（2）说理开导:使用激素、免疫抑制剂的患者担心不良反应,心理压力大,护士应多与患者沟通,了解患者心理状况,做好针对性解释工作,给予心理支持。

（3）自我放松:鼓励患者采用一些自我放松的方法,如听音乐、做放松操等,达到怡养心神、舒畅情志的效果。

（4）分心移情:生活中培养自己的兴趣爱好,鼓励患者参加力所能及的家务和社会活动,如种花植草、烹饪、棋艺等。

2. 生活起居

（1）保持病室的整洁、干燥,定时通风。

（2）加强皮肤、口腔及会阴部清洁。

（3）避免过劳及外感等可能引起病情加重的因素,慎用损害肾的药物等。

（4）适当运动有利于增强体质,如打太极拳等。

（5）指导患者进行中医特色的自我保健方法,如按摩足三里、肾俞穴等,补益肾气。

3. 饮食指导

（1）水湿浸渍证:宜食运脾化湿、通阳利水的食物,如冬瓜、山药、薏苡仁等。

（2）湿热内蕴证:宜食清热化湿的食物,如菠菜、芹菜、西瓜、雪梨等。

（3）阴虚水停证:宜食滋阴清热、利水消肿的食物,如绿豆、南瓜、冬瓜等。

（4）瘀水互结证:宜食活血化瘀、利水消肿的食物,如桃仁、海带、绿豆、冬瓜等。

（5）脾阳虚衰证:宜食温阳健脾的食物,如鳝鱼、大枣、山药等。

（6）肾阳衰微证:宜食温肾助阳的食物,如韭菜、核桃等。

（四）评估

1. 及时评估水肿程度,监测体重、腹围、出入量等。

2. 观察疼痛性质、部位、伴发症状,注意区别肾外因素导致的腰痛。

三、出院前健康宣教

1. 增强抵抗力,预防感染。一旦发生感染应及早、有效治疗。可适当参加体育锻炼,严防感冒。

2. 注意调摄,起居有常,随天气变化增减衣服。春防风,夏防暑,长夏防湿,秋防燥,冬防寒,以免病中加感。

3. 劳逸适度,水肿症状缓解后也要避免感染和劳累,对预防复发极为重要。尤应节制房事,戒怒,以保护元气。

4. 保持情绪稳定,心情舒畅,避免恐惊心理。

5. 出院带的药是_____,_____,_____。请您按时足量服用。如有疑问请电话咨询。

6. 请您保留好"出院复诊提示卡",留下准确的 1~2 个电话号码或邮箱,以便我们进行随访。

7.您下次复查的时间是:20＿＿＿＿年＿＿＿＿月＿＿＿＿日,星期＿＿＿＿。

8.您的主治医师是＿＿＿＿,坐诊时间是每周＿＿＿＿上午,周＿＿＿＿下午,请您预约就诊。

第三节　热淋(尿路感染)患者
健康宣教流程及内容

一、入院日健康宣教

1.您的主管医生＿＿＿＿＿、＿＿＿＿＿。护士长＿＿＿＿。责任护士＿＿＿＿、＿＿＿＿。

2.病房环境及规章制度宣教,包括环境、物品摆放、陪护、探视、禁用电器、呼叫器使用、被服数量,以及床档、餐板的使用等。

3.住院期间请您穿患者服。佩戴腕带,出院时才可以取下。

4.在给药及治疗前,护士要核对您的身份:①问您姓名;②核对腕带。

5.为了您的用药安全,请按时服用口服药。不要将口服药放在抽屉里,因口服药的外包装已去除,易受潮及变质。

6.入院检查及注意事项:①需明晨空腹抽血及做腹部B超者,请您在夜间12点后不要吃任何东西及喝水,以免影响检查结果。请次日早晨留取二便标本。②做心电图时请摘下手表,不要讲话。

7.戒除不良嗜好:①戒烟。烟草中的主要有害物质尼古丁有收缩血管的作用,会减少肾血流量,引起肾血管硬化,加重肾脏缺血缺氧,使慢性肾炎引起的高血压难以控制。②限酒。乙醇对人体直接损害的脏器主要是肝脏,对肾脏直接损害不大,但乙醇会导致引起肾功能损害的危险因素不易控制,同时这些危险因素本身也是导致慢性肾病的病因。

8.患者危险因素的评估及宣教,包括压疮、跌倒、烫伤、坠床等。请您理解床旁悬挂各种安全标识的目的和意义,并给予协助和支持。

9.您目前的饮食是

□流食　□半流食　□普食　□糖尿病饮食　□低盐　□低脂

二、住院期间健康宣教

(一)疾病概念

尿路感染是由淋病奈瑟菌引起的泌尿生殖系统的化脓性感染也可侵犯眼睛、咽部、直肠和盆腔等处,以及血行播散性感染,是常见的性传播疾病之一。

（二）辨证宣教

1. 尿路刺激征（尿频、尿急、尿痛）

（1）观察排尿次数、量，疼痛程度。评估患者的心理状态、治疗情况，睡眠情况等。

（2）嘱患者急性发作期注意休息，调摄精神，指导患者采用有效的情志转移方法，如全身肌肉放松、听音乐等。

（3）嘱患者多饮水、勤排尿，以达到冲洗尿路的目的。

（4）遵医嘱穴位贴敷，取膀胱俞、水道、神阙、肾俞等穴。

（5）中药热罨包热敷会阴部。

（6）艾灸，取气海、关元、足三里、命门等穴。

（7）指导患者做好个人卫生，女性患者月经期间增加外阴清洗次数。

2. 肉眼血尿

（1）观察患者出血的颜色、量、性状及伴随症状。评估患者生命体征、精神、周围循环状况等。

（2）血尿严重时应卧床休息，减少活动。

（3）根据病情及医嘱，给予相应的饮食指导。以清淡蔬菜为主，忌食辛辣刺激食物。

（4）遵医嘱穴位按摩，取膀胱俞、委中、命门、关元等穴。

（5）艾灸，取关元、足三里、命门、肾俞、三阴交等穴。

（6）慎用可导致血尿的药物。

3. 腰痛

（1）观察患者腰痛，小腹坠胀不适，拘急的频率、程度、伴随症状。若剧痛难忍时，应立即平卧，同时报告医师，配合处理。

（2）指导患者饮食合理，忌辛辣食物，戒烟酒。

（3）指导患者适度活动，如提肛练习等，以改善局部血液循环。

（4）腰腹部疼痛时可用中药热罨包热敷，取膀胱俞、阴陵泉、三阴交、肾俞等穴。

（5）遵医嘱艾灸，取三阴交、关元、肾俞等穴。

4. 发热

（1）定时观测体温，监测生命体征及汗出情况，及时擦干皮肤，更换汗湿的衣服被褥等，保持皮肤和床单位清洁、干燥。

（2）指导患者多饮水，进食清热生津之品，如西瓜、荸荠等。忌辛辣、香燥、助热动火之品。

（3）遵医嘱采用中药擦浴、头部冷敷等物理降温方法。

（4）遵医嘱穴位按摩，取大椎、合谷、曲池等穴。

（三）护理指导

1. 情志疏导

（1）责任护士应鼓励病友间多沟通交流疾病防治经验，提高认识，乐观开朗，保持对疾病治疗的信心。

（2）针对患者忧思恼怒、恐惧紧张等不良情志。指导患者采用移情相制疗法,转移注意力,转化,甚至消除不良情志。针对患者焦虑或抑郁的情绪变化,可采用暗示疗法或顺情从欲法。

（3）鼓励家属多陪伴患者,给予患者心理支持。

（4）指导患者和家属了解本病的性质,掌握控制疼痛的简单方法,减轻身体痛苦和精神压力。

2. 生活起居

（1）病室安静、整洁、空气清新,温湿度适宜。

（2）生活规律,劳逸结合,保证休息和睡眠。

（3）急性发作期应卧床休息,取屈曲位,尽量勿站立或坐直。

（4）指导患者做好个人卫生,女性患者月经期间增加外阴清洗次数。

（5）指导患者进行中医特色的自我保健方法,如穴位按摩。

3. 饮食指导

给予高热量、高蛋白、富含维生素、易消化的饮食,鼓励患者多饮水,每日入量应在2 500 mL以上以增加尿量冲洗尿道(肾功能不全者除外),促进细菌及炎症物质的排出。

（1）热淋、膏淋:宜食清热利湿的食物,如黄瓜、冬瓜、西瓜、雪梨、芹菜等。

（2）血淋:宜食凉血通淋的食物,如丝瓜、绿豆、山药、莲藕等。

（3）石淋:宜食通淋排石的食物,如冬瓜、芹菜、西瓜、雪梨等;少食菠菜、马铃薯、草莓、动物内脏等含钙磷高的食物。

（4）气淋:宜食疏肝理气的食物,如萝卜、山楂、枸杞子、莲藕等。

（5）劳淋:宜食健脾益肾的食物,如大枣、桂圆、山药、枸杞子。

（四）评估

1. 观察排尿的次数、量,疼痛程度。

2. 观察患者出血的颜色、量、性状及伴随症状。

3. 定时监测体温。

4. 观察腰痛,小腹坠胀不适,拘急的频率、程度、伴随症状。

三、出院前健康宣教

1. 坚持按医嘱服用药物,切勿自行中断,以免复发。

2. 按时复诊。如有发病症状,及时就医,以免延误。

3. 生活要有规律,注意劳逸结合,起居有常,饮食有节,节制房事。

4. 做好个人卫生,防止尿路感染。

5. 每日坚持多饮水,注意饮食卫生,给予富有营养、易消化的清淡之品,并限制含钙及草酸丰富的饮食。

6.病情缓解后适当活动。石淋者应增加活动量,指导患者进行跳跃、拍打等活动。

7.避免疲劳过度,耗伤中气。

8.保持情绪稳定,心情舒畅,避免恐惊心理。

9.出院带的药物是_____,_____,_____。请您按时足量服用。如有疑问请电话咨询。

10.请您保留好"出院复诊提示卡",留下准确的 1~2 个电话号码或邮箱,以便我们进行随访。

11.您下次复查的时间是:20_____年_____月_____日,星期_____。

12.您的主治医师是_____,坐诊时间为每周_____上午,周_____下午,请您预约就诊。

第十七章　内分泌科中医健康教育流程

第一节　消渴（2型糖尿病）患者
健康宣教流程及内容

一、入院日健康宣教

1. 您的主管医生_____、_____。护士长_____。责任护士_____、
_____。

2. 病房环境及规章制度宣教，包括环境、物品摆放、陪护、探视、禁用电器、呼叫器使用、被服数量，以及床档、餐板的使用等。

3. 住院期间请您穿患者服（裤）佩戴腕带，出院时才可以取下。

4. 在给药及治疗前护士要核对您的身份：①问您姓名；②核对腕带。

5. 为了您的用药安全，请按时服用口服药。不要将口服药放在抽屉里，因口服药的外包装已去除，易受潮及变质。

6. 入院检查及注意事项：①需要明晨空腹抽血及腹部B超检查时，如血常规、糖化血红蛋白（监测近2~3个月血糖平均水平）、糖耐量试验、胰岛素释放试验（检验胰岛细胞功能状态）等，并留取二便标本，测尿微球蛋白（检验是否存在肾功能受损情况），请您在夜间12点后不要吃任何东西及喝水，以免影响检查结果。②做心电图时请摘下手表，不要讲话。③其他如24小时尿蛋白测定。

7. 您目前的饮食是
□流食　□半流食　□普食　□糖尿病饮食　□低盐　□低脂　□低嘌呤

二、住院期间健康宣教

（一）疾病概念

2型糖尿病是指由于胰岛素抵抗或胰岛素分泌缺陷引起的以慢性血糖升高为主要表现的内分泌疾病。

（二）辨证宣教

1. 尿量增多

（1）观察排尿次数、尿量及尿色。

（2）嘱患者睡前少饮水，白天饮水量2 000~2 500 mL。

（3）指导患者饮食调理，适当进食芡实、枸杞子等补肾之品。食疗方:芡实瘦肉汤。

2. 口干多饮

（1）保持病室空气温湿度适宜。

（2）观察口干口渴每日饮水量。

（3）多食生津润燥类食物，如百合西葫芦等，可选用鲜芦根煎水代茶饮;口含乌梅饮用消渴茶以缓解口干口渴。食疗方:凉拌黄瓜蓝莓山药葛根鱼汤。

3. 多食易饥

（1）询问饮食习惯及饮食量。宜选择混合餐，每餐进食种类包含主食蔬菜肉蛋，粗细粮合理搭配，少食多餐，细嚼慢咽。

（2）适当增加膳食纤维的摄入，如燕麦、芹菜、韭菜等，以增加饱腹感，延缓食物吸收，稳定血糖。

（3）观察记录身高、体重、腰围、臀围。

4. 倦怠乏力

（1）起居有时，避免劳累。

（2）进食补中气类食物，如山药鱼肉香菇等。食疗方:乌鸡汤、香木耳汤、山药炖排骨。

（3）病情稳定者适量运动，循序渐进。

5. 肢体麻木疼痛肢冷

（1）进食活血化瘀食物，如黄鳝木耳等。食疗方:洋葱烧黄鳝。

（2）给予足部中药泡洗以祛风通络，活血通脉。药方:活血止痛散。

（3）双下肢穴位按摩，取足三里、阳陵泉、三阴交、涌泉等穴。

6. 视物模糊

（1）注意视力变化，定期检查眼底，减少阅读看电视及使用电脑，宜闭目养神，饮用菊花茶或银杞明目汤等。

（2）按摩睛明、四白、丝竹空等穴位以辅助通络明目。

（3）遵医嘱予珍珠明目液滴眼或中药眼部雾化以改善症状。

（4）评估跌倒高危因素，落实防跌倒措施。

7. 皮肤瘙痒

（1）指导患者洗澡时忌用刺激性强的皂液，洗后皮肤涂抹润肤露，穿棉质内衣，避免搔抓、热水烫洗，修剪指(趾)甲。

（2）瘙痒甚者，遵医嘱予以清热燥湿洗剂，如苦参、苍术、黄柏、白花蛇舌草、连翘等煎汤外洗，亦可涂尿素乳膏防止皮肤干燥。

（3）饮食宜清淡，忌食辛辣油腻及海鲜之品。

8.腰膝酸软

(1)适当食用枸杞子、黑豆等固肾之品。食疗方:韭菜炒虾仁,山药芡实瘦肉饮。

(2)操练八段锦"两手攀足固肾腰"动作。

(3)按摩腰背部及气海、关元、涌泉穴,艾灸肾俞、关元气海,三阴交等穴位。

(三)饮食指导

计算每日的总热量,合理分配餐次。糖类占总能量的50%～60%,蛋白质占总能量的15%～20%,脂肪占总能量20%～30%,饱和脂肪酸的摄入量不超过饮食总能量的10%;不宜摄入反式脂肪酸;胆固醇摄入量<300 mg/d;食盐摄入量限制在6 g/d以内,伴有高血压、水肿者每日摄入盐量不超过2 g;少食坚果类,禁食甜食;平衡膳食,定时定量进餐。

1.肝胃郁热证 宜食开郁清热之品,如苦瓜、黄瓜、丝瓜、芹菜、莲子、银耳等。食疗方:苦瓜山药烧豆腐、凉拌黄瓜、丝瓜炒蘑菇等。

2.胃肠实热证 宜食清利胃肠实热之品,如芦荟、马齿苋、苦瓜、冬瓜、荞麦燕麦片等。食疗方:凉拌马齿苋、冬瓜炒竹笋、苦丁茶等。

3.脾虚胃热证 宜食补脾虚清胃热之品,如山药、粟米、高粱、菠菜、赤小豆等。食疗方:山药芡实瘦肉饮等。

4.上热下寒证 宜食清上温下之品,如白萝卜、狗肉、党参、鲜芦根、乌梅、羊肉等。食疗方:白萝卜炖羊肉等。

5.阴虚火旺证 宜食滋阴降火之品,如甲鱼、老鸭、莲子、百合、银耳、茼蒿、枸杞子、桑葚等。食疗方:菊花茶、枸杞茶、银耳莲子百合饮等。

6.气阴两虚证 宜食益气养阴之品,如瘦肉、蛋类、鱼肉、山药等。食疗方:皮蛋瘦肉粥等。

7.阴阳两虚证 宜食温益肾阳、补肾滋阴之品,如牛肉、羊肉、虾仁、韭菜、猪胰、干姜、黑豆、黑芝麻等等。食疗方:韭菜炒虾仁、香菇木耳汤等。

(四)情志疏导

1.护士多与患者沟通,了解其心理状态,增强其与慢性疾病做斗争的信心,保持乐观心态。

2.鼓励家属理解支持患者,避免不良情绪的影响。

3.组织形式多样、寓教于乐的病友活动,开展同伴支持教育,介绍成功的病例,鼓励患者参与社会活动。

4.应用中医七情归属,了解患者情志状态,指导采用移情易性的方法,分散患者对疾病的注意力,改变其不良习性。

(五)运动指导

1.根据病情选择合适的有氧运动方式,如打太极拳、练导引功、八段锦、五禽戏、散步、快走、慢跑、游泳等;运动项目的选择要与患者的年龄、病情、经济、文化背景及体质相适应。每周进行 2 次轻度或中度阻力性肌肉运动。

2. 运动选择在饭后 1 小时(第一口饭计时)左右,运动频率和时间为每周至少 150 分钟,如一周运动 5 天、每次 30 分钟,运动后脉搏宜控制在 170 - 年龄(次/分)左右,以周身发热、微微出汗但不大汗淋漓,稍有气喘,能说话但不能唱歌、精神愉悦为宜。

3. 血糖 >16.7 mmol/L、合并糖尿病急性代谢并发症及各种心、肾等器官严重慢性并发症者暂不宜运动。

4. 血糖 <5.5mmol/L 运动前需适量补充含糖食物如饼干、面包等。

(六)生活起居

1. 环境温湿度适宜,顺应四时及时增减衣物。

2. 起居有常,戒烟限酒。

3. 保持眼睛、口腔、会阴、皮肤等部位的清洁卫生。

4. 建立较完善的糖尿病教育管理体系,通过糖尿病健康大讲堂、小组式教育或个体化的饮食和运动指导,为患者提供生活方式干预和药物治疗的个体化指导。

(七)自我监测

1. 学会自我规范监测血糖、血压、体重、腰臀围等,养成良好的记录习惯。

2. 每 3 个月检查 1 次糖化血红蛋白、心电图,每 6 个月检查肝肾功能、血脂、尿微量蛋白等。

3. 每年至少筛查 1 次眼底及外周血管、周围神经病变等。

(八)临证宣教

1. 低血糖及酮症酸中毒的预防与处理

(1)向患者讲解低血糖、酮症酸中毒的诱因、临床表现及应急救护措施。

(2)生活要有规律,定时定量进餐,不擅自停用胰岛素及口服降血糖药。

(3)外出时随身携带急救卡和糖果、饼干。如运动量增加应适当增加糖的摄入,定时监测血糖。

(4)严密观察患者有无心慌、头晕、大汗、手抖、面色苍白、饥饿等低血糖症状,意识清楚者立即口服含糖 15 ~ 20 g 的食物,15 分钟后监测血糖;意识障碍者立即静脉注射 50% 葡萄糖 20 mL,15 分钟后测血糖。

(5)出现神昏、烦躁不安、呼吸深快、血压下降、肢冷、脉微欲绝时,及时报告医师,给予氧气吸入,针刺水沟(人中)、十宣等穴,配合医师进行抢救。

2. 糖尿病足的预防

(1)所有患者每年至少进行一次足部检查,包括有无畸形、胼胝、溃疡、皮肤颜色变化;足背动脉和胫后动脉搏动、皮肤温度以及有无感觉异常等。

(2)预防关键点:定期检查、识别是否存在糖尿病足的危险因素;教育患者及其家属重视足的保护;穿合适鞋袜,鞋底较厚而鞋内较柔软,透气良好;袜口宽纯棉浅色,修剪指甲去除和纠正易引起溃疡的因素。

（3）有危险因素的患者给予下列教育：注意足部卫生，洗足水温在 37～40℃，洗后擦干，尤其注意擦干趾间；不宜用热水袋、电热器等直接暖足；避免赤足；勿自行修剪或用化学制剂处理胼胝；穿鞋前先检查鞋内有无异物或异常；干燥皮肤可以使用油膏类护肤品。

（4）定期足部穴位按摩，如涌泉、三阴交、足三里、阳陵泉等穴。

三、出院前健康宣教

1. 衣食住行的安排　穿衣保暖，饮食多样，睡眠充足，不宜独居，适当运动。

2. 胰岛素的使用

（1）胰岛素的保存方法：①未开启的笔芯放在 2～8℃ 环境中保存，不宜冷冻。开启后在 0～25℃ 室温下保存即可，有效期为 1 个月。②乘飞机时不能将胰岛素放在托运行李中，要随身携带。

（2）注射部位：腹部、上臂外侧、大腿前侧及外侧或臀部。脐周 5 cm 范围内不能注射，注射部位应经常轮换。吸收速度：腹部 > 上臂及大腿 > 臀部。

（3）注射胰岛素的注意事项：①定时定量进餐和进行适当的体育活动。②胰岛素从冰箱中取出后应该恢复到室温后再用。③胰岛素应该注射入皮下组织，如果注射入肌肉中，由于吸收较快，可能导致低血糖。④注射时注意注射部位轮换。⑤规范丢弃针头，一次性处理。⑥超短效注射后可立即吃饭，短效注射后等待 30 min，中长效睡前注射。

3. 院外低血糖反应的症状及应急处理　如出现饥饿感、心慌头晕、出虚汗、软弱无力等低血糖反应时，立即进食含糖食物。大多数低血糖患者通过进食含糖食物 15 分钟内可很快缓解，含糖食物有糖果、含糖饼干、蜂蜜、果汁或含糖饮料等。

4. 定时复诊。

5. 随身携带糖尿病治疗保健卡，以防发生低血糖时，可及时采取急救措施。

6. 您的出院带药是_____，_____，_____。请您按时足量服用。如有疑问请电话咨询。

7. 请您保留好"出院复诊提示卡"，留下准确的 1～2 个电话号码或邮箱，以便我们进行随访。

8. 您下次复查的时间是：20_____年_____月_____日，星期_____。

9. 您的主治医生是_____，坐诊时间是周_____上午，周_____下午，请您预约就诊。

第二节　消渴病肾病（糖尿病肾病）患者健康宣教流程及内容

一、入院日健康宣教

1. 您的主管医生_____、_____。护士长_____。责任护士_____、

_____。

2. 病房环境及规章制度宣教,包括环境、物品摆放、陪护、探视、禁用电器、呼叫器使用、被服数量,以及床档、餐板的使用等。

3. 住院期间请您穿患者服。佩戴腕带,出院时才可以取下。

4. 在给药及治疗前,护士要核对您的身份:①问您姓名;②核对腕带。

5. 为了您的用药安全,请按时服用口服药。不要将口服药放在抽屉里,因口服药的外包装已去除,易受潮及变质。

6. 入院检查及注意事项:①需明晨空腹抽血及做腹部 B 超者,请您在夜间 12 点后不要吃任何东西及喝水,以免影响检查结果。明晨留取二便。②做心电图时请摘下手表,不要讲话。

7. 戒除不良嗜好:①戒烟。烟草中的主要有害物质尼古丁有收缩血管的作用,会减少肾脏的血流量,引起肾血管硬化,加重肾脏缺血缺氧,使慢性肾炎引起的高血压难控制。②限酒。乙醇对人体直接损害的脏器主要是肝脏,对肾脏直接损害不大,但乙醇会导致引起肾功能损害的危险因素不易控制,同时这些危险因素本身也是导致慢性肾病的病因。

8. 患者危险因素的评估及宣教,包括压疮、跌倒、烫伤、冻伤、坠床等。请您理解床旁悬挂各种安全标识的目的和意义,并给予协助和支持。

9. 您目前的饮食是
□流食　□半流食　□普食　□糖尿病饮食　□低盐　□低脂　□低嘌呤

二、住院期间健康宣教

(一)疾病概念

消渴病肾病是因消渴病日久及肾,损伤肾气所致。以神疲乏力、腰膝酸软、尿少浮肿、畏寒肢冷等为主要临床表现。病位在肾,与膀胱、三焦有关。糖尿病肾病可参照本病护理。

(二)护理指导

1. 起居指导

(1)请您保持病室环境安静,减少探视,以防交叉感染。

(2)注意皮肤清洁,可用温水擦洗,尽量不使用肥皂或使用油性肥皂。

(3)修剪指甲,避免用力搔抓,以免造成皮肤感染,可涂用炉甘石洗剂止痒。

(4)长期卧床患者协助翻身,保持床铺清洁、平整,经常更换柔软的棉质内衣,以免局部持续受压发生压疮。女性患者应以温水清洗会阴,保持局部干燥,以免发生局部瘙痒、感染。

(5)急性肾衰竭的患者,我们会尽量给您安排单人房间,请您遵守探视制度,以免感染。饭前饭后用淡盐水漱口,若口腔中有尿臭味,可用藿香煎水含漱。保持大、小便通畅,促使"浊阴出下窍",也能减轻口中尿味。

2. 用药指导

(1)中药汤剂宜浓煎,少量频服。

(2)应用清氮方煎剂灌肠治疗时,应注意保护肛门周围皮肤。

(3)应用激素治疗应严格遵守医嘱,勿自行增减药量或停药。服用糖皮质激素和细胞毒药物时应注意以下几点:①口服激素应饭后服用,以减少对胃黏膜的刺激。②长期服药者应补充钙剂及维生素 D,以防骨质疏松。③使用 CTX 时应多饮水,以促进药物从尿中排出。

3. 施膳指导

(1)急性肾衰竭:①严格限制食盐的摄入量,每日小于 2 g,或无盐饮食。可以用糖、醋等调味,以提高患者的食欲。②严格限制蛋白质的摄入,低蛋白饮食,给予优质蛋白。

(2)慢性肾衰竭:①患者主食可以米、面为主,限制蛋白质入量,以减轻肾脏负担,可选用优质蛋白质,以动物性蛋白质为主,如牛奶、鸡蛋、瘦肉等。②忌食黄豆、花生及其豆制品等含植物性蛋白类食物,芥末应禁用,葱、姜、蒜等不可多食。③多食蔬菜水果。在限制钠盐饮食的条件下,尽可能多地根据条件和爱好选择多样化的食谱,以促进食欲、改善营养。④疲乏者可进食一些补中益气、温阳的食物,如牛奶、蛋类、鳗鱼等。⑤水肿者进食一些清热利湿的食物,如西瓜、冬瓜等。

4. 情志疏导 消除悲观绝望情绪,树立战胜疾病的信心,请您配合治疗。

(三)临证宣教

1. 使用清氮方煎剂保留灌肠者,请尽量保留 1 小时以上,以促进药液的吸收,达到最佳排毒效果。

2. 口中有尿味时,给予中药煎汤含漱。

3. 神志不清、躁动不安或抽搐者,在积极治疗的同时,实施保护性约束,请您及家人知情同意并理解。

(四)伴随疾病的宣教

肾衰竭的潜在并发症有出血、染毒的危险。用软毛刷刷牙,刷牙时出现牙龈出血、大便黑色(当您吃深颜色蔬菜、动物血时也会出现黑便),请您及时告知医护人员。

三、出院前健康宣教

1. 定期到医院复查肾功能、尿常规,避免复发。

2. 补其虚,去其实。咸伤肾,慢性肾衰竭患者在服用人参等补气药时应忌食萝卜、绿豆等凉性食物,以免降低药物的温补作用。

3. 患者治疗期间不可擅自换药、减量、过早停药或停药后不追踪观察,以免加重病情。

4. 增加抵抗力、预防感染,一旦发生感染应及早、有效治疗,可适当参加体育锻炼,严防感冒。

5. 注意调摄,起居有常,随天气变化增减衣服。春防风,夏防暑,长夏防湿,秋防燥,冬防寒,以免病中加感。

6. 保持情绪稳定,心情舒畅,避免恐惊心理。

7. 出院带的药物是_____,_____,_____。请您按时足量服用。如有疑问请电话咨询。

8. 请您保留好"出院复诊提示卡",留下准确的1~2个电话号码或邮箱,以便我们进行随访。

9. 您下次复查的时间是:20_____年_____月_____日,星期_____。

10. 您的主治医师是_____,坐诊时间是周_____上午,周_____下午,请您预约就诊。

第三节 瘿病(甲状腺功能亢进症)患者 健康宣教流程及内容

一、入院日健康宣教

1. 您的主管医生_____、_____。护士长_____。责任护士_____、_____。

2. 病房环境及规章制度宣教,包括环境、物品摆放、陪护、探视、禁用电器、呼叫器使用、被服数量,以及床档、餐板的使用等。

3. 住院期间请您穿患者服。佩戴腕带,出院时才可以取下。

4. 在给药及治疗前,护士要核对您的身份:①问您姓名;②核对腕带。

5. 为了您的用药安全,请按时服用口服药。不要将口服药放在抽屉里,因口服药的外包装已去除,易受潮及变质。

6. 入院检查及注意事项:①如需要明晨空腹抽血查血常规、血生化系列、凝血系列、感染系列、甲状腺功能及做腹部B超者,请您在夜间12点后不要吃任何东西及喝水,以免影响检查结果。②明晨请留取二便标本。③做心电图时请摘下手表,不要讲话。

7. 戒除不良嗜好:①戒烟。烟草中的主要有害物质尼古丁有收缩血管的作用,会引起心、脑、肾等脏器病变。②限酒。乙醇直接损害人体肝脏。

8. 患者危险因素的评估及宣教,包括压疮、跌倒、烫伤、冻伤、坠床等。请您理解床旁悬挂各种安全标识的目的和意义,并给予协助和支持。

9. 伴随疾病的宣教:甲亢的诱发因素、甲亢患者忌食含碘食物。

10.您目前的饮食是

□流食 □半流食 □普食 □糖尿病饮食 □低盐 □低脂 □禁食

二、住院期间健康宣教

（一）疾病概念

瘿病主要与情志内伤、饮食及水土失宜、体质因素有关,临床表现为颈部肿胀不适、急躁易怒、心悸失眠、手颤、乏力、怕热多汗、突眼、消瘦等,病变部位主要在肝、脾、心。西医称为甲状腺功能亢进。

（二）辨证宣教

1.肝郁痰结

（1）情志疏导:鼓励表达自己的心愿,可听慢节奏、轻松愉快的音乐,以使心情平和,气机条达。

（2）用药指导:坚持服药,不要随意增减药物。

（3）鼓励患者进行自我修饰,突眼者可佩戴墨镜,颈前肿大可穿高领衣服或系丝巾。

2.肝火旺盛

（1）起居指导:保持病室环境安静、整洁、凉爽、空气新鲜,保证充分休息。

（2）情志疏导:了解情志与本病的关系,保持稳定心态。

（3）睡眠指导:保证足够的睡眠,严重失眠者可遵医嘱给予安神定志的药物。

3.气阴亏虚证

（1）起居指导:适当休息,勿劳累。

（2）辨证施膳:选择高蛋白、高热量饮食,如银耳、莲子、兔肉、山药、甲鱼等,多饮梨汁、藕汁、西瓜水、绿豆汤,每日不少于 3 000 mL。

4.阴虚火旺证

（1）起居指导:保持病室安静、舒适、通风良好、光线适宜。适当休息,勿劳累耗气,必要时给予吸氧。

（2）辨证施膳:多食木耳、黑鱼、瘦肉等滋阴之品。

（3）情志疏导:保持心情舒畅,避免忧思忧怒等情志刺激。

（三）临证宣教

1.甲亢危象

（1）起居指导:保持病室安静,绝对卧床休息,设特级护理,并予低流量吸氧。

（2）情志疏导:放松心情,避免焦虑。

（3）饮食指导:饮食宜高热量和高纤维素,多饮水,每日 3 000 mL 以上;昏迷患者给予鼻饲。

2. 甲亢突眼

(1)保护用眼:少看书、少看电视。眼勿向上凝视,以免加重突眼和诱发斜视。戴有色眼镜防止强光及灰尘刺激,睡觉时用油纱布或眼罩保护眼睛。经常做转眼球运动,使眼部肌肉放松。

(2)正确使用眼药水。

(3)取高枕卧位,限制食盐以减轻局部水肿,必要时遵医嘱使用利尿药。

(四)护理指导

1. 起居指导　保持居室安静,限制访视,避免外来刺激,满足患者基本生理及安全需要。帮助患者合理安排作息时间,白天适当活动,夜间充足睡眠。

2. 饮食指导　合理安排膳食,增加热量。

(1)饮食以高热量、高蛋白、高维生素、适量脂肪和钠盐为原则。忌烟酒、浓茶、咖啡。少食含碘食物及中药。

(2)适当增加动物内脏、新鲜绿叶蔬菜,或补充维生素制剂。

(3)适当控制纤维素多的食物。甲亢患者常有腹泻现象,如过多供给富含纤维素的食品会加重腹泻。

3. 情志疏导　使患者保持心情舒畅,避免忧思恼怒等情志刺激,鼓励患者听慢节奏、轻松愉快的音乐,使之心情平和,气机条达。

4. 用药指导

(1)用药期间禁食以下食物:①辛辣食物,如辣子、生葱、生蒜。②禁忌海味,如海带、海虾、带鱼。③禁浓茶、咖啡、烟酒。

(2)遵医嘱定期查血常规及肝功能。

三、出院前健康宣教

1. 强调抗甲状腺药物长期服用的重要性,不得任意停服或减量,遵医嘱用药。

2. 定期到医院复查血常规、肝功能、甲状腺功能等。

3. 妊娠期患者严格在医师指导下用药。

4. 每日清晨卧床时自测脉搏,定期测量体重,脉搏减慢、体重增加是治疗有效的重要标志。

5. 每隔1~2个月门诊随访做甲状腺功能测定。

6. 病情自我监测。原有症状加重,出现严重乏力、烦躁、发热(39℃以上)、多汗、心悸、心率达120次/分以上,伴纳减、恶心、腹泻等应警惕甲状腺危象的发生。

7. 出院带的药物是＿＿＿＿,＿＿＿＿,＿＿＿＿。请您按时足量服用。如有疑问请电话咨询。

8. 请您保留好"出院复诊提示卡",留下准确的1~2个电话号码或邮箱,以便我们进行随访。

9. 您下次复查的时间是:20 _____ 年 _____ 月 _____ 日,星期 _____。

10. 您的主治医师是 _____,坐诊时间是周 _____ 上午,周 _____ 下午,请您预约就诊。

第四节 虚劳(甲状腺功能减退症)患者健康宣教流程及内容

一、入院日健康宣教

1. 您的主管医生 _____、_____。护士长 _____。责任护士 _____、_____。

2. 病房环境及规章制度宣教,包括环境、物品摆放、陪护、探视、禁用电器、呼叫器使用、被服数量,以及床档、餐板的使用等。

3. 住院期间请您穿患者服。佩戴腕带,出院时才可以取下。

4. 在给药及治疗前,护士要核对您的身份:①问您姓名;②核对腕带。

5. 为了您的用药安全,请按时服用口服药。不要将口服药放在抽屉里,因口服药的外包装已去除,易受潮及变质。

6. 入院检查及注意事项:①如需要明晨空腹抽血查血常规、血生化系列、凝血系列、感染系列、甲状腺功能及做腹部 B 超者,请您在夜间 12 点后不要吃任何东西及喝水,以免影响检查结果。②明晨请留取二便标本。③做心电图时请摘下手表,不要讲话。

7. 戒除不良嗜好:①戒烟。烟草中的主要有害物质尼古丁有收缩血管的作用,会引起心、脑、肾等脏器的病变。②限酒。乙醇直接损害人体肝脏。

8. 患者危险因素的评估及宣教,包括压疮、跌倒、烫伤、冻伤、坠床等。请您理解床旁悬挂各种安全标识的目的和意义,并给予协助和支持。

9. 您目前的饮食是
□流食 □半流食 □普食 □糖尿病饮食 □低盐 □低脂 □禁食

二、住院期间健康宣教

(一)疾病概念

虚劳又称虚损,是以脏腑亏损、气血阴阳虚衰、久虚不复成劳为主要病机,以五脏虚证为主要临床表现的多种虚弱证候的总称。

(二)辨证宣教

1. 脾肾阳虚证

(1)起居:注意保暖,避风寒,适寒温,可适当参加户外散步。

(2)饮食:宜清淡。

(3)情志:保持情绪稳定、舒畅乐观,注意休息、劳逸适度。

2. 心肾阳虚证

(1)起居:嘱患者注意休息,防止过度劳累,合理安排作息时间,适量运动如练导引术、打太极拳等活动。

(2)饮食:宜清淡、高蛋白饮食。忌辛辣厚味、过分滋腻、生冷不洁之物。

(3)情志:保持情绪舒畅。

3. 气血两虚证

(1)起居:注意休息,不宜劳累,注意保暖。

(2)饮食:宜性温食物。忌食寒凉生冷食物。

(3)情志:保持心情舒畅。

(三)护理指导

1. 起居指导

(1)病室环境清洁、舒适、安静,保持室内空气新鲜,温湿度适宜。生活起居避寒保暖,晨练宜饭后进行。

(2)搓手暖脚促循环。甲减患者末梢循环不好,容易手足发凉,四肢欠温,在天气寒冷时,这些身体暴露的部位就更容易受寒。

2. 饮食指导

(1)给予高热量、高蛋白、易消化的低盐饮食。可多食韭菜、山药以温阳健脾。少吃寒凉生冷之品,如冷饮、苦瓜、西瓜、菊花茶等。

(2)因缺碘引起的甲减,需选用适量海带、紫菜,可用碘盐、碘酱油、碘蛋和面包加碘。炒菜时要注意,碘盐不宜放入沸油中,以免碘挥发而降低碘浓度。

(3)忌食用生甲状腺肿物质,如卷心菜、白菜、油菜、木薯、核桃等,以免发生甲状腺肿大。

(4)限制脂肪和富含胆固醇的饮食。

(5)有贫血者应补充富含铁质的食物,如动物肝脏。

3. 用药须知

(1)应用甲状腺制剂治疗时,应按医嘱递增药量,严密观察药物疗效及其不良反应。如出现心动过速、失眠、兴奋、多汗等症状时,应遵照医嘱减量或暂时停药。

(2)在服药期间应注意的事项:①禁忌辛辣食物,如辣椒、生葱、生蒜。②禁忌浓茶、咖啡、烟酒。③合理使用含碘盐。

4. 情志疏导 保持情绪稳定、舒畅乐观。

(四)评估

1. 观察乏力程度。

2. 观察尿量。

3. 观察全身浮肿及消退情况。

三、出院前健康宣教

1. 预防甲减的发生,如地方性缺碘者可服用碘盐,药物引起者应调整剂量或调药。注意个人卫生,冬季要保暖,避免出入公共场所,以预防感染和创伤。慎用催眠、镇静、镇痛、麻醉等药物。

2. 保持情绪稳定、舒畅乐观,注意休息、劳逸适度。

3. 要保持良好的卫生习惯和生活方式。

4. 坚持服药的重要性,用药的作用及注意事项。

5. 避风寒、调饮食、慎起居、适劳逸、舒情志。

6. 出院带的药物是_____,_____,_____。请您按时足量服用。如有疑问请电话咨询。

7. 请您保留好"出院复诊提示卡",留下准确的 1~2 个电话号码或邮箱,以便我们进行随访。

8. 您下次复查的时间是:20_____年_____月_____日,星期_____。

9. 您的主治医生是_____,坐诊时间是每周_____上午,周_____下午,请您预约就诊。

第十八章 风湿免疫科中医健康教育流程

第一节 虚劳(慢性再生障碍性贫血)
患者健康宣教流程及内容

一、入院日健康宣教

1. 您的主管医生_____、_____。护士长_____。责任护士_____、_____。

2. 病房环境及规章制度宣教,包括环境、开水间、厕所、护士站、医生办公室、本院餐厅的位置。每天下午餐厅有人来订餐。物品摆放、陪护、探视、禁用电器、呼叫器使用、被服数量,以及床档的使用等。

3. 住院期间请您穿患者服。佩戴腕带,出院时才可以取下。

4. 紫外线灯的位置。因紫外线对眼睛及皮肤有损伤,不要自己打开。

5. 在给药及治疗前,护士要核对您的身份:①问您姓名;②核对腕带。

6. 为了您的用药安全,请按时服用口服药。不要将口服药放在抽屉里,因口服药的外包装已去除,易受潮及变质。

7. 入院检查及注意事项:①需明晨空腹抽血及做腹部B超者,请您在夜间12点后不要吃任何东西及喝水,以免影响检查结果。请明晨留取二便标本。②做心电图时请摘下手表,不要讲话。

8. 戒除不良嗜好:①戒烟。烟草中的主要有害物质尼古丁有收缩血管的作用,会引起心脑肾等脏器的病变。②限酒。乙醇直接损害人体肝脏。

9. 患者危险因素的评估及宣教,包括压疮、跌倒、烫伤、冻伤、坠床等。请您理解床旁悬挂各种安全标识的目的和意义,并给予协助和支持。

10. 伴随疾病的宣教:糖尿病需低糖、冠心病需低脂、高血压需低盐饮食等。

11. 您目前的饮食是

□流食 □半流食 □普食 □糖尿病饮食 □低盐 □低脂 □禁食

二、住院期间健康宣教

(一)疾病概念

慢性再生障碍性贫血是指骨髓未能生产足够或新的细胞来补充血液细胞的情况。

一般来说,贫血是指低的红细胞统计,但患有再生障碍性贫血的患者会在三种血液细胞种类(红细胞、白细胞及血小板)均出现低统计的情况。

(二)辨证宣教

1.头晕乏力

(1)注意休息,保证充足的睡眠:头晕乏力明显者,卧床休息。

(2)做好安全护理,预防跌倒损伤。

(3)密切观察贫血症状的轻重,如面色、睑结膜、口唇、甲床苍白程度及自觉症状。

(4)心悸气短明显者,遵医嘱给予氧气吸入及输血治疗。

(5)遵医嘱耳穴贴压,取心、神门、交感、皮质下、内分泌、枕、额等穴。粒细胞缺乏($<0.5 \times 10^9$/L)患者禁用。

(6)遵医嘱穴位按摩或艾灸,取肾俞、脾俞、足三里等穴。

(7)遵医嘱中药足浴。

2.出血　注意观察皮肤黏膜、口腔、头部有无不适,二便情况等,以了解出血情况。

(1)皮下出血:做好皮肤护理,治疗或注射后穿刺局部应按压15分钟以上,避免出血。

(2)鼻衄:协助患者取坐位或半卧位,报告医师,向鼻中隔方向压迫鼻翼止血,血不止者遵医嘱用云南白药棉球或1∶1 000肾上腺素棉球填塞鼻腔压迫止血,仍不止者请耳鼻喉科医生诊治。遵医嘱耳穴贴压,取内鼻、肺、肾上腺、额等穴,粒细胞缺乏患者禁用。

(3)齿衄:报告医师,遵医嘱用棉棒蘸止血药物局部按压,或用云南白药/三七粉棉球外敷牙龈。

(4)便血:报告医师,绝对卧床,密切监测生命体征,切忌下床排便,排便时勿用力。做好肛门及周围皮肤的护理。

3.发热

(1)准确监测、记录体温。

(2)高热者可给予物理降温,遵医嘱给予退热药物,热退汗出时,及时更换衣物,防止受凉。耳穴贴压,取肺、交感、耳尖等穴,粒细胞缺乏患者禁用。穴位按摩,取合谷、曲池、耳尖等穴,有出血倾向的患者禁用。

(3)注意休息,限制陪护和探视,粒细胞缺乏患者入住层流病床。

(4)肾痛。

(5)肛周湿毒者(肛周感染),遵医嘱中药局部熏洗湿敷。

(三)护理指导

1.情志疏导

(1)语言疏导法:责任护士多与患者沟通,鼓励病友间多沟通、多交流,家属多陪伴患者。

(2)移情易志法:听音乐、看电视等以分散患者注意力,调节其心境情志。

(3)向患者介绍治疗效果好的病例,树立战胜疾病的信心。

2.生活起居

(1)适当活动,勿过煎,贫血严重者,绝对卧床休息。

(2)肾阳虚者多穿衣盖被,双足置热水袋,以热助阳。阴虚怕热,病室宜阴面。

(3)预防外邪入侵,注意做好口腔、皮肤及二阴的护理:戴口罩、漱口、便后用温水清洗肛周,注意经期卫生。避免磕碰,用软毛牙刷刷牙,勿用牙签剔牙,勿挖鼻孔,饮食干净卫生,室内经常通风。

3.饮食指导

(1)肾阴虚证:宜食滋阴补肾、填精益髓的食品,如瘦肉、山药、黑豆、海带、海参、果仁等,忌辛辣刺激之品。便血者暂禁食。

(2)肾阳虚证:宜食温阳补肾,填精益髓的食品,如牛脊髓、黑芝麻、虾、猪肾、黑豆、黑米、核桃等,忌生冷寒凉之品。

(3)肾阴阳两虚证:滋阴壮阳,填精益髓的食品,如猪肾、羊肾、乌鸡、枸杞子、虾等,忌辛辣、生冷寒凉之品。

(4)发热患者多饮水或果汁,如西瓜汁、梨汁,或用鲜芦根煎汤代茶饮,脾胃虚寒者慎用。

(5)有出血倾向患者避免食用硬固或带骨刺的食品,如油条、坚果、排骨、鱼虾等。

(四)评估

1.注意观察皮肤黏膜、口腔、头部有无不适,二便情况等,以了解出血情况。

2.测量体温。

三、出院前健康宣教

1.中止不良的生活习惯,避免接触有害物质。

2.慎起居,避寒暑。

3.进食有规律,勿暴饮暴食。

4.勿劳累,适当锻炼,增强体质。

5.坚持治疗,不擅自停药,按时复诊,病情变化及时就诊。若出现头痛、呕吐、视物模糊,提示有颅内出血的可能,应立即呼叫"120"来院就诊。

6.出院带的药物是_____,_____,_____。请您按时足量服用,如有疑问请电话咨询。

7.您下次复查的时间是:20_____年_____月_____日,星期_____。

8.您的主治医师是_____,门诊时间为周_____上午,周_____下午,请您预约就诊。

第二节 虚劳(急性白血病)患者健康宣教流程及内容

一、入院日健康宣教

1.您的主管医生_____、_____。护士长_____。责任护士_____、_____。

2.病房环境及规章制度宣教,包括环境、开水间、厕所、护士站、医生办公室、本院餐厅的位置。每天下午餐厅有人来订餐。物品摆放、陪护、探视、禁用电器、呼叫器使用、被服数量,以及床档的使用等。

3.住院期间请您穿患者服。佩戴腕带,出院时才可以取下。

4.紫外线灯的位置,因紫外线对眼睛及皮肤有损伤,不要自己打开。

5.在给药及治疗前,护士要核对您的身份:①问您姓名;②核对腕带。

6.为了您的用药安全,请按时服用口服药。不要将口服药放在抽屉里,因口服药的外包装已去除,易受潮及变质。

7.入院检查及注意事项:①需明晨空腹抽血及做腹部 B 超者,请您在夜间 12 点后不要吃任何东西及喝水,以免影响检查结果。请次日早晨留取二便标本。②做心电图时请摘下手表,不要讲话。

8.戒除不良嗜好:①戒烟。烟草中的主要有害物质尼古丁有收缩血管的作用,会引起心、脑、肾等脏器的病变。②限酒。乙醇直接损害人体肝脏。

9.患者危险因素的评估及宣教,包括压疮、跌倒、烫伤、冻伤、坠床等。请您理解床旁悬挂各种安全标识的目的和意义,并给予协助和支持。

10.伴随疾病的宣教:糖尿病需低糖、冠心病需低脂、高血压需低盐饮食等。

11.您目前的饮食是
□流食 □半流食 □普食 □糖尿病饮食 □低盐 □低脂 □禁食

二、住院期间健康宣教

(一)疾病概念

髓劳(急性白血病)是造血干细胞的恶性克隆性疾病,发病对骨髓中异常的原始细胞及幼稚细胞大量增值,蓄积于骨髓并抑制正常造血,广泛浸润肝脾淋巴结等髓外气管,表型为感染、贫血、出血、浸润等征象。

(二)辨证宣教

1.疲乏无力

(1)注意休息,适当活动,重度贫血者,卧床休息,限制探视。

(2)注意观察患者的面色、皮肤和黏膜以及自觉症状,监测血红蛋白值及白细胞、粒细胞、血小板计数等。

2.发热

(1)密切观察患者体温变化,准确监测、记录体温。

(2)高热者可给予物理降温,遵医嘱给予退热药物,热退汗出时,及时更换衣裤、被褥,防止受凉。

(3)充分休息,限制陪护和探视,粒细胞缺乏的患者可入住层流病床。

(三)护理指导

1.起居指导

(1)病室安静整洁,适时开窗通风。

(2)充分休息,限制陪住和探视,重症患者卧床休息,粒细胞缺乏的患者实行保护性隔离。

(3)指导患者建立良好的生活习惯,保持口腔清洁,经常漱口,用软毛牙刷刷牙,避免挖鼻孔、用力擤鼻涕等。

(4)指导患者保持大便通畅,便后用温水清洗肛周,女性患者注意经期卫生。

(5)指导患者适度活动,避免磕碰、外伤,洗浴用水不宜过热,不可用力搔抓皮肤,保持皮肤清洁。

2.情志疏导

(1)向患者及家属讲解疾病的相关知识,如发病诱因、治疗方法及化疗时注意事项等,使患者正确面对疾病,积极配合治疗和护理。

(2)注意调节情志,宜平淡静志,避免七情过激和外界不良刺激,可采用移情疗法、暗示疗法等,及时发泄抑郁情绪,化郁为畅。

(3)定期组织病友会,患者通过沟通交流,增强树立战胜疾病的信心。

3.饮食指导

(1)热毒炽盛证:宜进清热解毒、凉血止血食品,多饮清凉饮料,多食偏凉的蔬菜水果,如西瓜汁、冬瓜汤、绿豆汤、丝瓜、苦瓜、藕汁、荠菜等,忌食辛辣刺激之品如羊肉、辣椒等。

(2)气阴两虚证:宜进益气养阴,清热解毒的食品,如鱼、蛋、大枣、猪瘦肉、山药等,少食硬固、煎炸之品。

(3)气血双亏证:宜进补气养血解毒的食品,如大枣、山药、鱼、蛋等,忌食硬固之品。

(4)发热患者多饮水或果汁,如西瓜汁、梨汁或用鲜芦根煎汤代茶饮,汗出较多者,可适量饮用淡盐水,脾胃虚寒者慎用。

(5)贫血患者宜食富含铁的食品,如黑豆、芝麻酱、蛋黄、猪肝等。

(6)有出血倾向患者避免食用硬固或带骨刺的食品,如坚果、排骨、鱼虾等。

（四）自我监测

1.学会自我观察贫血、出血、感染的症状。

2.若出现头痛、呕吐、视力模糊，提示有颅内出血的可能，应立即呼救医护人员。

（五）用药宣教

1.长春新碱的不良反应有外周神经症状，如手指及足趾麻木、腱反射迟钝或消失、外周神经炎；腹痛、便秘、麻痹性肠梗阻偶见；脱发；偶见血压的改变。长春新碱对局部组织有刺激作用，药液不能外漏，否则会引起局部坏死。

2.服用泼尼松者，不可擅自加量及减量。长期服用可引起向心性肥胖、多毛、满月脸、痤疮、浮肿、低血钾、糖尿病、诱发和加重溃疡等。

3.服用中药不宜温度太高，以温服为宜；发热、出血者还可以凉服。

三、出院前健康宣教

1.戒除不良的生活习惯，避免接触有害物质。

2.慎起居，避寒暑。

3.进食有规律，勿暴饮暴食。

4.勿劳累，适当锻炼，增强体质。

5.坚持治疗，不擅自停药，按时复诊，病情变化及时就诊。若出现头痛、呕吐、视物模糊，提示有颅内出血的可能，应立即呼叫"120"来院就诊。

6.出院带的药物是_____，_____，_____。请您按时足量服用，如有疑问请电话咨询。

7.您下次复查的时间是:20 _____年_____月_____日，星期_____。

8.您的主治医师是_____，坐诊时间为周_____上午，周_____下午，请您预约就诊。

第三节 紫癜（免疫性血小板减少症）患者健康宣教流程及内容

一、入院日健康宣教

1.您的主管医生_____、_____。护士长_____。责任护士_____、_____。

2.病房环境及规章制度宣教，包括环境、开水间、厕所、护士站、医生办公室、本院餐厅的位置。每天下午餐厅有人来订餐。物品摆放、陪护、探视、禁用电器、呼叫器使用、被服数量，以及床档的使用等。

3.住院期间请您穿患者服。佩戴腕带，出院时才可以取下。

4. 紫外线灯的位置,因紫外线对眼睛及皮肤有损伤,不要自己打开。

5. 在给药及治疗前,护士要核对您的身份:①问您姓名;②核对腕带。

6. 为了您的用药安全,请按时服用口服药。不要将口服药放在抽屉里,因口服药的外包装已去除,易受潮及变质。

7. 入院检查及注意事项:①需明晨空腹抽血及做腹部 B 超者,请您在夜间 12 点后不要吃任何东西及喝水,以免影响检查结果。请明晨留取二便标本。②做心电图时请摘下手表,不要讲话。

8. 患者危险因素的评估及宣教,包括压疮、跌倒、烫伤、冻伤、坠床等。请您理解床旁悬挂各种安全标识的目的和意义,并给予协助和支持。

9. 您目前的饮食是

□流食　□半流食　□普食　□糖尿病饮食　□低盐　□低脂　□禁食

二、住院期间健康宣教

(一)疾病概念

免疫性血小板减少症是一种获得性自身免疫性出血性疾病,血小板计数减少,多伴有皮肤斑点或瘀斑,或伴有鼻衄、齿衄、便血、尿血、月经过多等黏膜出血的病证。

(二)辨证宣教

1. 皮肤紫癜　观察皮肤色泽和紫癜分布情况,以了解疾病发展情况。加强皮肤护理,定期修剪指甲,避免抓伤引起感染。进行医疗技术操作时动作要轻,如必须注射给药时,局部应有效的按压。

2. 鼻衄　协助患者取坐位或半卧位,报告医师,向鼻中隔方向压迫鼻翼止血,血不止者遵医嘱用云南白药棉球填塞鼻腔,如出血量大且位置较深时请耳鼻喉科会诊填塞。

3. 齿衄　报告医师,遵医嘱用棉棒蘸止血药物局部按压,或用云南白药三七粉棉球外敷牙龈,做好口腔护理。

4. 便血　报告医师,卧床休息,切忌下床排便,排便时勿用力。保持大便通畅,做好肛门及周围皮肤的护理。

5. 尿血　报告医师,卧床休息,多饮水、勤排尿。

6. 月经过多　报告医师,卧床休息,注意会阴部卫生。

以上症状可遵医嘱选择穴位贴敷、中药涂擦等治疗。

(三)护理指导

1. 情志疏导

(1)安慰鼓励患者,向其介绍治疗效果好的病例,增强战胜疾病的信心。

(2)注意调节情志,可采用移情疗法、暗示疗法等,及时发泄抑郁情绪,防七情内伤。

2. 生活起居

(1)保持病室环境清洁,温湿度适宜,房间适时通风。

(2)患者注意休息,出血重者,卧床休息。

(3)床铺干燥平整清洁,衣被柔软舒适,不揉搓皮肤。

(4)注意安全,防磕碰,防跌仆,防坠床。

(5)保持口腔及皮肤的清洁,用软毛牙刷刷牙,漱口等。

3. 饮食指导

(1)血热妄行证:宜食清热解毒、凉血止血之品,如丝瓜、苦瓜、荠菜等,忌辛辣、油腻、坚硬食物。

(2)阴虚火旺证:宜食滋阴清火、凉血止血之品,如菠菜、山药、黄瓜、枸杞子等,忌辛辣刺激之品。

(3)气不摄血证:宜食健脾益气,摄血止血之品,如大枣、山药、莲子、黑木耳等。

(4)瘀血阻络证:宜食化瘀通络、活血止血之品,如芹菜、大白菜、葡萄、番茄、蘑菇等。

(四)评估

观察皮肤色泽和紫癜分布情况。

三、出院前健康宣教

1. 注意卧床休息,避免劳累。

2. 保持床铺干净平整清洁,衣被柔软舒适,不搓揉皮肤,避免诱发出血。

3. 注意安全,防磕碰,防跌仆,防坠床。

4. 保持口腔及皮肤清洁,用软毛牙刷刷牙。

5. 饮食宜食凉血止血之品,宜食软食。

6. 避免情绪激动及过度紧张、焦虑,保持情绪稳定,保持心情舒畅、乐观。

7. 出院带的药物是_____,_____,_____。请您按时足量服用。如有疑问请电话咨询。

8. 请您保留好"出院复诊提示卡",留下准确的 1~2 个电话号码或邮箱,以便我们进行随访。

9. 您下次复查的时间是:20 _____年_____月_____日,星期_____。

10. 您的主治医师是_____,坐诊时间为周_____上午,周_____下午,请您预约就诊。

第十九章　血液科中医健康教育流程

第一节　尪痹(类风湿关节炎)患者
健康宣教流程及内容

一、入院日健康宣教

1. 您的主管医生＿＿＿＿＿、＿＿＿＿＿。护士长＿＿＿＿。责任护士＿＿＿＿＿、
＿＿＿＿。

2. 病房环境及规章制度宣教,包括环境、物品摆放、陪护、探视、禁用电器、呼叫器使用、被服数量,以及床档、餐板的使用等。

3. 住院期间请您穿患者服。佩戴腕带,出院时才可以取下。

4. 在给药及治疗前,护士要核对您的身份:①问您姓名;②核对腕带。

5. 为了您的用药安全,请按时服用口服药。不要将口服药放在抽屉里,因口服药的外包装已去除,易受潮及变质。

6. 检查及注意事项:需要明晨空腹抽血或做腹部 B 超时,请您在夜间 12 点后不要吃任何东西及喝水,以免影响检查结果,请明晨留取二便标本。

7. 您目前的饮食是
□流食　□半流食　□普食　□糖尿病饮食　□低盐　□低脂　□低嘌呤
□特殊饮食

二、住院期间健康宣教

(一)疾病概念

尪痹(类风湿关节炎)系风、寒、湿邪客于关节,气血痹阻所致的骨关节疾病,以小关节疼痛、肿胀、晨僵为特点,多见于中老年人。

(二)辨证宣教

1. 晨僵　注意防寒保暖,必要时佩戴手套、护膝、袜套、护腕等。晨起用力握拳再松开,交替进行 50~100 次(手关节锻炼前先温水浸泡);床上行膝关节屈伸练习 30 次。

2. 关节肿痛　疼痛剧烈的患者,以卧床休息为主,受损关节保持功能位。局部保暖并在关节处加护套。勿持重物,可使用辅助工具,减轻对受累关节的负重。

3. 关节畸形　防止跌倒或其他意外事件发生。

4. 疲乏无力　急性期多卧床休息,恢复期适量活动,防止劳累,减少弯腰、爬高、下蹲等动作。

（三）辨证分型

1. 湿热痹阻证　关节肿胀,疼痛,触之发热,皮色发红。关节屈伸不利,晨僵,发热,口渴,咽痛,汗出,小便黄,大便干。舌质红,苔黄厚、腻,脉滑数或弦滑。

2. 寒热错杂证　关节肿胀,疼痛,局部发热,恶风寒。关节屈伸不利,晨僵,身热不扬,口渴,汗出,阴雨天加重,肢体沉重。舌质红,苔薄白,脉弦。

3. 肝肾亏虚证　关节酸痛,或隐痛,肿胀,或有关节变形。关节屈伸不利,晨僵,腰膝酸软,乏力,五心烦热,口干咽燥,盗汗,头晕耳鸣。舌质淡红,苔薄白,脉沉细数。

4. 痰瘀痹阻证　关节疼痛,夜间明显,肿胀,按之发硬,关节强直畸形。关节屈伸不利,晨僵,皮下硬节,关节局部肤色晦暗,肌肤干燥无光泽,或肌肤甲错,妇女月经量少或闭经。舌质黯红,有瘀斑或瘀点,苔白腻,脉涩或弦滑。

（四）护理指导

1. 起居指导

（1）居室环境宜温暖向阳、通风、干燥,避免接触寒冷刺激。

（2）避免小关节长时间负重,避免不良姿势,减少弯腰、爬高、蹲起等动作。

（3）每日适当晒太阳,用温水洗漱,坚持热水泡足,足滑膜炎重者、肿者不宜使用。

（4）卧床时保持关节功能位,行关节屈伸运动。

2. 情志疏导

（1）多与患者沟通,了解其心理状态,及时给予心理疏导。同时鼓励患者与他人多交流。

（2）鼓励家属多陪伴患者,给予情感支持。

3. 服药须知

（1）非甾体抗炎药（NSAIDs）:不良反应主要是胃黏膜损害,如胃痛、消化不良、甚至胃溃疡、出血、穿孔,故建议在饭后短期服用。

（2）糖皮质激素:具有强大的抗炎作用,能迅速消除关节肿胀,减轻疼痛、晨僵,应严格遵循医嘱,不能擅自增减剂量或是停药。

（3）慢作用抗风湿药:柳氮磺吡啶（SASP）、羟氯喹、氯喹、反应停等以及免疫抑制剂如氨甲蝶呤（MTX）、环磷酰胺（CTX）、硫唑嘌呤等药物长期应用副作用较多,如:肝损,骨髓抑制,肺间质病变等,需在专科医师指导下选用,并定期复查血象、肝肾功。

（4）生物制剂:可调节机体的免疫反应,抑制机体的炎症反应,疗效较好。

4. 饮食指导

（1）湿热痹阻证:宜食祛风除湿、通络止痛的食品,如鳝鱼、薏苡仁、木瓜、樱桃等。食疗方:薏仁粥、葱豉汤。

(2)寒热错杂证:宜食祛风散寒、清热通络的食品,如牛肉、山药、枣、红糖、红小豆等。食疗方:红枣山药粥、黄酒烧牛肉等。

(3)肝肾亏虚证:宜食补益肝肾、强筋通络的食品,如甲鱼、山药、枸杞子、鸭肉、鹅肉、芝麻、黑豆等。食疗方:山药芝麻糊、枸杞鸭汤等。

(4)痰瘀痹阻证:宜食祛痰逐瘀、通络止痛的食品,如山楂、桃仁、陈皮、薏苡仁、绿豆等。食疗方:薏苡仁桃仁汤、山芋薏仁粥等。

(五)保健疗法

1.风寒湿痹　遵医嘱用艾灸、隔姜灸、拔火罐等以祛寒止痛和络。也可外贴麝香虎骨膏、伤湿止痛膏,当归和汾酒按摩。

2.热痹(红肿热痛)　遵医嘱用黄金膏外敷,也可用牛膝、黄芩煎水,稍冷后外洗患处,有清热解毒止痒作用。

3.针刺疗法　行痹可针刺曲池、尺泽、合谷、外关、环跳、阳陵泉等以疏通经络,调整气血。痛痹应加刺肾俞、关元以振奋阳气,驱散寒邪。着痹应加刺足三里、商丘以振奋脾土化湿。热痹应加刺大椎等以散热。

(六)评估

1.观察晨僵持续的时间、程度及受累关节。

2.观察疼痛性质、部位、程度、持续时间及伴随症状。

三、出院前健康宣教

1.自我调畅情志,怡神悦志。

2.关节功能康复

(1)早期进行有规律的主动或被动关节锻炼活动,锻炼前应先进行理疗如热水袋、热浴等,可增加局部血液循环,使肌肉松弛,有轻度止痛的效果。

(2)无力起床者,可仰卧床上,自动将股四头肌进行收缩和弛张交替运动,每日早、中、晚各练一回,每回从5~10次增加至50次,有困难的可给帮助。

3.遵医嘱服药治疗,注意服药后的不良反应,如胃肠道反应及是否有出血倾向等。

4.出院带的药物是_____,_____,_____。请您按时足量服用。如有疑问请电话咨询。

5.请您保留好"出院复诊提示卡",留下准确的1~2个电话号码或邮箱,以便我们进行随访。

6.您下次复查的时间是:20_____年_____月_____日,星期_____。

7.您的主治医师是_____,坐诊时间是每周_____上午,周_____下午,请您预约就诊。

第二节 脊痹(强直性脊柱炎)患者健康宣教流程及内容

一、入院日健康宣教

1. 您的主管医生_____、_____。护士长_____。责任护士_____、_____。

2. 病房环境及规章制度宣教,包括环境、物品摆放、陪护、探视、禁用电器、呼叫器使用、被服数量,以及床档、餐板的使用等。

3. 住院期间请您穿患者服。佩戴腕带,出院时才可以取下。

4. 在给药及治疗前,护士要核对您的身份:①问您姓名;②核对腕带。

5. 为了您的用药安全,请按时服用口服药。不要将口服药放在抽屉里,因口服药的外包装已去除,易受潮及变质。

6. 检查及注意事项:需要明晨空腹抽血或做腹部B超时,请您在夜间12点后不要吃任何东西及喝水,以免影响检查结果,请明晨留取二便标本。

7. 您目前的饮食是

□流食 □半流食 □普食 □糖尿病饮食 □低盐 □低脂 □低嘌呤
□特殊饮食

二、住院期间健康宣教

(一)疾病概念

脊痹(强直性脊柱炎)是因先天不足、后天劳顿,致肾督亏虚、复感邪气,以脊柱、四肢关节疼痛、僵硬、活动不利甚至强直变形的一种疾病。

(二)辨证宣教

1. 晨僵 宜卧硬板床。晨起时可先做一下四肢拉伸运动,比如取仰卧位,双手尽量往后伸直,用鼻吸气,用口呼气,身体维持5秒不动。膝胸运动:仰卧位,双足着床板,屈膝,双手抱膝拉向胸前,单膝运动2~3次,放松,双膝运动2~3次,放松,如此反复,直到僵硬消失为止。扩胸运动:缓解紧张的肌肉和关节的灵巧度,晨僵的症状会慢慢减弱。

2. 脊柱痛 晨起或睡前俯卧15~20分钟,可减轻疼痛。疼痛剧烈的患者,以卧床休息为主,尽量避免促成屈曲畸形的体位。做好脊柱保暖,防止受凉。

3. 关节肿痛 疼痛剧烈的患者,以卧床休息为主,受损关节保持功能位,适当进行功能锻炼。局部保暖并在关节处加护套。勿持重物,可使用辅助工具,减轻对受累关节的负重。

4. 疲乏无力 急性期多卧床休息,恢复期适量活动,防止劳累,减少长时间机械活动。

(三)辨证分型

1. 湿热痹阻证 腰骶部疼痛,脊背疼痛,腰脊活动受限,晨僵,膝、踝等外周关节肿痛灼热。舌质红,苔黄腻,脉濡数。

2.寒湿痹阻证　腰骶部、脊背冷痛,腰脊活动受限,部位固定,晨僵,遇冷加重,得热减轻。舌淡苔白,脉弦紧。

3.痰瘀毒滞证　腰骶部、脊背疼痛,腰脊活动受限,晨僵,局部刺痛明显,固定不移,入夜尤甚。舌暗苔白,脉沉细或弦涩。

4.肾虚督空证　腰骶部、脊背疼痛,腰脊活动受限,晨僵,遇劳加重,畏寒喜暖,手足不温,可伴有足跟痛。舌淡苔白,脉沉细。

(四)护理指导

1.起居指导

(1)嘱患者注意保暖,并尽量选择向阳的居室居住,保持室内干燥、温暖、空气新鲜,温水洗手、洗脚,避免衣物潮湿,戒烟酒。

(2)对于有髋关节病变患者,无负重的情况下进行肢体活动,病变严重者应进行腋拐行走。

(3)病情较重的卧床患者,应有护理人员协助患者在床上进食、床上浴、床上大小便,并保持患者身体清洁、按时帮助患者翻身,防止压疮及坠积性肺炎的发生。

(4)指导患者在日常生活与工作中,注意对脊柱的保健,宜卧硬板床,取仰卧位、低枕。工作时要做到脊柱姿势正确,避免长时间伏案工作,定期测量身高,了解脊柱弯曲程度。同时还要防止寒冷等不良因素的刺激。

2.情志疏导

(1)了解患者的情绪,使用言语开导法做好安慰工作,保持情绪平和、神气清净。

(2)用移情疗法,转移或改变患者的情绪和意志,舒畅气机、怡养心神,有益患者的身心健康。

(3)疼痛时出现情绪烦躁,使用安神静志法,要患者闭目静心全身放松,平静呼吸,以达到周身气血流通舒畅。

3.服药须知

(1)祛风利湿药宜饭后半小时服用,以减少胃肠道刺激。

(2)止痛药应遵医嘱,防止产生药物依赖。

(3)服用激素类药物时,应严格遵循医嘱,不得随意增减剂量或停用药物。

4.饮食指导

(1)湿热痹阻证:饮食宜以清热利湿食品为主,多食清淡、易消化的食物,如丝瓜、绿豆、冬瓜、苋菜等,多食新鲜水果,以生津止渴。

(2)寒湿阻滞证:应以温热食品为主,副食中可加适量葱、姜,禁生冷,忌食肥厚、油腻食品。

(3)痰瘀毒滞证:饮食宜清淡,忌食油腻、辛辣之品。

(4)肾虚督空证:饮食宜温服,可用补肾之品,如枸杞、山药等。

（五）保健疗法

1.寒湿阻滞者可用针灸治疗,可选艾灸、隔姜灸,以祛寒止痛和络。也可外敷温热药物以温经通络。

2.证属湿热者,可用牛膝、黄柏等煎水,稍冷后外洗患处,有清热利湿解毒的作用。

3.经络治疗可取膀胱经腧穴。合并坐骨神经痛者,可配合针刺疗法:选用环跳、委中、承山等穴。风湿寒邪偏盛者,用泻法;肝肾亏虚者用补法。每日1次。

（六）评估

1.观察晨僵持续的时间、程度及受累关节。

2.观察疼痛性质、部位、程度、持续时间及伴随症状。

三、出院前健康宣教

1.调情志,树立战胜疾病的信心。

2.劳逸结合,加强功能锻炼,促进关节功能康复。

(1)减少或避免引起持续性疼痛的体力劳动,定期测量身高。

(2)睡硬板床,多取仰卧位,避免促进屈曲畸形的体位。

3.出院带的药物是_____,_____,_____。请您按时足量服用。如有疑问请电话咨询。

4.请您保留好"出院复诊提示卡",留下准确的1～2个电话号码或邮箱,以便我们进行随访。

5.您下次复查的时间是:20_____年_____月_____日,星期_____。

6.您的主治医师是_____,坐诊时间为每周_____上午,周_____下午,请您预约就诊。

第三节　阴阳毒（系统性红斑狼疮）患者 健康宣教流程及内容

一、入院日健康宣教

1.您的主管医生_____、_____。护士长_____。责任护士_____、_____。

2.病房环境及规章制度宣教,包括环境、物品摆放、陪护、探视、禁用电器、呼叫器使用、被服数量,以及床档、餐板的使用等。

3.住院期间请您穿患者服。佩戴腕带,出院时才可以取下。

4.在给药及治疗前,护士要核对您的身份:①问您姓名;②核对腕带。

5.为了您的用药安全,请按时服用口服药。不要将口服药放在抽屉里,因口服药的外包装已去除,易受潮及变质。

6. 检查及注意事项:需要明晨空腹抽血或做腹部 B 超时,请您在夜间 12 点后不要吃任何东西及喝水,以免影响检查结果,请明晨留取二便标本。

7. 您目前的饮食是

□流食　□半流食　□普食　□糖尿病饮食　□低盐　□低脂　□低嘌呤
□特殊饮食

二、住院期间健康宣教

(一)疾病概念

系统性红斑狼疮(systemic lupus erythematosus,SLE)是一种累及多系统、多器官并有多种自身抗体出现的自身免疫性疾病。

(二)辨证宣教

1. 发热

(1)密切观察患者体温变化,准确监测、记录体温。

(2)高热者可在头部、腋下、腹股沟置冰袋,或使用冰毯机物理降温,遵医嘱给予退热药,热退汗出时,及时更换衣裤、被褥,防止受凉。

(3)保证休息,限制陪住和探视,避免交叉感染。

2. 关节肿痛

(1)观察疼痛性质、部位、程度、持续时间及伴随症状。

(2)疼痛剧烈的患者,以卧床休息为主,受损关节保持功能位,适当进行功能锻炼。

(3)局部保暖并在关节处加护套。

(4)勿持重物,可使用辅助工具,减轻对受累关节的负重。

3. 皮肤和黏膜受损

(1)保持皮损处局部清洁,宜用温水清洗,禁用冷水,避免化妆品和其他化学用品的刺激,局部不可搔抓,如皮损广泛,应防止感染。

(2)溃疡部位可用养阴生肌膜外贴。口腔溃疡者,进食时勿过烫、过咸、过甜、过硬,以减轻疼痛;进食后温水漱口,刷牙时应用软毛刷。如继发真菌感染,可选用 2.5% 碳酸氢钠溶液清洗口腔。外阴部糜烂、溃疡时,每日温水清洗,内裤宜柔软,每日更换。

(3)保持鼻腔湿润,忌用力抠挖鼻孔,防止加重出血。出血时应及时通知医护人员,可用吸收性明胶海绵塞鼻、棉球蘸山栀粉或云南白药塞鼻压迫止血,或遵医嘱给予麻黄素滴鼻。

4. 雷诺病

(1)加强四肢末端的保暖,勿接触冷水。冬天戴棉手套,避免接触冰雪或暴露在低温下;夏天症状相对较轻,亦注意保暖,不可贪凉接触冰、冷等低温物品。

（2）可经常行局部按摩,以活血行血。

（3）忌饮咖啡,忌烟酒。

（4）形寒肢冷者注意保暖,可艾叶煎水浴足,温阳通脉促进血液循环。

5. 胸闷、心悸

（1）协助患者取舒适卧位,加强生活护理,限制探视,减少气血耗损,保证充足的睡眠。

（2）予间断低流量吸氧,观察吸氧后的效果。

（3）嘱患者平淡情志,勿七情过极。保持情绪稳定,避免焦虑、紧张及过度兴奋。

（4）做好患者心理护理,消除其恐惧感,避免不良的情绪刺激,必要时让亲属陪伴给予亲情支持。

6. 尿少肢肿

（1）准确记录 24 小时出入量,限制摄入量（入量比出量少 200~300 mL）,正确测量每日晨起体重（晨起排空大、小便,穿轻薄衣服,空腹状态）。

（2）遵医嘱给予低盐、易消化、高维生素、高膳食纤维饮食,忌饱餐。选用有利尿作用的食品,如海带、西瓜等,也可用玉米须煎水代茶饮。

（3）做好皮肤护理,保持床单位整洁干燥,定时翻身,预防压疮。会阴部水肿患者做好会阴清洗,防止尿路感染,男性患者可予吊带托起阴囊防止摩擦,减轻水肿。下肢水肿者,可抬高双下肢,利于血液回流。

（4）应用利尿药后观察用药后效果,定期复查电解质,观察有无水、电解质紊乱。

（三）护理指导

1. 生活起居

（1）保持病室整洁舒适,温湿度适宜,空气新鲜。

（2）避免日晒和紫外线照射,外出活动最好安排在早上或晚上,尽量避免上午 10 点至下午 4 点日光强烈时外出。外出时应撑遮阳伞或戴宽边帽,穿浅色长袖和长裤。

（3）在寒冷季节应注意保暖,冬天外出戴好帽子、口罩,避免受凉,病情稳定期还可进行适当的保健强身活动。

2. 饮食指导

（1）热毒炽盛证:饮食宜清淡,多食水果如梨、甘蔗、西瓜、藕等,多食蔬菜,忌辛辣、香燥之品。

（2）气阴两伤证:忌食醇酒厚味等温燥伤阴的食物,如酒、牛、羊肉;饮食易消化、清淡以达清热、生津、滋阴的作用,如百合、大枣、乌鱼汤,清热降火,可进食新鲜蔬菜水果,如西瓜汁等,进食粗纤维食物,保持大便通畅。

（3）脾肾两虚证:饮食宜低盐,低于 3 g/d,多食健脾补肾之品,如莲子、百合、瘦肉、鸭蛋白、甲鱼、核桃等,以血肉有情之品补益气血,每晨温水冲服蜂蜜一匙,以润肠通便,通腑祛邪。

(4)肝肾阴虚证:宜服养阴生津之品,如藕、百合、沙参、麦冬,忌辛辣、香燥、热性食物。

3.情志疏导

(1)针对患者个体差异,与患者有效沟通,进行适当的健康教育,解除患者的情感障碍,使之能正确认识、对待疾病和自身形体变化,主动配合治疗和护理。

(2)鼓励患者的亲朋好友主动关心患者,给予精神支持。

(3)对于情志失调患者可以进行应试转移法和喜疗转移法。

(四)评估

观察疼痛性质、部位、程度、持续时间及伴随症状。

三、出院前健康宣教

1.注意保暖,尽量少去公共场所,避免劳累、感冒等,生活规律,避免熬夜。

2.病情稳定适当锻炼,如练导引、散步、打太极拳等,避免劳累。

3.避免日光直射,穿长衣长裤,戴宽边帽、打伞等。

4.遵医嘱坚持合理用药,正确理解药物不良反应及用药的必要性。育龄期妇女避免服用避孕药。

5.不接触某些化学制品(厨房清洁剂、去污剂、染发剂),必要时戴手套,正确使用护肤品。

6.出院带的药物是_____,_____,_____。请您按时足量服用。如有疑问请电话咨询。

7.请您保留好"出院复诊提示卡",留下准确的1~2个电话号码或邮箱,以便我们进行随访。

8.您下次复查的时间是:20_____年_____月_____日,星期_____。

9.您的主治医师是_____,坐诊时间为每周_____上午,周_____下午,请您预约就诊。

第二十章　肿瘤科中医健康教育流程

第一节　肺积(肺癌)患者健康
宣教流程及内容

一、入院日健康宣教

1. 您的主管医生_____、_____。护士长_____。责任护士_____、
_____。

2. 病房环境及规章制度宣教,包括环境、开水间、厕所、护士站、医生办公室、本院餐厅的位置。每天下午餐厅有人来订餐。物品摆放、陪护、探视、禁用电器、呼叫器使用、被服数量,以及床档的使用等。

3. 住院期间请您穿患者服。佩戴腕带,出院时才可以取下。

4. 紫外线灯的位置,因对眼睛及皮肤有损伤,不要自己打开。

5. 在给药及治疗前,护士要核对您的身份:①问您姓名;②核对腕带;③请您不要私自调动床位,如有什么需要请告诉我们,我们会尽量满足。

6. 为了您的用药安全,请按时服用口服药。不要将口服药放在抽屉里,因口服药的外包装已去除,易受潮及变质。

7. 入院检查及注意事项:①需明晨空腹抽血及做腹部 B 超者,请您在夜间 12 点后不要吃任何东西及喝水,以免影响检查结果。请明晨留取二便标本。②做心电图时请摘下手表,不要讲话。

8. 戒除不良嗜好:①戒烟。烟草中的主要有害物质尼古丁有收缩血管的作用,会引起心、脑、肾等脏器的病变。②限酒。乙醇直接损害人体肝脏。

9. 患者危险因素的评估及宣教,包括跌倒、烫伤、冻伤、坠床等。请您理解床旁悬挂各种安全标识的目的和意义,并给予协助和支持。

10. 您目前的饮食是

□流食　□半流食　□普食　□糖尿病饮食　□低盐　□低脂　□禁食

二、住院期间健康宣教

(一)疾病概念

肺癌是原发性支气管肺癌的简称,指原发于支气管黏膜或腺体的肿瘤,是最常见的

肺部原发性恶性肿瘤,也是目前世界上发病率和病死率排第一的恶性肿瘤。

(二)辨证宣教

1. 咳嗽/咳痰

(1)观察呼吸、咳嗽状况,有无咳痰,痰液的性质、颜色、量;遵医嘱雾化吸入后观察有无咳痰以及痰液的性质、颜色、量。

(2)保持病室空气新鲜、温湿度适宜,避免灰尘及刺激性气味。

(3)咳嗽胸闷者取半卧位或半坐卧位,少说话;痰液黏稠难咯者,可变换体位。

(4)协助翻身拍背(咯血及胸腔积液者禁翻身拍背),教会患者有效咳嗽、咳痰、深呼吸的方法。

(5)保持口腔清洁,咳痰后以淡盐水或漱口液漱口。

2. 咯血

(1)密切观察咯血的性质、颜色、量及伴随症状,监测生命体征、尿量、皮肤弹性等准确、及时记录。

(2)保持病室空气新鲜,温湿度适宜。

(3)指导患者不用力吸气、屏气、剧咳,喉间有痰轻轻咳出。

(4)少量咯血静卧休息;大量咯血绝对卧床,头低脚高位,头偏向健侧,尽量少语、少翻身。

(5)及时清除口腔积血,淡盐水擦拭口腔。

(6)消除恐惧、焦虑不安的情绪,禁恼怒、戒忧愁、宁心神。

3. 发热

(1)注意观察体温变化及汗出情况。

(2)病室凉爽,光线明亮,空气保持湿润。

(3)卧床休息,限制活动量,避免劳累。

(4)协助擦干汗液,温水清洗皮肤,及时更换内衣,切忌汗出当风。

(5)穴位按摩,可选择合谷、曲池或耳尖、大椎放血(营养状况差者慎用)。

4. 胸痛

(1)观察疼痛的性质、部位、程度、持续时间及伴随症状,遵医嘱予止痛剂后观察用药反应。

(2)保持环境安静,光线柔和,色调淡雅,避免噪声及不必要的人员走动。

(3)给予舒适体位,避免体位突然改变。胸痛严重者,宜患侧卧位。

(4)避免剧烈咳嗽,必要时用手按住胸部疼痛处,以减轻胸痛。

(5)指导采用放松术,如缓慢呼吸、全身肌肉放松、听舒缓音乐等。

5. 气促胸闷

(1)密切观察生命体征变化,遵医嘱给予吸氧。

（2）保持病室安静、空气新鲜、温湿度适宜,避免灰尘、刺激性气味。

（3）取半卧位或半坐卧位,减少说话等活动,避免不必要的体力消耗。

（4）与患者有效沟通,帮助其保持情绪稳定,消除紧张、焦虑等。

（5）教会患者进行缓慢的腹式呼吸。

（6）病情允许情况下,鼓励患者下床适量活动,以增加肺活量。

（7）遵医嘱协助胸腔穿刺抽水或胸腔药物灌注,治疗后观察症状、生命体征变化,指导患者进高热量、高营养及富含蛋白质的食物。

6. 便溏

（1）观察排便次数、量、性质及有无里急后重感。

（2）保持肛周皮肤清洁。

7. 纳呆

（1）病室空气流通、新鲜。

（2）做好心理疏导,化解不良情绪。

（3）遵医嘱耳穴贴压(耳穴埋豆),可选择脾、胃、交感等穴位。

（4）穴位按摩,可选择足三里、阳陵泉、内关、脾俞、胃俞等穴位。

（5）进食增加肠动力的食物,如苹果、番茄、白萝卜、菠萝等,忌肥甘厚味、甜腻之品,少食多餐。

8. 便秘

（1）指导患者规律排便,适度增加运动量。

（2）餐后 1～2 小时,以肚脐为中心顺时针腹部按摩,促进肠蠕动。

（3）指导患者正确使用缓泻剂。

（4）遵医嘱给予中药泡洗。

（5）进食富含膳食纤维的食物,如蔬菜、菱藕、粗粮等,适当增加液体的摄入。

9. 恶心呕吐

（1）保持病室整洁,光线色调柔和,无异味刺激。

（2）遵医嘱及时、准确给予止吐药物,必要时记录出入量。

（3）保持口腔及床单位清洁,协助淡盐水或漱口水漱口。

（4）体质虚弱或神志不清者呕吐时应将头偏向一侧,以免呕吐物误入气管,引起窒息。

（5）选择易消化的食物,如蔬菜、水果、山药、小米、百合等;少食多餐,每天 4～6 餐;避免进食易产气、油腻或辛辣的食物;呕吐后不要立即进食,休息片刻后进清淡的流食或半流食;频繁呕吐时,宜进食水果和富含电解质的饮料,以补充水分和钾离子。

（6）因呕吐不能进食或服药者,可在进食或服药前先滴姜汁数滴于舌面,稍等片刻再进食,以缓解呕吐。

(7)指导采用放松术,如聆听舒缓的音乐、做渐进式的肌肉放松等。

(8)遵医嘱耳穴贴压(耳穴埋豆),可选择脾、胃、神门等穴位。

(三)护理指导

1.起居指导　您应适劳逸,慎起居,进行适当的活动。轻症者可从事日常生活、学习和部分工作,适当从事一些力所能及的家务劳动。生活自理能力降低者可进行散步、早操、下棋等活动。卧床者可看电视、听音乐、看书报、做深呼吸、肢体局部运动、全身肌肉放松等活动,活动度以个人感觉到精力充足,不疲劳为宜。

2.情志疏导　畅情志,保持心情舒畅;护士会根据您的认知水平向您及家属讲解本病的病因、病机、基本发展过程及手术放、化疗的治疗过程。

3.饮食护理

(1)阴虚肺热证:饮食宜清热滋阴化痰及通便的食物,如藕粉、梨汁、藕汁等,中药宜凉服。

(2)肺脾两虚证:饮食宜润肺止咳,健脾消滞之品,如百合粥、莲子红枣汤、砂仁猪肚汤等,中药宜温服。

(3)肺肾两虚证:饮食宜清淡富营养之品,以滋养津液,如圆肉炖虫草汤,忌辛辣肥厚之品。胸闷气喘者取半卧位,梨汁、陈皮汁等少量多次服用以祛痰、消气平喘,中药宜温服。

(4)痰热壅肺证:注意饮食调养,宜清热化痰之品,如青、红萝卜猪肺汤、肉汤,中药宜凉服。

(5)气血双亏证:做好口腔护理;饮食宜温肾补脾之品,以大补元气,如人参、桂圆等,中药宜温热服。

4.放疗后膳食　宜滋阴养血,以新鲜蔬菜和汁多液盛的水果,如荸荠、杏仁、梨、枇杷、枸杞果、罗汉果、核桃仁、银耳、百合、海蜇、银鱼等。化疗后应补气血,如乌鱼、燕窝、香菇、冬虫夏草、大枣、动物肝脏等。您也可根据自己的喜好选择色、香、味适宜的食物,以少量多餐为宜。

5.中药服法　中药汤剂多宜温服,痰热壅肺者或凉服。服药后请您多饮水并观察体温变化及出汗情况。清热化痰药应少量频服,防呕吐时药物呛入气道造成呼吸困难。

6.防便秘法　当肺胃热盛时易便秘,您应每日训练定时排便。同时可遵医嘱用生大黄、番泻叶代茶饮或用温盐水灌肠,保持大便通畅,邪有出路。

7.自我调护　当您出现咳嗽、咯血、胸痛、呼吸困难、发热等不适时,应及时告诉医护人员。痰液较多时我们会为您诱导排痰。遵医嘱定期检查血常规,尤其是白细胞、血小板。

三、出院前健康宣教

1.注意防寒保暖,多到空气新鲜的环境中去活动,但勿到人多的公共场所,禁止吸烟。

2.您要坚持治疗,勿擅自停药。

3.当您感觉疼痛时可以遵医嘱饭后服用止痛药。

4.您需遵医嘱准确使用多种药物,以减轻化疗、放疗的毒性反应。不要操之过急,如出现白细胞、血小板过低、肝肾功能障碍时,应慎用化疗药物。通过调理情况改善后再进行治疗。

5.您及家属均应认识到疾病的治疗是艰巨、长期的过程,需要社会保障体系的支持、家人的关心和配合,树立信心,保持情志舒畅,心情愉悦,才能使气血通畅早日康复。

6.在疾病早期,您需注意休息,适当参加力所能及的活动,如打太极拳、做呼吸操等,以增强体质。晚期则以卧床休息为主,并发慢阻肺或胸腔积液的,可采取半卧位或端坐卧位,并吸氧。

7.出院带的药物是＿＿＿＿＿,＿＿＿＿＿,＿＿＿＿＿。请您按时足量服务用。如有疑问请电话咨询。

8.定期门诊复查,如果出现咳嗽、咯血、头痛等情况要随时就诊。

9.您下次复查的时间是:20＿＿＿＿年＿＿＿＿月＿＿＿＿日,星期＿＿＿＿。

10.您的主管医生是＿＿＿＿,门诊时间＿＿＿＿。

11.您的主管医师出诊时间:每周＿＿＿＿上午,周＿＿＿＿下午。请您提前预约就诊。

第二节　胃积(胃癌)患者健康宣教流程及内容

一、入院日健康宣教

1.您的主管医生＿＿＿＿＿、＿＿＿＿＿。护士长＿＿＿＿。责任护士＿＿＿＿、＿＿＿＿。

2.病房环境及规章制度宣教,包括环境、开水间、厕所、护士站、医生办公室、本院餐厅的位置。每天下午餐厅有人来订餐。物品摆放、陪护、探视、禁用电器、呼叫器使用、被服数量,以及床档的使用等。

3.住院期间请您穿患者服。佩戴腕带,出院时才可以取下。

4.紫外线灯的位置,因紫外线对眼睛及皮肤有损伤,不要自己打开。

5.在给药及治疗前,护士要核对您的身份:①问您姓名;②核对腕带。③请您不要私自调动床位,如有什么需要请告诉我们,我们会尽量满足。

6.为了您的用药安全,请按时服用口服药。不要将口服药放在抽屉里,因口服药的外包装已去除,易受潮及变质。

7.入院检查及注意事项:①需明晨空腹抽血及做腹部 B 超者,请您在夜间 12 点后不要吃任何东西及喝水,以免影响检查结果。请明晨留取二便标本。②做心电图时请摘下手表,不要讲话。

8.戒除不良嗜好:①戒烟。烟草中的主要有害物质尼古丁有收缩血管的作用,会引起心、脑、肾等脏器的病变。②限酒。乙醇直接损害人体肝脏。

9.患者危险因素的评估及宣教,包括跌倒、烫伤、冻伤、坠床等。请您理解床旁悬挂各种安全标识的目的和意义,并给予协助和支持。

10.您目前的饮食是

□流食　□半流食　□普食　□糖尿病饮食　□低盐　□低脂　□禁食

二、住院期间健康宣教

(一)疾病概念

胃积是由于长期饮食不节,情志抑郁不舒,肝气郁结,肝胃不和或气血瘀滞,痰湿凝滞聚于胃土而成。常以上腹不适或疼痛、食欲减退、消瘦、呕吐、下咽困难、呕血、黑便及腹水、肿块转移为主要临床表现。

(二)辨证宣教

1.胃脘痛

(1)观察疼痛的性质、部位、程度、持续时间、诱发因素及伴随症状,总结疼痛发作规律。出现疼痛加剧,伴呕吐、寒热,或出现厥脱先兆症状时应立即报告医师,采取应急处理措施。

(2)急性发作时宜卧床休息,注意防寒保暖。

(3)指导患者采用转移注意力或松弛疗法,如缓慢呼吸、全身肌肉放松、听舒缓音乐等,以减轻患者对疼痛的敏感性。

2.吞酸、嗳气

(1)观察吞酸、嗳气的频率、程度、伴随症状及与饮食的关系。

(2)遵医嘱使用黏膜保护剂与抑酸剂。黏膜保护剂应在餐前半小时服用,以起保护作用;抑酸剂应在餐后 1 小时服用,以中和高胃酸;抗菌药时应在餐后服用,减少抗生素对胃黏膜的刺激。

(3)指导患者饭后不宜立即平卧,发作时宜取坐位,可小口频服温开水;若空腹时出现反酸、嗳气症状,应立即进食以缓解不适。

3.腹胀

(1)观察腹胀的部位、性质、程度、时间、诱发因素、排便、排气情况及伴随症状。

(2)患者宜卧床休息,给予半坐卧位。鼓励饭后适当运动,保持大便通畅。

(3)遵医嘱给予肛管排气,观察排便、排气情况。

（4）遵医嘱中药外敷,保留时间 6~8 小时。

3. 便溏

（1）观察排便次数、量、性质及有无里急后重感。

（2）遵医嘱指导患者正确使用缓泻剂,保持肛周皮肤清洁。

（3）严重便溏者适量饮淡盐水。

4. 便秘

（1）观察排便次数、性状、排便费力程度及伴随症状。

（2）指导患者规律排便,适度增加运动量,餐后 1~2 小时,取平卧位,以肚脐为中心,顺时针方向摩揉腹部,促进肠蠕动,排便时忌努责。

（三）护理指导

1. 起居指导　您应适劳逸,慎起居,保证睡眠,进行适当的活动。

2. 情志疏导　畅情志,保持心情舒畅;护士会根据您的认知水平向您及家属讲解本病的相关知识。

3. 饮食指导　根据辨证,选用不同食疗方或适当饮食。

（1）脾虚痰湿:细软、温热素食为宜,忌生冷肥甘、生痰之品。

（2）气滞血瘀:细软之品为宜,忌用粗糙、硬固之品。

（3）肝胃不和:饮食宜清淡,不宜食用土豆、红薯之类易致肠道胀气之品,可食用萝卜、柑橘等行气开胃之品。

（4）脾胃虚寒:进食补气养血之品如当归炖鸡、大枣。

（5）胃热伤阴:宜进食养阴生津之品。忌辛甘、厚腻之品。

（6）气血双亏:宜选择富于营养的高维生素高蛋白营养等补益食物。

4. 用药指导　中药汤剂一般应温服。脾胃虚寒或寒凝气滞者,中药汤剂应热服。止痛药应饭后服用。补气养血之剂,饭前温热服用。

（四）自我监测

1. 观察疼痛的部位、性质、程度、时间,并及时告诉医护人员,我们会根据诱发因素及与寒热、饮食的关系给予您必要的止痛措施。遵医嘱应用止痛药,或给予您针刺中脘、足三里等穴。兼虚者可给您穴位处行艾灸,可以热水袋温熨胃部。当您胃痛持续不已,疼痛较剧烈,或呕血、黑便时,应卧床休息,缓解后再下床活动。

2. 观察呕吐物和大便的颜色、性质。出现呕血或黑便、面色苍白、冷汗时出、四肢厥冷、烦躁不安、血压下降时,应立即报告医师。

3. 保持皮肤清洁、干燥。长期卧床者,应定时给予更换卧位,防止发生压疮,鼓励和帮助他们做床上肢体运动,以防止血栓性静脉炎的发生。

三、出院前健康宣教

1. 保持良好的情绪,乐观地对待生活。

2. 多吃高蛋白、低脂肪、高维生素、易消化的软食,少吃过冷、过烫食物,忌暴饮暴食,养成定时定量、细嚼慢咽的饮食习惯。禁止吸烟。

3. 生活规律,劳逸结合,保证睡眠,进行适当的活动,活动度以不疲劳为宜。

4. 镇痛药饭后服用;当您出现消化道出血时不要惊慌,出血期间绝对卧床休息,采取平卧位,头偏向一侧,防止因呕血引起窒息;严重呕血或明显出血时,必须禁食,并立即来院就诊。

5. 患者及其家属均应认识到本病需要一个艰巨、长期的治疗过程,以及社会保障体系的支持、家人的关心和配合。树立信心,保持情志舒畅,心情愉悦,才能使气血通畅,早日康复。

6. 出院带药是_____,_____,_____。请您按照医嘱按时服用出院带药,不可擅自停药。如有疑问请电话咨询。

7. 化疗后定期门诊复查血常规、糖类抗原项目及肝功能,如果出现咯血、吐血、便血或其他不适要随时就诊。

8. 您下次复查的时间是:20_____年_____月_____日,星期_____。

9. 您的主治医师是_____,出诊时间是周_____上午,周_____下午,请您预约就诊。

第三节 肝积(肝癌)患者健康宣教流程及内容

一、入院日健康宣教

1. 您的主管医生_____、_____。护士长_____。责任护士_____、_____。

2. 病房环境及规章制度宣教,包括环境、物品摆放、陪护、探视、禁用电器、呼叫器使用、被服数量,以及床档、餐板的使用等。

3. 住院期间请您穿患者服。佩戴腕带,出院时才可以取下。

4. 在给药及治疗前,护士要核对您的身份:①问您姓名;②核对腕带。

5. 为了您的用药安全,请按时服用口服药。不要将口服药放在抽屉里,因口服药的外包装已去除,易受潮及变质。

6. 入院检查及注意事项:①如需要明晨空腹抽血检查相关的项目如血常规、血型、凝血系列、肝功能、传染病八项等或者腹部B超者,请您在夜间12点后不要吃任何东西及喝水,以免影响检查结果。②请明晨留取二便标本。

二、住院期间健康宣教

(一)疾病概念

肝积系因脏腑气血亏虚、七情、饮食、寒湿等致病因素所致,以右胁肿硬、疼痛、消瘦、食欲不振,或有黄疸,或有昏迷等为主要临床表现。

(二)辨证施膳

1.肝郁脾虚 腹泻者可常食薏苡仁,以健脾益气。禁食肥甘厚味及凉性果蔬,以免损伤脾胃。不宜饮绿茶、咖啡等。

2.气滞血瘀 饮食宜清淡、易消化、富含维生素,可多进食瓜蒌、丝瓜、菠菜、茄子等疏肝解郁、行气止痛之品,忌辛辣、刺激、肥甘厚味之品。

3.湿热蕴结 宜以清淡饮食为主,可服清凉饮品。

4.肝肾阴亏 宜食清凉多津的食物,出血时禁食。

5.湿瘀搏结 饮食宜以清淡、柔软为主,可服清凉饮品,病情允许可多饮水,少量多餐。忌油腻、辛辣食物。可用玉米须煎汤代茶饮。便秘时可予蜂蜜温开水冲服。

(三)护理指导

1.起居指导 适劳逸,慎起居,保证睡眠,进行适当的活动。

2.情志疏导 舒畅情志,保持心情舒畅;护士会根据患者的认知水平向患者及其家属讲解本病的病因、病机、基本发展过程及手术放、化疗的治疗过程。

3.用药指导 中药汤剂一般应温服;脾胃虚寒或寒凝气滞者,中药汤剂应热服。镇痛药应饭后服,补气养血之剂饭前温热服。

三、出院前健康宣教

1.保持情绪稳定、心情愉快,中医认为"怒则伤肝",应尽量避免精神紧张。

2.饮食清淡,定时定量,适量摄入优质蛋白、高热量、富含维生素、低脂食物,忌食油炸、生冷、辛辣等刺激性食物,多吃新鲜蔬菜、水果,戒烟酒。

3.患者及其家属均应认识到本病需要一个艰巨、长期的治疗过程,以及社会保障体系的支持、家人的关心和配合,树立信心,保持情志舒畅,心情愉悦,才能使气血通畅,早日康复。

4.出院带的药物是_____,_____,_____。请您按时足量服用。如有疑问请电话咨询。

5.化疗后定期门诊复查 AFP、肝功能、B 超、CT 等,出现不适症状随时就诊。

6.您下次复查的时间是:20_____年_____月_____日,星期_____。

7.您的主治医师是_____,坐诊时间为每周_____上午,周_____下午,请您预约就诊。

第四节 外感发热(上呼吸道感染)患者健康宣教流程及内容

一、入院日健康宣教

1.您的主管医生＿＿＿＿＿、＿＿＿＿＿。护士长＿＿＿＿＿。责任护士＿＿＿＿、＿＿＿＿。

2.病房环境及规章制度宣教,包括环境、物品摆放、陪护、探视、禁用电器、呼叫器使用、被服数量,以及床档、餐板的使用等。

3.住院期间请您穿患者服。佩戴腕带,出院时才可以取下。

4.在给药及治疗前,护士要核对您的身份:①问您姓名;②核对腕带。

5.为了您的用药安全,请按时服用口服药。不要将口服药放在抽屉里,因口服药的外包装已去除,易受潮及变质。

6.检查及注意事项:①需要明晨空腹抽血及腹部 B 超检查时,如血常规、凝血系列、肝功能、传染病八项等,请您在夜间 12 点后不要吃任何东西及喝水,以免影响检查结。明晨请留取二便标本。②做心电图时请摘下手表,不要讲话。③咳嗽有痰患者会根据您的病情遵医嘱留取痰培养。方法:请您清晨清洁口腔后,深吸气用力将痰咳出,至痰培养的容器中,请注意留取痰标本前请勿打开痰培养皿,避免污染内部,影响培养结果。④相关辅助检查。

7.您目前的饮食是
□流食 □半流食 □普食 □糖尿病饮食 □低盐 □低脂 □低嘌呤

二、住院期间健康宣教

(一)疾病概念
外感发热是包括鼻腔、咽或喉部急性炎症的总称。

(二)辨证宣教

1.恶寒、发热

(1)观察体温变化及汗出情况。

(2)汗出较甚切忌当风,并及时更衣;风寒束表者注意保暖。

(3)保持口腔清洁,鼓励多饮温开水。

(4)指导给予物理降温。

2.头痛

(1)观察头痛部位、性质、程度、伴随症状及持续时间。

(2)改变体位时动作要缓慢。

3. 咳嗽、咳痰

(1)观察咳嗽的性质、程度、持续时间、规律以及痰液的量、颜色、性状等。

(2)咳嗽剧烈时取半卧位。

(3)教会有效咳嗽及咳痰方法,翻身拍背。

(4)遵医嘱耳穴贴压,取肺、气管、神门、下屏尖等穴。

4. 鼻塞、流涕

(1)观察鼻塞情况及涕液颜色、性质等。

(2)掌握正确的擤鼻涕方法。

(三)护理指导

1. 情志疏导

(1)加强与患者沟通,避免不良情绪。

(2)向患者讲解本病的发生、发展及转归。

2. 生活起居 年老体弱、反复外感者练习太极拳、八段锦等中国传统养生保健操,以增强体质。

3. 饮食指导 饮食清淡易消化,忌食辛辣油腻之品,忌烟、酒。

(1)风寒束表证:宜食解表散寒的食品,如生姜、葱白、红糖等。食疗方:红糖生姜饮等。

(2)风热犯表证:宜食疏风清热、宣肺化痰的食品,如西瓜汁、荸荠汁、金银花茶等。

(3)暑湿袭表证:宜食清热解暑、理气化湿的食品,如丝瓜、冬瓜、绿豆汤等。

(4)卫气同病证:宜食养阴透热、益肺生津的食品,如藕汁、梨汁、荸荠汁等。

(四)评估

1. 观察体温变化及汗出情况。

2. 观察头痛部位、性质、程度、伴随症状及持续时间。

3. 观察咳嗽的性质、程度、持续时间、规律以及痰液的量、颜色、性状等。

4. 观察鼻塞情况及涕液颜色、性质等。

三、出院前健康宣教

1. 鼓励适当户外活动,平时注意身体锻炼,以增强体质,改善肺功能。

2. 注意四时气候变化,随时增减衣物,注意保暖,预防感冒。

3. 外感咳嗽痊愈后要重视锻炼身体,增强抗御外邪的能力。内伤咳嗽久病体虚,要重视合理调养,慎起居避风寒,调饮食,戒烟酒,宜进补益食品。

4. 避免情绪激动及过度紧张、焦虑,保持情绪稳定,保持心情舒畅、乐观,睡眠充足。

5. 出院带的药物是_____,_____,_____。请您按时足量服用。如有疑问请电话咨询。

6.请您保留好"出院复诊提示卡",留下准确的 1～2 个电话号码或邮箱,以便我们进行随访。

7.您下次复查的时间是:20 _____ 年 _____ 月 _____ 日,星期 _____。

8.您的主治医师是 _____,坐诊时间是周 _____ 上午,周 _____ 下午,请您预约就诊。